La riabilitazione cognitiva della schizofrenia

a cura di
Antonio Vita

La riabilitazione cognitiva della schizofrenia

Principi, metodi e prove di efficacia

Presentazione di Emilio Sacchetti

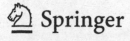

Antonio Vita
Dipartimento di Scienze Cliniche e Sperimentali, Sezione di Neuroscienze
Università di Brescia
Unità Operativa di Psichiatria 20, Dipartimento di Salute Mentale
Azienda Ospedaliera Spedali Civili di Brescia

ISBN 978-88-470-2801-2 ISBN 978-88-470-2802-9 (eBook)

DOI 10.1007/978-88-470-2802-9

9 8 7 6 5 4 3 2 1 2013 2014

Layout copertina: Ikona S.r.l., Milano

Impaginazione: Ikona S.r.l., Milano

Springer-Verlag Italia S.r.l., Via Decembrio 28, I-20137 Milano
Springer fa parte di Springer Science+Business Media (www.springer.com)

Presentazione

La riabilitazione psichiatrica sta uscendo con molta fatica, e di certo in modo ancora parziale, da quell'area oscura e ambigua dell'applicazione di pratiche vaghe, aspecifiche e intercambiabili, che mal si è prestata, o perfino si è volutamente sottratta, a valutazioni di efficacia e di appropriatezza degli interventi di volta in volta proposti.

Merito di questa tendenza è non solo dell'affermazione sempre più consapevole del diritto dei pazienti a ricevere le migliori cure possibili, ma anche dell'accrescersi di un *corpus* di conoscenze basate su ricerche svolte secondo i principi più attuali dell'*evidence-based medicine* (EBM), che hanno interessato molti Paesi negli ultimi anni, toccando recentemente anche l'Italia. Lo sviluppo di metodi riabilitativi strutturati di comprovata efficacia offre oggi un discreto numero di strumenti di lavoro che hanno il merito di essere applicabili in modo standardizzato dagli operatori, anche grazie alla manualizzazione di una parte di essi, e di essere effettivamente utili e apprezzati da parte degli stessi utenti dei servizi psichiatrici. In questo senso, gli interventi di rimedio cognitivo si aggiungono a quelli, più noti e per così dire "tradizionali", della psicoeducazione individuale e familiare e dell'addestramento alle abilità sociali, presenti nell'armamentario "*evidence-based*" della moderna riabilitazione psichiatrica.

In questa ottica assumono un ruolo di particolare importanza da un lato l'elaborazione e lo sviluppo di nuove pratiche riabilitative strutturate, dall'altro la loro diffusione attraverso una sistematica azione di formazione degli operatori della riabilitazione. L'introduzione nel nostro Paese di tecniche innovative, come la Terapia Psicologica Integrata (di Brenner et al.), la Terapia di Rimedio Cognitivo (di Wykes et al.) e, in un prossimo futuro, la Terapia Neurocognitiva Integrata (di Roder et al.) da parte del Professor Vita – da sempre il mio più stretto collaboratore – si colloca esattamente in questo filone. Altrettanto indispensabile si rivela il ruolo dell'Università nel proporre, fin dalle prime fasi della formazione dei futuri operatori dei servizi all'interno dei Corsi di Laurea dedicati, un metodo di lavoro e un approccio scientifico rigorosi e verificabili agli interventi psicosociali oggetto di studio e di insegnamento: una sfida che abbiamo raccolto presso l'Università di Brescia attivando un Corso di Laurea in Tecnica della Riabilitazione Psichiatrica, di concerto e con il contributo dell'Azienda Ospedaliera Spedali Civili e dell'IRCCS San Giovanni di Dio Fatebenefratelli di Brescia, in cui viene dato rilievo allo sviluppo dell'approccio valutativo e scientifico nelle pratiche riabilitative.

Il volume che ho il piacere di presentare nasce dall'esperienza di formazione sul campo degli operatori dei servizi psichiatrici della Regione Lombardia rispetto al *background*, alle metodologie e alle tecniche di rimedio cognitivo nella schizofrenia, sviluppatesi nell'ambito di un ampio Progetto di Azioni Innovative per la Salute Mentale diretto dal Professor Vita da oltre un triennio. La realizzazione del progetto ha consentito l'implementazione di modalità di intervento riabilitativo efficaci e condivise all'interno del Dipartimento di Salute Mentale dell'Azienda Ospedaliera Spedali Civili di Brescia e la formazione di molti operatori, lombardi e non, facilitando inoltre la costruzione di collaborazioni tra servizi e centri tuttora attive e fruttuose. Al libro hanno contribuito alcuni dei miei allievi e diversi altri colleghi con i quali negli anni si è instaurato un solido collegamento, accomunati da una specifica *expertise* sulle materie trattate.

Nel panorama dell'editoria italiana mancava un testo di riferimento sulla riabilitazione cognitiva della schizofrenia e questo volume colma questa carenza. Ne potranno trarre vantaggio gli operatori impegnati nel trattamento e nella riabilitazione dei pazienti affetti da schizofrenia e i ricercatori impegnati nella valutazione dell'efficacia degli interventi psicosociali indirizzati ai disturbi dello spettro psicotico e ai fattori a questo associati.

L'augurio migliore che possa fare a questo libro è che esso non sia solo il risultato di un percorso formativo "di successo", ma possa effettivamente rivelarsi utile agli operatori dei servizi psichiatrici e soprattutto alle moltissime persone con disturbi schizofrenici cui le tecniche di rimedio cognitivo qui illustrate sono primariamente dedicate.

Brescia, maggio 2013

Emilio Sacchetti
Dipartimento di Scienze Cliniche e Sperimentali
Sezione di Neuroscienze
Università di Brescia
Dipartimento di Salute Mentale
Azienda Ospedaliera Spedali Civili di Brescia

Prefazione

La presenza di alterazioni della sfera cognitiva nella schizofrenia è stata oggetto di interesse incostante da parte di studiosi, ricercatori e clinici, e ciò nonostante essa fosse stata inclusa tra le caratteristiche nucleari della malattia fin dalle sua prima concettualizzazione come *dementia praecox*. Ma da sempre chi soffre di questo disturbo si rende conto delle difficoltà che tali alterazioni comportano nella propria vita sociale, relazionale e lavorativa, e l'esperienza soggettiva di disfunzione o inefficienza mentale rappresenta spesso l'avvio della sofferenza del soggetto, ancor prima che possano applicarsi i criteri per la diagnosi clinica di malattia.

Successivamente, le alterazioni delle funzioni cognitive, particolarmente della memoria e delle funzioni esecutive, continuano ad avere un impatto assai sfavorevole sulle attività della vita quotidiana del paziente, rappresentando inoltre uno dei determinanti principali dell'aderenza ai trattamenti e dell'esito psicosociale a lungo termine del disturbo.

Nonostante l'importanza delle disfunzioni cognitive in tutte le età della vita del soggetto affetto da schizofrenia, gli approcci terapeutici al disturbo non hanno fino a epoca recente avuto successo su di esse. Gli antipsicotici di prima generazione sono infatti largamente inefficaci sul funzionamento cognitivo, quando non a loro volta determinanti effetti mentali avversi su chi li utilizza, mentre gli antipsicotici atipici, pur mostrando un profilo di azione più favorevole, in gran parte legato all'assenza di effetti extrapiramidali, non determinano comunque miglioramenti cognitivi rilevanti nelle condizioni abituali di cura del paziente. Tutto ciò ha contribuito a limitare per molto tempo l'attenzione sull'argomento da parte dei clinici, rassegnati all'idea della invariabilità o perfino della inevitabile progressività dei deficit cognitivi nella schizofrenia e della mancanza di presidi terapeutici efficaci su di essi.

Una rinnovata spinta all'approfondimento delle caratteristiche dei deficit cognitivi presenti nella schizofrenia e della possibilità di un loro trattamento è derivata non solo dalla precisazione della loro frequenza e pregnanza e del loro impatto sull'esito del disturbo, ma anche dallo sviluppo di tecniche e strategie non farmacologiche per la loro gestione, compensazione o correzione. Da campo di ricerca elitario e sofisticato, appannaggio di neuropsicologi e psicologi cognitivi, questo si è rapidamente trasformato in un'area di grande e generalizzato interesse clinico, cui concorrono competenze multidisciplinari e che ha, nel giro di pochi anni, visto la proposta di tecniche diverse e di varia complessità per il rimedio dei deficit cognitivi, alcune delle quali ormai consegnate all'uso clinico. Ciò ha contribuito a cambiare radicalmente l'idea della staticità e della irrimediabilità di tali deficit e a mettere in discussione anche le tradizionali concettualizzazioni della schizofrenia.

Questo volume è dedicato all'approfondimento di queste tematiche sia sotto il profilo teorico che sotto il profilo pratico e applicativo. Scopo del libro è infatti quello di offrire uno strumento di conoscenza e di lavoro a tutti i professionisti impegnati nel trattamento, nella riabilitazione e nel recupero delle persone affette da disturbi psicotici, in particolare di tipo schizofrenico.

I primi capitoli sono dedicati alla revisione aggiornata delle principali alterazioni cognitive presenti nei soggetti affetti da schizofrenia e del loro impatto sul loro funzionamento psicosociale e dunque sulla qualità della loro vita. Vengono poi passati in rassegna gli effetti, positivi ma limitati, degli antipsicotici su queste alterazioni. Due ampi capitoli affrontano il background teorico e i principi applicativi del rimedio cognitivo nelle psicosi, nonché delle principali tecniche, individuali e di gruppo, computerizzate o non, finora sviluppate per realizzare tale rimedio. Sebbene le tecniche a oggi disponibili abbiano come *target* il rimedio dei disturbi cognitivi presenti nella schizofrenia, e siano state sviluppate a partire dalle conoscenze sulla fisiopatologia di questo disturbo e con lo scopo di migliorare le *performance* psicosociali del soggetto affetto, alcune strategie in esse contenute si possono adattare all'applicazione ad altri disturbi psicotici, e di fatto sono state preliminarmente proposte anche per il disturbo bipolare e in generale per le psicosi affettive. La carenza e preliminarietà dei dati al riguardo ci hanno tuttavia convinto a limitare la trattazione dei metodi e delle tecniche di riabilitazione cognitiva al solo disturbo schizofrenico, per il quale le osservazioni riportate nel libro hanno specifica e diretta pertinenza e affidabilità, mentre la traslazione degli effetti riscontrati ad altre patologie dello spettro psicotico va considerata per ora solo inferenziale e richiede ancora un accurato vaglio sperimentale.

Sono poi analizzate nel dettaglio tre tecniche specifiche, scelte perché fornite di ormai ampie dimostrazioni di efficacia e perché già disponibili nel nostro Paese, in forme tradotte e appositamente adattate: la Terapia Psicologica Integrata (IPT) secondo Brenner et al., la Terapia di Rimedio Cognitivo (CRT) secondo Wykes et al., e il Cogpack, quale esempio paradigmatico di metodo di riabilitazione cognitiva svolta con l'ausilio di computer. Di queste metodiche sono presentate sia le basi teoriche, sia la strutturazione sia le prove di efficacia. Una parte del volume è anche dedicata alla valutazione, sia dei profili di funzionamento cognitivo e psicosociale del paziente, sia degli esiti dei trattamenti riabilitativi, con particolare attenzione a strumenti già validati e disponibili in Italia e a test "ecologici", cioè fruibili e significativi nelle condizioni di vita abituali del paziente e nelle condizioni usuali di lavoro dei servizi psichiatrici.

Nell'ultima parte del volume, un capitolo affronta il problema della implementazione pratica delle tecniche descritte proprio nei contesti abituali dei servizi psichiatrici territoriali e ospedalieri, comprese le possibili difficoltà e criticità della loro integrazione con gli interventi terapeutici più abituali. Un capitolo infine è dedicato al tema della innovazione in psichiatria come metodo e strumento di crescita e di sviluppo non solo del "sapere", ma anche del "saper fare" e del "saper stare" con le persone affette da disturbi e problemi mentali in un'ottica anche di programmazione delle azioni organizzative da intraprendere per assicurare il miglioramento continuo della qualità delle cure. Questo tema è stato centrale negli ultimi anni nello sviluppo di progetti innovativi e di nuovi approcci al trattamento e alla presa in carico dei pazienti psichiatrici in Regione Lombardia.

L'occasione e l'ulteriore motivo della nascita di questo libro è stato anche l'intenso lavoro di formazione degli operatori impegnati nella riabilitazione dei pazienti con disturbi schizofrenici messo in atto dal curatore del volume sul tema del rimedio cognitivo delle psicosi nel corso degli ultimi anni, e al quale ha partecipato attivamente la gran parte degli autori dei capitoli di questo volume, cui si sono aggiunti alcuni colleghi particolarmente esperti e autorevoli sui temi affrontati, con i quali è da tempo in essere una proficua ed efficace collaborazione.

Ne è scaturito un testo agile ma completo, il primo in Italia con queste caratteristiche, sulla riabilitazione cognitiva della schizofrenia che ci auguriamo possa essere utile a tutti gli operatori, medici, psicologi, educatori professionali, tecnici della riabilitazione psichiatrica e infermieri, coinvolti nei percorsi di presa in carico e di riabilitazione del paziente con disturbo schizofrenico, ma anche ai ricercatori nel campo della riabilitazione psicosociale e delle tecniche riabilitative *evidence-based*.

Voglio in questa sede ringraziare sinceramente gli autori dei singoli capitoli che hanno partecipato con convinzione, entusiasmo e accuratezza al progetto, molti dei quali come si è detto già avevano reso possibile un percorso di formazione rivolto agli operatori dei servizi psichiatrici lombardi particolarmente seguito e apprezzato, e altri che hanno risposto all'invito con immediata e piena disponibilità. Un ringraziamento allo stimatissimo amico Professor Sacchetti, che ha voluto favorevolmente presentare il volume, incoraggiandone la realizzazione. Un ringraziamento particolare a tutti i collaboratori che, pur non comparendo formalmente tra gli autori dei capitoli, hanno costantemente partecipato al lavoro clinico e di ricerca che ha ispirato la realizzazione del volume, oltre che materialmente a quello di revisione, integrazione e correzione dei diversi capitoli. In anticipo, ringrazio infine tutti i lettori che vorranno approfondire i temi affrontati dal libro e applicarne gli insegnamenti nel loro agire riabilitativo quotidiano, ancor di più se concorreranno, con i loro suggerimenti, a migliorare il nostro lavoro su un tema, quale quello della riabilitazione cognitiva in ambito psichiatrico, che muove i suoi primi, avvincenti ed entusiasmanti passi.

Brescia, maggio 2013   Antonio Vita

Indice

Parte VIII – Riabilitazione cognitiva nella pratica clinica dei servizi psichiatrici territoriali

Elenco degli Autori

Stefano Barlati Unità Operativa di Psichiatria 20, Dipartimento di Salute Mentale, Azienda Ospedaliera Spedali Civili di Brescia

Margherita Bechi Dipartimento di Neuroscienze Cliniche, IRCCS Universitario Ospedale San Raffaele, Milano

Annalisa Bergamini Scuola di Specializzazione in Psichiatria, Università di Brescia

Francesca Bettini Scuola di Specializzazione in Psichiatria, Università di Brescia

Marco Bonomi Unità Operativa di Psichiatria 20, Dipartimento di Salute Mentale, Azienda Ospedaliera Spedali Civili di Brescia

Marta Bosia Dipartimento di Neuroscienze Cliniche, IRCCS Universitario Ospedale San Raffaele, Milano

Paola Bucci Dipartimento di Salute Mentale e Fisica e Medicina Preventiva, Seconda Università di Napoli (SUN)

Mariachiara Buonocore Dipartimento di Neuroscienze Cliniche, IRCCS Universitario Ospedale San Raffaele, Milano

Paolo Cacciani Unità Operativa di Psichiatria 22, Dipartimento di Salute Mentale, Azienda Ospedaliera Spedali Civili di Brescia

Elisabetta Carpi Scuola di Specializzazione in Psichiatria, Università di Brescia

Massimo Casacchia Dipartimento di Medicina Clinica, Sanità Pubblica, Scienze della Vita e dell'Ambiente, Università degli Studi dell'Aquila

Simona Castelluccia Unità Operativa di Psichiatria 22, Dipartimento di Salute Mentale, Azienda Ospedaliera Spedali Civili di Brescia

Roberto Cavallaro Dipartimento di Neuroscienze Cliniche, IRCCS Universitario Ospedale San Raffaele, Milano

Giorgio Cerati Dipartimento Salute Mentale, UO Psichiatria, Azienda Ospedaliera Ospedale Civile di Legnano, Magenta (MI)

Margherita Comazzi Psichiatra, Milano

Alessandra Crescini Scuola di Specializzazione in Psichiatria, Università di Brescia

Luca De Peri Dipartimento di Scienze Cliniche e Sperimentali, Università di Brescia

Giacomo Deste Unità Operativa di Psichiatria 20, Dipartimento di Salute Mentale, Azienda Ospedaliera Spedali Civili di Brescia

Arcadio Erlicher Dipartimento di Salute Mentale, Ospedale Niguarda Ca' Granda, Milano

Lucia Fierro Unità Operativa di Psichiatria 22, Dipartimento di Salute Mentale, Azienda Ospedaliera Spedali Civili di Brescia

Francesco Fresi Dipartimento di Neuroscienze Cliniche, IRCCS Universitario Ospedale San Raffaele, Milano

Silvana Galderisi Dipartimento di Salute Mentale e Fisica e Medicina Preventiva, Seconda Università di Napoli (SUN)

Alessandro Galluzzo Unità Operativa di Psichiatria 22, Dipartimento di Salute Mentale, Azienda Ospedaliera Spedali Civili di Brescia

Gian Marco Giobbio Centro Sacro Cuore di Gesù, Fatebenefratelli, San Colombano al Lambro (MI)

Laura Giusti Dipartimento di Medicina Clinica, Sanità Pubblica, Scienze della Vita e dell'Ambiente, Università degli Studi dell'Aquila

Antonio Lora Dipartimento di Salute Mentale, Azienda Ospedaliera Provincia di Lecco, Lecco

Katia Maffetti IRCCS Centro San Giovanni di Dio, Fatebenefratelli, Brescia

Amedeo Mainardi Dipartimento di Salute Mentale, Azienda Ospedaliera Istituti Ospitalieri di Cremona

Monica Mazza Dipartimento di Medicina Clinica, Sanità Pubblica, Scienze della Vita e dell'Ambiente, Università degli Studi dell'Aquila

Emiliano Monzani Dipartimento di Salute Mentale, Ospedale Niguarda Ca' Granda, Milano

Armida Mucci Dipartimento di Salute Mentale e Fisica e Medicina Preventiva, Seconda Università di Napoli (SUN)

Alberto Parabiaghi Laboratorio di Epidemiologia e Psichiatria Sociale, Istituto di Ricerche Farmacologiche "Mario Negri", Milano

Mauro Percudani Dipartimento Salute Mentale, Azienda Ospedaliera "G. Salvini", Garbagnate Milanese (MI)

Rosaria Pioli IRCCS Centro San Giovanni di Dio, Fatebenefratelli, Brescia

Sara Poletti Dipartimento di Neuroscienze Cliniche, IRCCS Universitario Ospedale San Raffaele, Milano

Roberto Poli Dipartimento di Salute Mentale, Azienda Ospedaliera Istituti Ospitalieri di Cremona

Rita Roncone Dipartimento di Medicina Clinica, Sanità Pubblica, Scienze della Vita e dell'Ambiente, Università degli Studi dell'Aquila

Gianmarco Roselli Unità Operativa di Psichiatria 20, Dipartimento di Salute Mentale, Azienda Ospedaliera Spedali Civili di Brescia

Emilio Sacchetti Dipartimento di Scienze Cliniche e Sperimentali, Sezione di Neuroscienze, Università di Brescia, Dipartimento di Salute Mentale, Azienda Ospedaliera Spedali Civili di Brescia

Elena Tamussi Scuola di Specializzazione in Psichiatria, Università di Brescia

Paolo Valsecchi Dipartimento di Scienze Cliniche e Sperimentali, Università di Brescia, Unità Operativa Clinicizzata di Psichiatria 22, Dipartimento di Salute Mentale, Azienda Ospedaliera Spedali Civili di Brescia

Antonio Vita Dipartimento di Scienze Cliniche e Sperimentali, Sezione di Neuroscienze, Università di Brescia, Unità Operativa di Psichiatria 20, Dipartimento di Salute Mentale, Azienda Ospedaliera Spedali Civili di Brescia

Andrea Zanoletti Dipartimento di Neuroscienze Cliniche, IRCCS Universitario Ospedale San Raffaele, Milano

Natalia Zorzan Scuola di Specializzazione in Psichiatria, Università di Brescia

Parte I
I disturbi cognitivi nelle psicosi

I disturbi cognitivi nella schizofrenia

1

A. Galluzzo, E. Carpi, A. Crescini

1.1 Introduzione

I disturbi cognitivi sono considerati una componente fondamentale della schizofrenia. All'esito di un acceso dibattito in ordine alla natura funzionale o organica della malattia (Palmer et al., 2009), la schizofrenia, attualmente, è considerata dalla maggior parte degli studiosi un disturbo neurobiologico accompagnato da deficit cognitivi (Lesh et al., 2011). Già Kraepelin, nell'edizione del 1919 del suo *Textbook of psychiatry*, parlava di "*dementia praecox*" ("*sub-acute development of a peculiar simple condition of mental weakness occurring at a youthful age*"), sostenendo la possibilità di un'eziologia del disturbo schizofrenico biologica e non solo psicosociale, con una predisposizione genetica e possibili lesioni prenatali ("*injury to the germ*"). Anche Feinberg nel 1982 ipotizzava che la schizofrenia generasse da un'eccessiva distruzione delle sinapsi di connessione nella corteccia cerebrale durante lo sviluppo adolescenziale (Feinberg, 1982). Recentemente Insel ha proposto un *rethinking* della schizofrenia considerandola un disturbo del neurosviluppo con inizio nella vita prenatale o perinatale, nel quale la comparsa della sintomatologia psicotica rappresenterebbe non più la fase iniziale della malattia, bensì la fase avanzata (Insel, 2010).

Numerosi sono gli studi che hanno dimostrato la presenza di disturbi cognitivi nei pazienti affetti da schizofrenia (per una revisione recente vedi Keefe e Harvey, 2012). La percentuale dei pazienti che presentano un profilo neuropsicologico nella norma risulta essere compresa tra il 15 e il 30% (Leung et al., 2008), e si è osservato che il loro funzionamento cognitivo risulta minore rispetto a quello che ci si aspetterebbe per il loro livello premorboso e per il livello di educazione dei genitori. Dai dati pubblicati risulta che in media la performance cognitiva risulta da 1 a 2 deviazioni standard al di sotto dei controlli sani in numerosi domini (Dickinson et al., 2007; Keefe et al., 2011). I deficit cognitivi risultano presenti già al primo episodio psicotico e interessano l'attenzione, la velocità di processazione, le funzioni esecutive, la working memory e la fluenza verbale, tutte funzioni la cui sede è localizzata a livello

A. Galluzzo (✉)
Unità Operativa di Psichiatria 22
Dipartimento di Salute Mentale
Azienda Ospedaliera Spedali Civili di Brescia
e-mail: alessandrogalluzzo@gmail.com

A.Vita (a cura di), *La riabilitazione cognitiva della schizofrenia*,
DOI: 10.1007/978-88-470-2802-9_1, © Springer-Verlag Italia 2013

3

1

dei lobi frontali e temporali. I risultati di due meta-analisi riguardanti il Quoziente Intellettivo (QI) premorboso in soggetti che poi hanno sviluppato la schizofrenia riportano la presenza mediamente di un lieve deficit cognitivo premorboso, con un QI tra 90-95 rispetto a un QI medio della popolazione di 100, con una deviazione standard di 15 (Woodberry et al., 2008; Aylward et al., 1984).

In una review di Lesh et al. (2011) vengono citati numerosi studi nei quali anche soggetti ad alto rischio di sviluppare psicosi, intesi come parenti di primo grado di pazienti affetti da schizofrenia, presentano performance cognitive alterate, tra cui attenzione, funzioni esecutive e working memory, velocità di processazione e memoria verbale, anche se tali deficit risultano di entità minore rispetto ai soggetti al primo episodio psicotico.

Recentemente il gruppo di esperti del progetto MATRICS (Measurement and Treatment Research to Improve Cognition in Schizophrenia), afferenti al National Institute of Mental Health (NIMH), si è occupato di identificare le aree cognitive alterate nella schizofrenia. Gli esperti, attraverso un'accurata analisi della letteratura, hanno esaminato un ampio numero di studi che riportavano evidenze empiriche di deficit cognitivi centrali e distinti nella schizofrenia. Lo scopo era determinare quali domini cognitivi dovessero essere rappresentati in una batteria di test neuropsicologici standardizzati, al fine di valutare l'efficacia dei trattamenti farmacologici nella schizofrenia (Kern et al., 2008; Nuechterlein et al., 2008). Come risultato delle analisi condotte sono stati identificati sette distinti domini cognitivi deficitari nella schizofrenia: velocità di elaborazione/processazione, attenzione/vigilanza, memoria di lavoro, apprendimento verbale, apprendimento visivo, ragionamento e problem solving, cognizione sociale (Nuechterlein et al., 2004).

I disturbi cognitivi inoltre risultano spesso correlati ai sintomi negativi e alla disorganizzazione (Schuepbach et al., 2002) e rivestono un ruolo fondamentale sul funzionamento globale del paziente. In particolare si è evidenziato che se da un lato attenzione, velocità di elaborazione e memoria risultano spesso predittori del tasso di occupazione, dall'altro la working memory sembra influenzare maggiormente il funzionamento lavorativo (Shamsi et al., 2011). Inoltre si è osservato che i deficit cognitivi, in particolare la working memory e la memoria verbale a lungo termine, influiscono negativamente sull'aderenza terapeutica (Bhanji et al., 2004). Infine si è visto che una scarsa performance cognitiva, determinando un'alterazione del funzionamento sociale e un aumento dei ricoveri ospedalieri, incide sui costi diretti e indiretti della schizofrenia (Keefe e Harvey, 2012).

Alla luce di quanto descritto non risulta sorprendente il fatto che sia in corso una proposta di inserimento nella quinta edizione del Manuale Diagnostico e Statistico dei Disturbi Mentali (DSM) dell'American Psychiatric Association del deficit cognitivo come *specifier* del disturbo schizofrenico (Keefe, 2008).

1.2 Domini cognitivi maggiormente alterati nei pazienti affetti da schizofrenia

1.2.1 Working memory

La *working memory* è tipicamente definita come l'abilità nel mantenere e manipolare le informazioni in un breve periodo di tempo. Secondo il modello di Baddeley (Baddeley, 1986), la working memory è suddivisibile in tre componenti: un "taccuino visuospaziale" finalizzato a mantenere in memoria informazioni spaziali, un "*loop* fonologico" deputato alla memorizzazione di informazioni verbali, e una componente esecutiva centrale che integra le informazioni, le manipola e coordina le altre due componenti. Nel dominio spaziale i pazienti con schizofrenia mostrano una maggior difficoltà nell'identificazione di un luogo già dopo un brevissimo intervallo di tempo (1 secondo) e sono più facilmente distraibili nel tempo rispetto ai controlli, dimostrando un deficit non solo nella codifica, ma anche nel mantenimento delle informazioni (Karlsgodt et al., 2011). Tale alterazione è riscontrabile anche nei parenti di primo grado, suggerendo l'ereditabilità di tale deficit (Karlsgodt et al., 2011). Da una meta-analisi di Forbes et al. (2009) si evince che in questa tipologia di pazienti sarebbero presenti deficit a livello di tutte e tre le componenti della working memory, senza chiare differenze tra i vari sottodomini. La working memory svolge, inoltre, un ruolo cruciale in molti altri compiti cognitivi, come l'astrazione, l'attenzione e il linguaggio. I deficit della working memory possono associarsi ad alcuni sintomi della schizofrenia: ne è un esempio la correlazione con i disturbi formali del pensiero (Melinder e Barch, 2003). Poiché la memoria di lavoro contribuisce anche al monitoraggio del proprio discorso interno, un individuo con un deficit di questa funzione cognitiva potrebbe esprimersi con un eloquio infarcito di libere associazioni e deragliamenti (Sharma e Antonova, 2003). Infine, le alterazioni della working memory sembrano inficiare il funzionamento del paziente e in particolar modo la capacità di trovare e mantenere un lavoro (Keefe e Harvey, 2012).

1.2.2 Le funzioni esecutive

Le funzioni esecutive comprendono l'iniziativa e l'intenzionalità dei comportamenti, la capacità di astrazione, l'attribuzione di significato agli stimoli esterni in relazione all'esperienza, l'abilità di discriminazione dei vari stimoli, la pianificazione ed elaborazione di strategie per risolvere dei problemi, la flessibilità cognitiva. Deficit a carico delle funzioni esecutive si correlano strettamente con i sintomi negativi (l'appiattimento affettivo, l'alogia e l'avolizione) (Voruganti et al., 1997), la disorganizzazione del pensiero e il livello di funzionamento sociale, data la scarsa capacità dei soggetti ad adattarsi ai cambiamenti. Diversi studi hanno inoltre suggerito che lo scarso *insight* di malattia sia correlato in particolare con la disabilità esecutiva e non con altri deficit cognitivi quali i disturbi dell'attenzione o di memoria (Sharma e Antonova, 2003). Le funzioni esecutive influiscono sul successo terapeutico determinando, se deficitarie, una minore aderenza alla terapia e una più lunga degenza ospedaliera (Jeste et al., 2003; Jackson et al., 2001). In una review recente (Freedman e Brown, 2011) sono riportati numerosi studi *cross-sectional* di pazienti al primo episodio psicotico in cui si evidenziano già deficit a livello delle funzioni esecutive. In un altro recente studio (Zanelli et al., 2010) si è osservato che pazienti affetti da schizofrenia al primo episodio psicotico presentavano performance peggiori ai test che valutavano le funzioni esecutive, la working memory e la velocità di processazione rispetto ai pazienti al primo episodio psicotico affetti da altri gravi disturbi mentali (disturbo bipolare, depressione con sintomi psicotici, altri disturbi psicotici).

1.2.3   L'attenzione

L'attenzione è una funzione cognitiva che può essere suddivisa in quattro componenti: identificazione di stimoli rilevanti nell'ambiente (vigilanza), individuazione di uno stimolo ignorandone altri (attenzione selettiva), sostenere la concentrazione su uno stimolo in modo prolungato nel tempo (attenzione sostenuta), e suddivisione dell'attenzione tra diversi messaggi simultanei (attenzione condivisa). I deficit dell'attenzione sono considerati un disturbo frequente e primario della schizofrenia e non necessariamente correlati alle terapie, al decorso della malattia e all'ospedalizzazione. Una compromissione dell'abilità attentiva inevitabilmente ha un impatto sul funzionamento globale potendo inficiare semplici attività quotidiane come ad esempio guardare la televisione o leggere, fino a compromettere la capacità di comunicazione e di acquisizione di nuove competenze. I deficit dell'attenzione sembrano essere presenti sin dal primo episodio psicotico (Caspi et al., 2003).

1.2.4   La memoria episodica

La memoria episodica o dichiarativa è la capacità di ricordare le informazioni di eventi precedentemente sperimentati. Numerose sono le meta-analisi (Heinrichs e Zakzanis, 1998) che hanno dimostrato un deficit della memoria e dell'apprendimento verbale e non verbale nei pazienti affetti da schizofrenia sia al primo episodio di malattia sia durante il decorso del disturbo. Tale deficit può essere riscontrato anche nei parenti di primo grado dei pazienti indicando una potenziale ereditabilità del disturbo (Toulopoulou et al., 2003). In una *review* di Cirillo e Seidman (2003) che ha preso in considerazione vari studi condotti su pazienti affetti da schizofrenia, il 91,8% di essi ha evidenziato deficit nella memoria episodica. I deficit della memoria verbale risultano essere un elemento intrinseco al disturbo schizofrenico e non una variabile correlata necessariamente alla prolungata terapia antipsicotica, né all'istituzionalizzazione (Sharma e Antonova, 2003).

1.2.5 Processing speed

La *processing speed* è la velocità con cui sono eseguiti differenti compiti cognitivi. Due meta-analisi relative a pazienti affetti da schizofrenia (Dickinson et al., 2007; Knowles et al., 2010) riportano che l'*effect size* del deficit a tale livello supera quello tipicamente trovato per la memoria episodica e le funzioni esecutive, suggerendo che il deficit di processing speed rappresenta un aspetto centrale e di grande importanza nell'ambito dei disturbi cognitivi nella schizofrenia. Inoltre una riduzione della velocità di processazione è stata riscontrata nei parenti di primo e secondo grado dei pazienti affetti da schizofrenia dimostrando, anche per questa funzione cognitiva, una ereditabilità del deficit (Glahn et al., 2007). L'alterazione della velocità di processazione influenza negativamente anche il funzionamento del paziente riducendone il grado di autonomia (Keefe e Harvey, 2012).

1.3 Disturbi cognitivi, circuiti neuronali e meccanismi genetici

Kraepelin (1919) ha descritto la disorganizzazione comportamentale e i deficit cognitivi nella schizofrenia come un'"orchestra senza direttore", definizione che suggerisce come il controllo cognitivo sia uno dei processi chiave alterato nei pazienti con schizofrenia. Centrale nella neurofisiologia della schizofrenia è l'alterazione della corteccia prefrontale, implicata in funzioni fondamentali come la working memory. La porzione ventrolaterale della corteccia prefrontale (VLPFC, *ventrolateral prefrontal cortex*) è deputata al mantenimento delle informazioni immagazzinate, mentre la parte dorsolaterale (DLPFC, *dorsolateral prefrontal cortex*) risulta responsabile della selezione di tali informazioni (Wager e Smith, 2003).

I pazienti affetti da schizofrenia non presentano lo stesso grado di attivazione della corteccia come i controlli sani. Esistono diverse interpretazioni dei modelli di attivazione cerebrale: secondo alcuni autori vi sarebbe una correlazione positiva tra l'attivazione della corteccia e una buona performance cognitiva; secondo altri, invece, una migliore performance sarebbe collegata a una minore attivazione corticale dovuta a un incremento dell'automazione di specifici processi cognitivi. Vi sono evidenze (vedi review di Eisenberg e Berman, 2010) che la performance individuale relativa a un compito sembra essere rappresentata da una curva in cui, all'aumentare del carico di lavoro cognitivo da eseguire, l'attivazione corticale aumenta fino al raggiungimento della capacità fisiologica e successivamente diminuisce. Nei pazienti affetti da schizofrenia questa curva risulta essere spostata a "sinistra", perciò si verifica una iperattivazione corticale (segnale inefficiente) a carichi di lavoro relativamente più bassi e un'ipoattivazione (segnale inadeguato) a carichi di lavoro più elevati. Questa curva sembra essere più piatta nei pazienti, esprimendo una minore risposta neurale al variare del carico di lavoro richiesto. Il significato dell'attivazione, quindi, sembra dipendere sia dalla capacità individuale sia dalla difficoltà del compito. Attraverso l'utilizzo della spettroscopia si è evidenziato inoltre che vi è una correlazione positiva tra il grado di attivazione della corteccia durante compiti di working memory e i livelli N-acetil-aspartato (NAA),

1

considerato come parametro di integrità neuronale (Abbott e Bustillo, 2006).

Nella parte mediale del lobo prefrontale è localizzata la corteccia cingolata anteriore che, funzionalmente, può essere suddivisa in due sottoregioni: la regione rostrale, che è deputata all'elaborazione delle emozioni, e la regione caudale, che è coinvolta nelle performance cognitive e motorie. Il cingolato anteriore (area di Brodmann 24-25-33) ha estese connessioni con altre aree cerebrali coinvolte nell'elaborazione delle emozioni (Bush et al., 2002) come l'amigdala, l'insula, il talamo e la corteccia orbitofrontale (Lane et al., 1998; Barbas et al., 2000). In particolare l'area 24 risulta essere implicata nella modulazione dei processi decisionali, nella pianificazione del comportamento e nella regolazione dell'umore (Vogt et al., 1995; Vogt et al., 2003). I pazienti affetti da schizofrenia presentano spesso un decremento del volume della sostanza grigia e un'alterata risposta cerebrale della corteccia cingolata anteriore, della corteccia mediale frontale e dell'insula (Radua et al., 2012). Alterazioni della corteccia cingolata anteriore si rilevano già durante la fase prodromica della schizofrenia in soggetti ad alto rischio clinico e genetico (Röthlisberger et al., 2012).

Anche l'insula è un'area cerebrale che mostra alterazioni neuroanatomiche nei pazienti affetti da schizofrenia. Questa regione possiede estese connessioni con diverse aree della corteccia e del sistema limbico, specialmente l'amigdala. Essa integra gli stimoli sensoriali esterni con il sistema limbico determinando la coscienza del sé corporeo. Alterazioni a tale livello sembrerebbero determinare alterazioni nella processazione di stimoli emozionali e sensoriali, nella percezione del dolore e nella rappresentazione del sé, potendo contribuire anche alla genesi dei fenomeni dispercettivi nella schizofrenia (Wylie e Tregellas, 2010).

I circuiti frontali esecutivi sono supportati anche dal lobo parietale inferiore e nei pazienti con schizofrenia sono state osservate frequentemente una riduzione dei volumi della sostanza grigia e una diminuita attivazione parietale durante compiti di memoria di lavoro, integrazione semantica e attenzione selettiva. Alterazioni strutturali e funzionali si riscontrano anche nell'ippocampo e nei gangli della base. L'ippocampo svolge un ruolo fondamentale nella memoria episodica, nell'abilità di apprendere, immagazzinare e recuperare le informazioni, mentre i gangli della base sono importanti per la flessibilità cognitiva e svolgono un ruolo primario nella memoria di lavoro spaziale e verbale, nella pianificazione, nella discriminazione di stimoli e nella fluenza verbale (Eisenberg e Berman, 2010).

Nei pazienti con schizofrenia è emersa anche una disfunzione dei circuiti corticocerebellari-talamocorticali che contribuiscono a determinare la cosiddetta "dismetria cognitiva", ossia l'incapacità di ricevere e processare rapidamente le informazioni per formulare delle risposte. Il talamo trasferisce gli input sensoriali periferici alla corteccia e riceve proiezioni dal cervelletto, giocando un ruolo cruciale nel filtrare le informazioni sensoriali, nel regolare gli input cognitivi verso la corteccia e nel mediare le connessioni cortico-corticali tra le regioni temporofrontali (Andreasen et al., 1994; Andreasen et al., 1999). Il cervelletto, a sua volta, è connesso con le aree motorie della corteccia e con i circuiti prefrontali e parietali coinvolti nei processi cognitivi. Questo dato potrebbe spiegare perché i pazienti con schizofrenia, oltre a presentare talvolta anomalie posturali e dell'andatura, mostrano anche alterazioni in diversi domini cognitivi, quali la discriminazione sensoriale, l'attenzione, il sistema attenzionale della working memory, l'associazione semantica, l'apprendimento e la memoria verbale, le funzioni visuospaziali e le strategie di *problem solving*. Studi di risonanza magnetica strutturale (RM) e funzionale (fRM) in pazienti affetti da schizofrenia hanno evidenziato un decremento dei volumi del cervelletto, dell'emisfero cerebellare sinistro e del verme destro e un'ipoattivazione di tali regioni durante compiti cognitivi (vedi review di Yeganeh-Doost et al., 2011). Nella valutazione delle alterazioni cerebrali è importante considerare che il trattamento con antipsicotici può influenzare sia i volumi della sostanza grigia (Ho et al., 2011) sia l'attività neuronale (Lui et al., 2010), alterando la risposta corticale durante il funzionamento cognitivo (Fusar-Poli et al., 2007a).

Anche soggetti a rischio per psicosi possono mostrare alterazioni strutturali e funzionali della corteccia prefrontale, del sistema limbico e della corteccia temporo-parietale, qualitativamente simili, ma meno gravi rispetto a quelle osservate durante l'espressione clinica della psicosi (Fusar-Poli et al., 2007b; Fusar-Poli et al., 2011).

Studi di imaging molecolare (vedi review di McGuire et al., 2008) dimostrano che la mancata regolazione della dopamina è un meccanismo chiave della fisiopatologia della schizofrenia. In tali studi mediante l'utilizzo della tomografia a emissione di positroni (PET, *positron emission thomography*) e a emissione di fotone singolo (SPECT, *single-photon emission computed tomography*) si è osservato che la schizofrenia è associata a un incremento della sintesi e del deposito presinaptico striatale della dopamina con un aumentato rilascio striatale del neurotrasmettitore in seguito alla somministrazione di amfetamine.

Le teorie eziopatogenetiche della schizofrenia implicano il coinvolgimento di altri neurotrasmettitori in aggiunta alla dopamina. Soggetti sani che assumono un antagonista non competitivo per il recettore N-metil-D-aspartato (NMDA) sviluppano transitori sintomi psicotici positivi o negativi e alterazioni cognitive simili ai pazienti con schizofrenia. Il blocco dei recettori NMDA sugli interneuroni GABAergici può condurre a una disinibizione delle proiezioni glutammatergiche neuronali e a un rilascio elevato di glutammato. Elevati livelli di glutammato, con conseguente eccitotossicità, potrebbero contribuire alla riduzione del volume della sostanza grigia attraverso l'alterazione della plasticità neuronale (Javitt, 2010). Uno studio SPET ha documentato una riduzione dei recettori NMDA nell'ippocampo nei pazienti affetti da schizofrenia (Pilowsky et al., 2006) e studi di *imaging* spettroscopico a risonanza magnetica (MRS) hanno evidenziato elevati livelli di glutammine (marker del rilascio del glutammato) nella corteccia mediale frontale in pazienti al primo episodio di schizofrenia e in adolescenti ad alto rischio di schizofrenia (Stone, 2009). Ridotti livelli di glutammine sono invece stati riscontrati nella corteccia cingolata anteriore in pazienti con schizofrenia cronica, supportando l'ipotesi che la disfunzione del glutammato possa differire a seconda della fase di malattia (Théberge et al., 2003).

L'interazione tra geni e fattori ambientali gioca un ruolo importante nel neurosviluppo. Recenti studi di biologia molecolare suggeriscono che i geni possono influenzare i processi di maturazione cerebrale e agire come modulatori nella comparsa dei sintomi e nell'alterazione delle funzioni cognitive (Eisenberg e Berman, 2010). Valutando l'impatto dei fattori di rischio sulle anomalie strutturali/funzionali del cervello, si è visto che le regioni temporali mediali sarebbero più suscettibili agli insulti non genetici, mentre le regioni prefrontali sarebbero maggiormente legate a fattori genetici (Cannon et al., 2003). Tra i geni chiave più studiati vi sono il COMT, il DTNBP1, il NRG1, il DISC1 (Tiwari et al., 2010). Il gene COMT codifica per l'enzima catecol-o-metiltransferasi, enzima coinvolto nel catabolismo della dopamina nelle sinapsi corticali. Il polimorfismo del gene è associato a una riduzione di specifiche funzioni cognitive, come la working memory e l'attenzione, strettamente legate all'attivazione della DLPFC (Joyce e Roiser, 2007). Tale polimorfismo produce una proteina con la sostituzione di un singolo aminoacido: la valina viene sostituita con la metionina nel codone 158. La COMT con metionina ha un'attività enzimatica minore rispetto all'enzima con valina. Pertanto un maggiore livello di dopamina è disponibile nei lobi prefrontali. Nei pazienti affetti da schizofrenia, sembra che l'allele met del gene COMT determini una migliore performance cognitiva e una più efficiente risposta fisiologica della corteccia prefrontale (PFC) durante compiti di working memory, mentre l'allele val sembra associato a una minore performance nella working memory e nell'attenzione. Tuttavia, altri studi non hanno confermato queste scoperte (Lesh et al., 2011).

Anche i geni DTNBP1 e DISC1 risultano infine implicati nell'alterazione dei processi di attivazione della DLPFC e dell'ippocampo (Eisenberg e Berman, 2010; Lesh et al., 2011), mentre polimorfismi del gene NRG1 contribuirebbero allo sviluppo di sintomi psicotici, ad anomalie della funzione corticale e a un decremento dell'attivazione delle regioni prefrontali e temporali (Lawrie et al., 2008).

Bibliografia

Abbott C, Bustillo J (2006) What have we learned from proton magnetic resonance spectroscopy about schizophrenia? A critical update. Curr Opin Psychiatry 19:135-139

Andreasen NC, Arndt S, Swayze V et al (1994) Thalamic abnormalities in schizophrenia visualized through magnetic resonance image averaging, 2 edn. Science 266:294-298

Andreasen NC, Nopoulos P, O'Leary DS et al (1999) Defining the phenotype of schizophrenia: cognitive dysmetria and its neural mechanisms. Biol Psychiatry 46:908-920

Aylward E, Walker E, Bettes B (1984) Intelligence in schizophrenia: meta-analysis of the research. Schizophr Bull 10: 430-459

Baddeley A D (1986) Working memory. Oxford University Press, New York

Barbas H (2000) Connections underlying the synthesis of cognition, memory and emotion in primate prefrontal cortices. Brain Res Bull 52:319-330

Bhanji NH, Chouinard G, Margolese HC (2004) A review of compliance, depot intramuscular antipsychotics and the new long-acting injectable atypical antipsychotic risperidone in schizophrenia. Eur Neuropsychopharmacol 14:87-92

Bush G, Vogt BA, Holmes J et al (2002) Dorsal anterior cingulate cortex: a role in reward-based decision making. Proc Natl Acad Sci USA 99:523-528

Cannon TD, van Erp TG, Bearden CE et al (2003) Early and late neurodevelopmental influences in the prodrome to schizophrenia: contributions of genes, environment, and their interactions. Schizophr Bull 29:653-669

Caspi A, Reichenberg A, Weiser M et al (2003) Cognitive performance in schizophrenia patients assessed before and following the first psychotic episode. Schizophr Res 65:87-94

Cirillo MA, Seidman LJ (2003) Verbal declarative memory dysfunction in schizophrenia: from clinical assessment to genetics and brain mechanisms. Neuropsychol Rev 13:43-77

Dickinson D, Ramsey ME, Gold JM (2007) Overlooking the obvious: a meta-analytic comparison of digit symbol coding tasks and other cognitive measures in schizophrenia. Arch Gen Psychiatry 64:532-542

Eisenberg DP, Berman KF (2010) Executive function, neural circuitry and genetic mechanisms in schizophrenia. Neuropsychopharmacology 35:258-277

Feinberg I (1982) Schizophrenia: caused by a fault in programmed synaptic elimination during adolescence? J Psychiatr Res 17:319-334

Forbes NF, Carrick LA, McIntosh AM, Lawrie SM (2009) Working memory in schizophrenia: a meta-analysis. Psychol Med 39:889-905

Freedman D, Brown AS (2011) The developmental course of executive functioning in schizophrenia. Int J Dev Neurosci 29:237-243

Fusar-Poli P, Borgwardt S, Crescini A et al (2011) Neuroanatomy of vulnerability to psychosis: a voxel-based meta-analysis. Neurosci Biobehav 35:1175-1185

Fusar-Poli P, Broome MR, Matthiasson P et al (2007a) Effects of acute antipsychotic treatment on brain activation in first episode psychosis: an fMRI study. Eur Neuropsychopharmacol 17:492-500

Fusar-Poli P, Perez J, Broome M et al (2007b) Neurofunctional correlates of vulnerability to psychosis: a systematic review and meta-analysis. Neurosci Biobehav Rev 31: 465-484

Glahn DC, Almasy L, Blangero J et al (2007) Adjudicating neurocognitive endophenotypes for schizophrenia. Am J Med Genet B Neuropsychiatr Genet 144B:242-249

Heinrichs RW, Zakzanis KK (1998) Neurocognitive deficit in schizophrenia: a quantitative review of the evidence. Neuropsychology 12:426-445

Ho BC, Andreasen NC, Ziebell S et al (2011) Long-term antipsychotic treatment and brain volumes: a longitudinal study of first-episode schizophrenia. Arch Gen Psychiatry 68:128-137

Insel TR (2010) Rethinking schizophrenia. Nature 468:187-193

Jackson CT, Fein D, Essock SM et al (2001) The effects of cognitive impairment and substance abuse on psychiatric hospitalizations. Community Ment Health J 37:303-312

Javitt DC (2010) Glutamatergic theories of schizophrenia. Isr J Psychiatry Relat Sci 47:4-16

Jeste SD, Patterson TL, Palmer BW et al (2003) Cognitive predictors of medication adherence among middle-aged and older outpatients with schizophrenia. Schizophr Res 63:49-58

Joyce EM, Roiser JP (2007) Cognitive heterogeneity in schizophrenia. Curr Opin Psychiatry 20:268-272

Karlsgodt KH, Bachman P, Winkler AM et al (2011) Genetic influence on the working memory circuitry: behavior, structure, function and extensions to illness. Behav Brain Res 225:610-622

Keefe RS (2008) Should cognitive impairment be included in the diagnostic criteria for schizophrenia? World Psychiatry 7:22-28

Keefe RS, Fox KH, Harvey PD et al (2011) Characteristics of the MATRICS consensus cognitive battery in a 29 site antipsychotic schizophrenia clinical trial. Schizophr Res 125:161-168

Keefe RS, Harvey PD (2012) Cognitive impairment in schizophrenia. Handb Exp Pharmacol 213:11-37

Kern RS, Nuechterlein KH, Green MF et al (2008) The MATRICS Consensus Cognitive Battery, part 2: co-norming and standardization. Am J Psychiatry 165:214-220

Knowles EE, David AS, Reichenberg A (2010) Processing speed deficits in schizophrenia: reexamining the evidence. Am J Psychiatry 167: 828-835

Kraepelin E (1919) Dementia praecox and paraphrenia. Robert D. Krieger, Publishing New York

Lane RD, Reiman EM, Axelrod B et al (1998) Neural correlates of levels of emotional awareness. Evidence of an interaction between emotion and attention in the anterior cingulate cortex. J Cogn Neurosci 10:525-535

Lawrie SM, Hall J, McIntosh AM et al (2008) Neuroimaging and molecular genetics of schizophrenia: pathophysiological advances and therapeutic potential. Br J Pharmacol 153(Suppl 1):S120-S124

Lesh TA, Niendam TA, Minzenberg MJ, Carter CS (2011) Cognitive control deficits in schizophrenia: mechanisms and meaning. Neuropsychopharmacology 36:316-338

Leung WW, Bowie CR, Harvey PD (2008) Functional implications of neuropsychological normality and symptom remission in older outpatients diagnosed with schizophrenia: a cross-sectional study. J Int Neuropsychol Soc 14:479-488

Lui S, Li T, Deng W et al (2010) Short-term effects of antipsychotic treatment on cerebral function in drug-naive first-episode schizophrenia revealed by resting state functional magnetic resonance imaging. Arch Gen Psychiatry 67:783-792

McGuire P, Howes OD, Stone J, Fusar-Poli P (2008) Functional neuroimaging in schizophrenia: diagnosis and drug discovery. Trends Pharmacol Sci 29:91-98

Melinder MR, Barch DM (2003) The influence of a working memory load manipulation on language production in schizophrenia. Schizophr Bull 29:473-485

Nuechterlein KH, Barch DM, Gold JM et al (2004) Identification of separable cognitive factors in schizophrenia. Schizophr Res 72:29-39

Nuechterlein KH, Green MF, Kern RS et al (2008) The MATRICS Consensus Cognitive Battery, part 1: test selection, reliability, and validity. Am J Psychiatry 165:203-213

Palmer BW, Dawes SE, Heaton RK (2009) What do we know about neuropsychological aspects of schizophrenia? Neuropsychol Rev 19:365-384

Pilowsky LS, Bressan RA, Stone JM et al (2006) First in vivo evidence of an NMDA receptor deficit in medication-free schizophrenic patients. Mol Psychiatry 11:118-119

Radua J, Borgwardt S, Crescini A et al (2012) Multimodal meta-analysis of structural and functional brain changes in first episode psychosis and the effects of antipsychotic medication. Neurosci Biobehav Rev 36:2325-2333

Röthlisberger M, Riecher-Rössler A, Aston J et al (2012) Cingulate volume abnormalities in emerging psychosis. Curr Pharm Des 18: 495-504

Schuepbach D, Keshavan MS, Kmiec JA, Sweeney JA (2002) Negative symptom resolution and improvements in specific cognitive deficits after acute treatment in first-episode schizophrenia. Schizophr Res 53:249-261

Shamsi S, Lau A, Lencz T et al (2011) Cognitive and symptomatic predictors of functional disability in schizophrenia. Schizophr Res 126:257-264

Sharma T, Antonova L (2003) Cognitive function in schizophrenia. Deficits, functional consequences, and future treatment. Psychiatr Clin North Am 26:25-40

Stone JM (2009) Imaging the glutamate system in humans: relevance to drug discovery for schizophrenia. Curr Pharm Des 15:2594-2602

Théberge J, Al-Semaan Y, Williamson PC et al (2003) Glutamate and glutamine in the anterior cingulate and thalamus of medicated patients with chronic schizophrenia and healthy comparison subjects measured with 4.0-T proton MRS. Am J Psychiatry 160:2231-2233

Tiwari AK, Zai CC, Müller DJ, Kennedy JL (2010) Genetics in schizophrenia: where are we and what next? Dialogues Clin Neurosci 12:289-303

Toulopoulou T, Rabe-Hesketh S, King H et al (2003) Episodic memory in schizophrenic patients and their relatives. Schizophr Res 63:261-271

Vogt BA, Berger GR, Derbyshire SW (2003) Structural and functional dichotomy of human midcingulate cortex. Eur J Neurosci 18:3134-3144

Vogt BA, Nimchinsky EA, Vogt LJ, Hof PR (1995) Human cingulate cortex: surface features, flat maps, and cytoarchitecture. J Comp Neurol 359:490-506

Voruganti LN, Heslegrave RJ, Awad AG (1997) Neurocognitive correlates of positive and negative syndromes in schizophrenia. Can J Psychiatry 42:1066-1071

Wager TD, Smith EE (2003) Neuroimaging studies of working memory: a meta-analysis. Cogn Affect Behav Neurosci 3:255-274

Woodberry KA, Giuliano AJ, Seidman LJ (2008) Premorbid IQ in schizophrenia: a meta-analytic review. Am J Psychiatry 165: 579-587

Wylie KP, Tregellas JR (2010) The role of the insula in schizophrenia. Schizophr Res 123:93-104

Yeganeh-Doost P, Gruber O, Falkai P, Schmitt A (2011) The role of the cerebellum in schizophrenia: from cognition to molecular pathways. Clinics (Sao Paulo) 66(Suppl 1): S71-S77

Zanelli J, Reichenberg A, Morgan K et al (2010) Specific and generalized neuropsychological deficits: a comparison of patients with various first-episode psychosis presentations. Am J Psychiatry 167:78-85

Disturbi cognitivi, sintomi e funzionamento psicosociale nella schizofrenia

2

L. De Peri, G. Deste, S. Barlati, A. Vita

Negli ultimi vent'anni, anche sulla scorta della progressiva affermazione di modelli eziopatogenetici della schizofrenia come patologia del neurosviluppo, l'identificazione e il trattamento dei deficit cognitivi, già inclusi nelle prime concettualizzazioni della malattia a partire dalla descrizione kraepeliniana della *dementia praecox*, hanno rappresentato un argomento di specifico e crescente interesse.

Come esposto in dettaglio nel capitolo 1, i deficit cognitivi interessano la maggior parte dei soggetti con schizofrenia, con stime di prevalenza che si attestano attorno al 75-80% della popolazione dei pazienti e una quantificazione del deficit cognitivo che si colloca tra 1 e 2 deviazioni standard al di sotto della media della popolazione generale (Reichenberg, 2010). Una meta-analisi condotta su 204 studi che hanno confrontato un totale di ben 7420 pazienti schizofrenici con 5865 controlli sani ha evidenziato un deterioramento del funzionamento cognitivo globale con un effect size (ES) molto significativo (ES = 0,60) (Heinrichs e Zakzanis, 1998). In particolare, le alterazioni cognitive di più frequente riscontro nella schizofrenia sono state: la riduzione del quoziente intellettivo (QI), i deficit dell'attenzione, della memoria di lavoro, della memoria verbale e delle funzioni esecutive. Revisioni sistematiche più recenti, condotte su pazienti al primo episodio di malattia, hanno evidenziato un analogo deterioramento anche nei soggetti all'esordio (Mesholam-Gately et al., 2009) mai trattati con farmaci antipsicotici (Saykin et al., 1994), così come nelle fasi di remissione sintomatologica della schizofrenia, con un decorso stabile o progressivamente peggiorativo (Heaton et al., 2001).

Tra le principali ragioni del crescente interesse per lo studio e la caratterizzazione dei deficit cognitivi nella schizofrenia vi è sicuramente l'accumularsi di evidenze scientifiche circa l'impatto dei deficit cognitivi sul decorso e l'esito del disturbo schizofrenico. A tale proposito, vale la pena premettere che in questo capitolo faremo riferimento all'esito della schizofrenia nella sua accezione più ampia e multidimensionale su parametri di esito diversi quali:

- la dimensione sintomatologica soggettiva della malattia schizofrenica;
- le variabili clinico-sintomatologiche obiettivabili e quindi primariamente i sintomi negativi e positivi del disturbo;

L. De Peri (✉)
Dipartimento di Scienze Cliniche e Sperimentali
Università di Brescia
e-mail: luca_de_peri@libero.it

A. Vita (a cura di), *La riabilitazione cognitiva della schizofrenia*,
DOI: 10.1007/978-88-470-2802-9_2, © Springer-Verlag Italia 2013

• l'esito funzionale della malattia dal punto di vista psicosociale.

Per quanto riguarda le variabili di esito inerenti la sintomatologia soggettiva della schizofrenia, particolare interesse assume la relazione tra deficit cognitivi e due parametri di esito fondamentali della dimensione soggettiva del disturbo: l'*insight*, ovvero la consapevolezza della malattia da parte del paziente, e il vissuto soggettivo della malattia in termini di qualità della vita e di benessere soggettivo. Tali aspetti sono stati indagati in modo approfondito da diversi autori e gli studi ormai numerosi sull'argomento sono stati oggetto anche di revisioni sistematiche quantitative di tipo meta-analitico.

La revisione sistematica condotta da Aleman et al. (2006), che ha indagato 35 studi per un numero complessivo di ben 2345 pazienti con diagnosi di psicosi, ha evidenziato una significativa correlazione tra presenza di deficit cognitivi e insight. In particolare, è stata evidenziata una correlazione significativa tra il livello globale del funzionamento cognitivo e il livello di insight ($Z = 8,3$; $p < 0,0001$) con livelli di insight significativamente più scadenti nei soggetti con maggiore compromissione delle funzioni cognitive. Inoltre è stata dimostrata una correlazione particolarmente robusta tra livello di insight e deficit delle funzioni esecutive ($Z = 7,1$; $p < 0,0001$). Tali risultati sono stati confermati anche in una successiva sottoanalisi che ha preso in considerazione solo gli studi condotti su pazienti con diagnosi di schizofrenia e che ha confermato una correlazione significativa tra funzionamento cognitivo globale e insight ($Z = 5,8$; $p < 0,0001$), ma anche tra il dominio neuropsicologico delle funzioni esecutive per sé e la consapevolezza di malattia ($Z = 3,3$; $p < 0,001$).

Di particolare interesse per la comprensione della relazione esistente tra deficit cognitivi e dimensione soggettiva del disturbo schizofrenico è anche lo studio di Keshavan et al. (2004), che ha il pregio di essere stato condotto su pazienti al primo episodio di malattia. In questo lavoro, 535 pazienti con diagnosi di schizofrenia o dello spettro schizofrenico sono stati sottoposti a un'ampia valutazione neuropsicologica e a una misurazione dell'insight utilizzando i punteggi ottenuti al *subitem* "perdita di giudizio e insight" della Positive and Negative Syndrome Scale (PANSS). Anche in questo caso, i risultati hanno evidenziato una robusta correlazione di tipo lineare tra deficit delle funzioni cognitive e deficit di insight ($F = 24,4$; $p < 0,00001$).

Dal punto di vista clinico, uno degli aspetti di maggiore interesse dei risultati degli studi sopra elencati è la ben nota correlazione esistente tra insight e adesione al trattamento. A tal proposito, vale la pena citare i risultati dello studio multicentrico internazionale "Clinical Antipsychotic Trials of Intervention Effectiveness" (CATIE) della durata di 18 mesi su 1432 pazienti schizofrenici. Gli obiettivi dello studio erano indagare la relazione tra insight, attitudine al trattamento ed esito funzionale del disturbo. I risultati hanno evidenziato innanzitutto che al momento dell'ingresso nello studio era documentabile una correlazione tra il livello di insight, misurato mediante i punteggi ottenuti dai pazienti alla Insight and Treatment Attitude Scale (ITAQ), la severità dei sintomi (PANSS totale; $r = -0,18$; $p < 0,001$) e la qualità della vita in termini soggettivi valutata con la Lehman Quality of Life Interview (LQOLI) ($r = -0,07$; $p < 0,01$). In secondo luogo, le valutazioni effettuate al follow-up dopo 18 mesi hanno evidenziato ancora una volta una correlazione significativa tra il punteggio alla ITAQ e la severità dei sintomi negativi ($r = -0,73$; $p < 0,001$), dei sintomi positivi ($r =$

–0,64; p <0,001) così come il punteggio totale della PANSS (r = –1,7; p <0,001). Inoltre, è stata dimostrata una correlazione tra il punteggio alla scala ITAQ e l'adesione al trattamento misurata mediante la scala Drug Attitude Inventory (r = 0,78; p <0,001) nei termini di una minore adesione al trattamento nei soggetti con maggiore compromissione dell'insight (Mohamed et al., 2009).

Un'ulteriore conferma dell'impatto dei deficit cognitivi sulla qualità di vita espressa in termini soggettivi è fornita anche da altri studi come quello di Alptekin et al. (2005). In questo caso, i ricercatori hanno confrontato, con un disegno sperimentale controllato, 38 pazienti con diagnosi di schizofrenia e 31 controlli sani al fine di valutarne il funzionamento neurocognitivo e la qualità della vita. I risultati dello studio hanno evidenziato una significativa correlazione tra punteggi ottenuti alla scala per la misurazione della qualità della vita World Health Organization Quality of Life (WHOQOL) e quelli relativi alla memoria di lavoro (Digit Span, r = 0,45; p = 0,007) e alle funzioni esecutive (Controlled Oral Word Association Test, r = 0,40; p = 0,04) nel gruppo di pazienti schizofrenici, ma non nei controlli sani.

Per quanto riguarda la relazione tra deficit cognitivi e variabili clinico-sintomatologiche obiettivabili, un discreto numero di studi ha indagato il rapporto tra funzioni cognitive e indici psicopatologici. Storicamente tale ambito di ricerca ha prediletto lo studio del rapporto tra deficit cognitivi e sintomi negativi della schizofrenia in ragione dell'evidente sovrapposizione, dal punto di vista fenomenologico, di taluni sintomi propri della dimensione negativa della schizofrenia e di aspetti clinici espressione dei deficit cognitivi. Tra questi studi, quello di Faerden et al. (2009) si è proposto d'indagare il rapporto tra deficit neuropsicologici e un sintomo negativo della schizofrenia molto rilevante anche in termini di funzionamento psicosociale del soggetto, cioè l'*apatia*. Il disegno sperimentale ha previsto la valutazione di 71 pazienti schizofrenici al primo episodio di malattia mediante un'articolata batteria testale neuropsicologica e l'applicazione dell'Apathy Evaluation Scale (AES-C). È stata così rilevata una correlazione significativa tra il sintomo negativo apatia e le funzioni cognitive di tipo esecutivo (r = 0,37; p <0,01) e la memoria di lavoro (r = 0,26; p <0,05). Tale riscontro appare di particolare interesse poiché emerge una correlazione tra deficit cognitivi esecutivi rilevanti per la pianificazione e la programmazione delle attività e il sintomo apatia, a suggerire una relazione causale nella quale i deficit cognitivi potrebbero costituire il fattore determinante la fenomenologia clinica. Un'ulteriore conferma della relazione tra deficit cognitivi e sintomi negativi della schizofrenia proviene anche dai risultati di una meta-analisi degli studi che hanno valutato le performance cognitive dei soggetti con schizofrenia deficitaria (caratterizzata da sintomi negativi primari e persistenti) confrontandoli con pazienti schizofrenici non deficitari. Tale revisione quantitativa ha evidenziato performance cognitive globali significativamente peggiori nei soggetti deficitari, con un ES pari a 0,41 (Cohen et al., 2007).

Alcuni autori, sulla base dei dati di letteratura, non sempre univoci, hanno formulato e testato modelli esplicativi della relazione tra deficit cognitivi e sintomi negativi anche sotto un profilo causale. Tra questi, nella loro opera di revisione della letteratura, Harvey et al. (2006) propongono un modello teorico che oggi gode di un ampio consenso nella comunità scientifica. Secondo tale modello deficit cognitivi e sintomi negativi rappresentano due entità distinte e indipendenti (sia in termini di substrato psicofisiologico sia dal punto di vista clinico fenomenologico) le quali, tuttavia, risultano correlate in quanto entrambe associate a variabili di esito "distali" della schizofrenia, quali l'*outcome* del disturbo, in parte comuni.

Una conferma di tale ipotesi viene dal contributo di Milev et al. (2005) i quali, con un disegno sperimentale longitudinale, hanno osservato 99 pazienti con diagnosi di schizofrenia al primo episodio di malattia per un periodo di 7 anni, valutando al momento dell'ingresso nello studio sintomi negativi e funzioni cognitive e indagando la loro relazione con l'esito multidimensionale del disturbo. I risultati dello studio hanno evidenziato in primo luogo che sia il funzionamento cognitivo (memoria verbale $F = 3,48$; $p = 0,01$; processazione delle informazioni $F = 2,50$; $p = 0,04$) sia i sintomi negativi ($F = 11,95$; $p = 0,0008$) all'esordio della schizofrenia erano correlati con il funzionamento psicosociale globale dopo sette anni di malattia ma che, al contempo, vi erano ampie aree di sovrapposizione tra sintomi negativi e funzioni cognitive nello spiegare la varianza dell'esito del disturbo schizofrenico.

Altri gruppi di ricerca hanno sviluppato disegni sperimentali ancora più mirati per cercare di comprendere meglio la natura della relazione tra sintomi negativi, deficit cognitivi ed esito del disturbo, in particolare con l'obiettivo di verificare se fosse possibile evidenziare il contributo di ciascuno di questi fattori all'esito della malattia. Un importante contributo in tal senso è quello che proviene da una delle tante declinazioni dallo studio internazionale multicentrico CATIE nel quale 1368 pazienti schizofrenici sono stati osservati longitudinalmente per un periodo di 18 mesi e valutati mediante la PANSS e, per quanto riguarda il funzionamento psicosociale, la scala di Heinrich-Carpenter. Inoltre, lo studio ha previsto anche la registrazione prospettica dei dati relativi allo stato lavorativo dei soggetti inclusi nello studio. Mediante un approccio statistico di regressione logistica che permette di quantificare il "peso" di ciascuna variabile al momento dell'ingresso nello studio sulle misure di esito della malattia, gli autori hanno dimostrato come fosse possibile separare il contributo dei sintomi negativi e dei deficit cognitivi sull'outcome del disturbo. In particolare, il contributo dei deficit cognitivi era superiore a quello dei sintomi negativi, per esempio nel determinare ambiti dell'esito quali la capacità di svolgimento delle comuni attività quotidiane e le capacità di coping. Diversamente, considerando come variabile di esito della malattia il numero di giorni lavorati nel mese precedente la valutazione di follow-up, si è osservato un ruolo predittivo più influente dei sintomi negativi rispetto ai deficit cognitivi. Infine, riguardo altri ambiti di esito del disturbo quali la qualità e la quantità delle relazioni interpersonali così come la capacità di costruire e mantenere un significativo network sociale, i risultati dello studio hanno indicato un contributo sostanzialmente sovrapponibile dei sintomi negativi e delle disfunzioni cognitive (Mohamed et al., 2009).

Tali risultati sono stati confermati anche dallo studio di Shamsi et al. (2011) che hanno indagato 185 pazienti schizofrenici mediante le scale sintomatologiche BPRS (Brief Psychiatric Rating Scale) e SANS (Scale for Assessment of Negative Symptoms), mediante una valutazione neuropsicologica condotta con la MATRICS e, per quanto riguarda il livello di funzionamento individuale, con la Social Adjustment Scale e la Multidimensional Scale for Independent Living. I risultati dello studio hanno indicato un ruolo predittivo differente delle disfunzioni cognitive e dei sintomi negativi sull'esito multidimensionale della schizofrenia, con un impatto esclusivo delle funzioni cognitive (funzioni esecutive B = 0,05; p = 0,04) e sulla capacità di vita indipendente dei pazienti, mentre altre variabili di esito come il funzionamento psicosociale erano predette sia dal funzionamento cognitivo (B = 0,03; p = 0,02) che dai sintomi negativi (B = –0,17; p = 0,01).

Come in parte anticipato nella disamina degli studi sopra elencati, un'ampia mole di dati ci consente oggi di affermare che i deficit cognitivi hanno un impatto sull'esito multidimensionale della schizofrenia e in particolare sull'esito psicosociale del disturbo. Evidenze consistenti in tal senso erano già disponibili alla fine degli anni '90 (Green et al., 2000). I risultati di questa meta-analisi condotta su 37 studi indicavano la presenza di una correlazione significativa tra deficit cognitivi ed esito funzionale complessivo della schizofrenia, con ES significativi per i domini neuropsicologici dell'attenzione (ES = 0,20), della memoria verbale immediata (ES = 0,40) e secondaria (ES = 0,29) e delle funzioni esecutive (ES = 0,23). Inoltre, sulla base dei dati della letteratura, tale revisione prospettava la possibilità di riconoscere un contributo peculiare dei diversi deficit neurocognitivi rispetto a specifiche aree del funzionamento psicosociale. In particolare, si affermava che alcuni domini neuropsicologici quali la memoria verbale e l'attenzione fossero in grado di predire il funzionamento individuale in ambiti specifici quali il funzionamento comunitario, il problem solving sociale e la capacità di acquisire nuove abilità. Diversamente, i deficit a carico della memoria di lavoro sarebbero invece legati a disabilità nel campo del funzionamento occupazionale così come della capacità di vita autonoma. Infine, i deficit delle funzioni esecutive svolgerebbero un ruolo significativo esclusivamente nel predire le capacità di tipo occupazionale (Green et al., 2000).

Il passo successivo è stato quello di studiare modelli esplicativi più articolati della relazione tra deficit cognitivi e outcome della malattia anche sulla scorta delle teorizzazioni più recenti del concetto di funzionamento individuale. Il modello proposto da Harvey et al. (2007) per la definizione e la descrizione del funzionamento individuale è quello che attualmente riscuote maggior credito nella comunità scientifica e si caratterizza per la distinzione tra "capacità funzionale" ("cosa posso fare", ovvero il funzionamento in condizioni ottimali) e "performance" ("cosa faccio" ovvero il funzionamento dell'individuo nella vita reale). Di fatto, un consistente numero di studi ha riscontrato una correlazione significativa tra funzionamento cognitivo, "capacità funzionale" e "performance" nella vita reale dei pazienti con schizofrenia. In particolare, lo studio paradigmatico di Bowie et al. (2006) ha evidenziato che i deficit cognitivi non influenzano in modo diretto le performance nella vita reale, mentre correlano direttamente con la "capacità funzionale" del paziente, la quale a sua volta si correla con diversi indicatori di esito quali le abilità interpersonali, le attività comunitarie e la capacità lavorativa. Questo modello riconosce dunque la "capacità funzionale" come "mediatore" tra i deficit cognitivi di base e performance nella vita reale (Bowie et al., 2006). Tali evidenze hanno un impatto rilevante soprattutto dal punto di vista clinico poiché da esse consegue una migliore identificazione dell'oggetto della riabilitazione cognitiva. L'obiettivo primario della riabilitazione dei deficit cognitivi nella schizofrenia sarebbe non tanto il miglioramento della "performance" *per se* quanto della "capacità funzionale" dell'individuo, tenendo conto che il livello del funzionamento nella vita reale è correlato anche ad altri fattori quali i sintomi negativi e depressivi del disturbo (Bowie et al., 2006).

Infine, nel presentare un modello esplicativo della relazione esistente tra funzioni cognitive ed esito della schizofrenia, è necessario tenere presente anche il ruolo di altri potenziali "mediatori" tra deficit cognitivi di base ed esito del disturbo. La cognizione sociale, intesa come la capacità del soggetto di percepire, interpretare ed elaborare gli stimoli sociali per intrattenere interazioni sociali adattive, è infatti considerata un dominio solo in parte dipendente dalle funzioni cognitive di base, mentre una crescente mole di dati della letteratura ha documentato una significativa correlazione tra "cognizione sociale" e funzionamento psicosociale dell'individuo. Una meta-analisi sull'argomento ha dimostrato infatti che quanto più sono gravi i deficit nella cognizione sociale tanto più scadente è il funzionamento sociale e occupazionale nella schizofrenia (Fett et al., 2011).

In conclusione, è possibile affermare che i deficit cognitivi sono correlati in modo significativo all'esito multidimensionale della schizofrenia. Essi costituiscono l'oggetto primario dell'intervento riabilitativo in quanto fortemente correlati sia alla "capacità funzionale" dell'individuo sia alle abilità di cognizione sociale, le quali insieme concorrono a determinare il funzionamento individuale del paziente schizofrenico nella vita reale.

Bibliografia

Aleman A, Agrawal N, Morgan KD et al (2006) Insight in psychosis and neuropsychological function: meta-analysis. Br J Psychiatry 189:204-212

Alptekin K, Akvardar Y, Kivircik Akdede BB et al (2005) Is quality of life associated with cognitive impairment in schizophrenia? Prog Neuropsychopharmacol Biol Psychiatry 29:239-244

Bowie CR, Reichenberg A, Patterson TL et al (2006) Determinants of real-world functional performance in schizophrenia subjects: correlations with cognition, functional capacity, and symptoms. Am J Psychiatry 163:418-425

Cohen AS, Saperstein AM, Gold JM et al (2007) Neuropsychology of the deficit syndrome: new data and meta-analysis of findings to date. Schizophr Bull 33:1201-1212

Faerden A, Vaskinn A, Finset A et al (2009) Apathy is associated with executive functioning in first episode psychosis. BMC Psychiatry 9:1

Fett AK, Viechtbauer W, Dominguez MD et al (2011) The relationship between neurocognition and social cognition with functional outcomes in schizophrenia: a meta-analysis. Neurosci Biobehav Rev 35:573-588

Green MF, Kern RS, Braff DL et al (2000) Neurocognitive deficits and functional outcome in schizophrenia: are we measuring the "right stuff"? Schizophr Bull 26:119-136

Harvey PD, Koren D, Reichenberg A et al (2006) Negative symptoms and cognitive deficits: what is the nature of their relationship? Schizophr Bull 32:250-258

Harvey PD, Velligan DI, Bellack AS (2007) Performance-based measures of functional skills: usefulness in clinical treatment studies. Schizophr Bull 33:1138-1148

Heaton RK, Gladsjo JA, Palmer BW et al (2001) Stability and course of neuropsychological deficits in schizophrenia. Arch Gen Psychiatry 58:24-32

Heinrichs RW, Zakzanis KK (1998) Neurocognitive deficit in schizophrenia: a quantitative review of the evidence. Neuropsychology 12:426-445

Keshavan MS, Rabinowitz J, DeSmedt G (2004) Correlates of insight in first episode psychosis. Schizophr Res 70:187-194

Mesholam-Gately RI, Giuliano AJ, Goff KP et al (2009) Neurocognition in first-episode schizoph-
    renia: a meta-analytic review. Neuropsychology 23:315-336
Milev P, Ho BC, Arndt S et al (2005) Predictive values of neurocognition and negative symptoms
    on functional outcome in schizophrenia: a longitudinal first-episode study with 7-year follow-
    up. Am J Psychiatry 162:495-506
Mohamed S, Rosenheck R, McEvoy J et al (2009) Cross-sectional and longitudinal relationships
    between insight and attitudes toward medication and clinical outcomes in chronic schizophrenia.
    Schizophr Bull 35:336-346
Reichenberg A (2010) The assessment of neuropsychological functioning in schizophrenia. Dialogues
    Clin Neurosci 12:383-392
Saykin AJ, Shtasel DL, Gur RE et al (1994) Neuropsychological deficits in neuroleptic naive
    patients with first-episode schizophrenia. Arch Gen Psychiatry 51:124-131
Shamsi S, Lau A, Lencz T et al (2011) Cognitive and symptomatic predictors of functional disability
    in schizophrenia. Schizophr Res 126:257-264

Disturbi della cognizione sociale e le loro conseguenze psicosociali

3

R. Roncone, L. Giusti, M. Mazza, M. Casacchia

3.1 Introduzione

La cognizione sociale è stata definita come l'insieme delle funzioni mentali che consentono agli individui di una stessa specie di interagire tra loro (Frith e Frith, 2007). Essa include la capacità di percepire e interpretare il comportamento altrui in termini di stati mentali e intenzioni, di concettualizzare le relazioni tra individui e di utilizzare tali informazioni per guidare il proprio comportamento e predire quello degli altri (Adolphs, 2001, 2003; Casacchia et al., 2004; Adolphs, 2010). In altre parole, la cognizione sociale è un costrutto cognitivo che comprende una vasta gamma di conoscenze e abilità di tipo sociale ed emozionale, che maturano nel corso dell'evoluzione dell'individuo consentendogli di modulare il proprio comportamento in riferimento all'organizzazione sociale a cui appartiene (Brothers, 1990). La compromissione della cognizione sociale comporta un'incapacità nel costruire relazioni appropriate con gli altri, problemi nella vita sociale e difficoltà di adattamento alle continue e multiple richieste di un contesto sociale complesso ed eterogeneo.

In questo capitolo prenderemo in considerazione la cognizione sociale nella sua articolazione, i deficit di cognizione sociale rilevati nella schizofrenia e il loro impatto sul funzionamento sociale. Inoltre, accenneremo brevemente ai principali interventi che sono stati sviluppati per rimediare i deficit di cognizione sociale nella schizofrenia.

3.2 Cognizione sociale e sua articolazione

La cognizione sociale comprende quattro diverse *funzioni* (Fig. 3.1):
1. l'elaborazione delle emozioni (riconoscimento, comprensione e gestione degli stati emozionali);

R. Roncone (✉)
Dipartimento di Medicina Clinica, Sanità Pubblica, Scienze della Vita e dell'Ambiente
Università degli Studi dell'Aquila
e-mail: rita.roncone@cc.univaq.it

A.Vita (a cura di), *La riabilitazione cognitiva della schizofrenia*,
DOI: 10.1007/978-88-470-2802-9_3, © Springer-Verlag Italia 2013

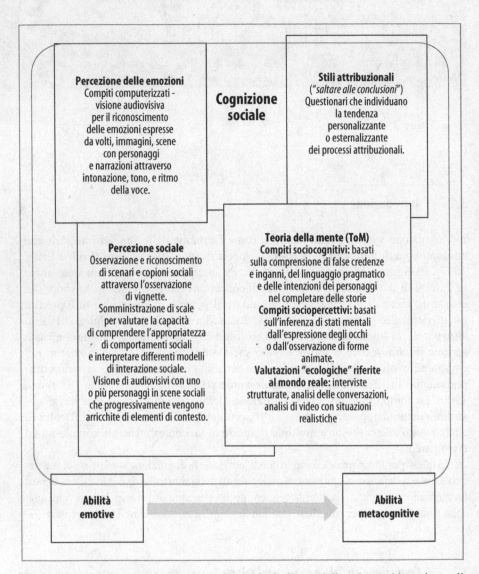

Fig. 3.1 Domini della cognizione sociale e loro articolazione nei diversi compiti sperimentali prevalentemente utilizzati in ricerca

2. la percezione sociale, quale comprensione di ruoli e regole di contesti socio-relazionali;
3. la teoria della mente (ToM, *Theory of Mind*), in termini di inferenza degli stati mentali altrui;
4. lo stile di attribuzione, inteso quale tendenza individuale ad attribuire le cause degli eventi a se stessi (alle proprie capacità, impegno, intelligenza) o a circostanze esterne (fortuna, caso, situazioni, persone) (Penn et al., 1997; Bellack et al., 2007; Green et al., 2008; Penn et al., 2008).

3.2.1 Elaborazione delle emozioni

La prima funzione di elaborazione delle emozioni include l'ampio modello di processamento delle emozioni, articolato in quattro componenti (Green et al., 2005):
* identificazione delle emozioni;
* facilitazione delle emozioni;
* comprensione delle emozioni;
* gestione delle emozioni.

L'identificazione delle emozioni implica la capacità di riconoscere le emozioni espresse da volti, immagini e componenti non verbali, come il tono della voce (Castagna et al., 2012). La loro facilitazione implica il riconoscimento dell'utilità di mostrare differenti emozioni in relazione a specifici comportamenti e compiti cognitivi. La comprensione delle emozioni permette di apprezzare e distinguere la qualità e le sfumature entro e fra le diverse emozioni. Infine, la gestione delle emozioni permette la regolazione delle stesse in relazione a se stessi e agli altri in modo da adottare comportamenti adeguati.

I confini tra le diverse funzioni della cognizione sociale non sono assoluti e netti e a volte alimentano una confusione terminologica e concettuale (Green et al., 2005). Per esempio, il riconoscimento delle emozioni è ascritto quale componente del processamento delle emozioni, ma in letteratura è spesso incluso fra le componenti della ToM, in quest'ultimo caso inteso quale inferenza di emozioni complesse valutate attraverso l'osservazione del solo sguardo, come nell'"Eyes-Task" (Baron-Cohen et al., 2001).

3.2.2 Percezione sociale

La seconda funzione del processamento delle emozioni (*percezione sociale* o "sensibilità sociale" come viene talvolta definita) è stata descritta come "l'abilità di leggere specifici segnali sociali che possono essere utilizzati per formulare giudizi circa il comportamento, le attitudini e le emozioni degli altri" (McFall, 1982). Dalla versione italiana del manuale "The Awareness of Social Inference Test – TASIT" (*Test di Consapevolezza dell'Inferenza Sociale*) riportiamo una chiara descrizione di tale componente (Galderisi et al., 2002):

> Una comunicazione efficace tra individui spesso coinvolge più della sola comunicazione verbale. Spesso il significato delle parole dette da una persona è qualificato e talvolta perfino radicalmente alterato da elementi quali l'espressione facciale, il tono della voce, la gestualità, il linguaggio corporeo o persino il contesto nel quale le parole vengono pronunciate. Per esempio, la semplice frase "Grazie, sei stato di grande aiuto" può essere pronunciata in maniera tale da ringraziare sinceramente qualcuno e allo stesso tempo cercare di favorire un ulteriore aiuto da questi, oppure può essere utilizzata per ringraziare sinceramente qualcuno e contemporaneamente concludere l'interazione, o può essere espressa in maniera tale (cioè sarcasticamente) da rimproverare qualcuno e, quindi, trasmettere il significato opposto alle parole

dette. La capacità di comprendere le intenzioni dell'interlocutore, in tutti questi casi, dipende dalla capacità di chi ascolta di "leggere" i segnali paralinguistici che accompagnano le parole e di integrarli con il significato letterale delle parole stesse e il contesto in cui sono espresse. Nel caso di un'incapacità a interpretare correttamente le intenzioni dell'interlocutore, la risposta dell'ascoltatore sarà probabilmente inappropriata e potrà comportare imbarazzo, goffaggine o persino una rottura della relazione tra i due soggetti.

3.2.3   Teoria della mente

In relazione alla terza funzione, cui a volte si fa riferimento in termini di *intelligenza sociale*, è stato introdotto da Premack e Woodruff (1978) il termine *Teoria della Mente* (Theory of Mind, ToM). A partire da uno studio cognitivo etologico sugli scimpanzè, gli Autori si chiedevano se questi ultimi avessero una ToM, ovvero la capacità di inferire i propri stati mentali e quelli degli altri. Il processo alla base di tale capacità inferenziale, implicata nelle interazioni sociali significative, è definito come mentalizzazione o metarappresentazione, caratteristica che sottende l'autoconsapevolezza (Frith et al., 1991). L'abilità di metarappresentazione, competenza dell'esecutivo centrale, ci permette di rappresentare gli stati mentali nostri e altrui. Attraverso la capacità di formare metarappresentazioni di primo ordine ("*io penso che tu pensi*") è possibile interpretare le credenze e le intenzioni altrui e, quindi, interagire con successo con gli altri. Con le abilità di metarappresentazione di secondo ordine ("*io penso che tu pensi che lui pensa*") possiamo comprendere le metafore, le espressioni ironiche e i doppi sensi (Happé, 1994). La capacità di formare metarappresentazioni è stata inizialmente studiata a livello sperimentale nel *disturbo autistico* attraverso i compiti di ToM. Il primo compito di *falsa credenza di ToM* fu sviluppato per bambini dai 3 ai 5 anni (Wimmer e Perner, 1983). Ai bambini venivano presentate delle vignette in cui il principale protagonista era Maxi, un pupazzetto che mette un pezzo di cioccolato in un contenitore e poi va fuori casa a giocare. Nel contempo, mentre Maxi è fuori a giocare, la mamma sposta il pezzo di cioccolato dal contenitore *x* al contenitore *y* e poi si allontana dalla stanza. Al bambino sottoposto al test, mostrandogli la vignetta che illustra il rientro in casa di Maxi, viene chiesto dove secondo lui Maxi andrà a cercare il suo pezzo di cioccolato. La risposta esatta implica che il bambino riconosce che Maxi pensa che il pezzo di cioccolato sia ancora dove lo aveva messo, nel contenitore *x*, identificando così la "falsa credenza" di Max. A partire da tale compito, diverse sono state le "storie" sviluppate per testare la ToM, con diversi livelli di complessità in relazione al primo e secondo ordine di metarappresentazione (Casacchia et al., 2004).

Un interessante modello evoluzionistico di competenza sociale, strettamente attinente alla ToM, è rappresentato dall'*Ipotesi dell'Intelligenza Machiavellica* (MIH, *Machiavellian Intelligence Hypothesis*) (Byrne e Whiten, 1988). In accordo con tale ipotesi, nello sviluppo dell'intelligenza le competenze sociali complesse, piuttosto che quelle strumentali, rappresentano il principale elemento selettivo nell'evoluzione umana. L'efficienza sociale è rappresentata dall'abilità di comprendere le intenzioni e le credenze altrui con lo scopo di ingannare e manipolare gli altri per raggiungere obiettivi personali rilevanti, quali il controllo delle fonti di cibo o i partner sessuali (Casacchia et al., 2004). Il termine "intelligenza machiavellica" fa riferimento a Niccolò Machiavelli, noto letterato rinascimentale, considerato fondatore della scienza politica moderna, e parimenti a lui si ispira l'aggettivo "machiavellico", entrato nel linguaggio corrente a indicare un'intelligenza acuta e sottile e nel contempo spregiudicata, usata per manipolare e sfruttare i membri del gruppo.

Studi recenti hanno dimostrato che, se un individuo è in grado di interpretare e comprendere correttamente gli stati mentali, è in grado anche di interpretare e comprendere le emozioni altrui e sarà in grado di utilizzare capacità tattiche e strategie di inganno intenzionale.

3.2.4 Stile attribuzionale

La quarta funzione inclusa nella cognizione sociale, lo *stile attribuzionale*, fa riferimento al modo in cui l'individuo si spiega le cause del successo o dell'insuccesso degli eventi sociali (Green et al., 2005). Nell'ambito dello stile attribuzionale è possibile distinguere tre diverse modalità: (a) le *esterne personali* (le cause degli eventi sono attribuibili agli altri), (b) le *esterne situazionali* (le cause degli eventi sono dovute a situazioni), e (c) le *interne* (le cause degli eventi sono attribuibili a se stessi). Gli individui sono in grado di discriminare quando attribuire i loro successi o fallimenti a se stessi o agli altri e sanno stimare i fattori contestuali che concorrono negli eventi, mostrandosi in grado di rimodulare le loro attribuzioni iniziali sulla base di informazioni aggiuntive.

3.3 Disturbi della cognizione sociale nella schizofrenia

Le persone con schizofrenia presentano marcati deficit di cognizione sociale, in ognuno dei quattro domini precedentemente descritti.

3.3.1 Deficit nell'elaborazione delle emozioni

In relazione all'elaborazione delle emozioni (Archer et al., 1994, Kohler et al., 2000), gli individui affetti da schizofrenia mostrano gravi deficit in un ampio range di abilità incluse nel modello di Intelligenza Emotiva (Mayer et al., 2001), quali riconoscimento, uso, comprensione e gestione delle emozioni.

In relazione all'abilità di percepire le emozioni, molti studi hanno dimostrato che le persone affette da schizofrenia hanno difficoltà nel riconoscere le emozioni da espressioni facciali statiche e da espressioni facciali dinamiche (Archer et al., 1994), oltre che da intonazioni vocali (Murphy e Cutting, 1990). Problemi nella percezione delle emozioni sono stati correlati a deficit dell'elaborazione visiva degli stimoli, deficit dell'attenzione e deficit delle funzioni esecutive (Bryson et al., 1997; Addington e Addington, 1998; Kee et al., 1998; Sergi e Green, 2003). Il recente studio di Castagna et al. (2012) ha evidenziato che i soggetti affetti da schizofrenia mostrano deficit di riconoscimento delle emozioni soprattutto nel compito in cui veniva richiesto di percepire e discriminare stimoli emozionali presentati con una modalità sensoriale multicanale: lo studio suggerisce che, insieme ai sintomi negativi, le capacità cognitive di base, analogamente alle funzioni esecutive, influenzano l'abilità di percepire le emozioni in uno scenario percettivo complesso. Nell'ambito di una difficoltà generale nel riconoscimento delle emozioni è inoltre presente una ridotta capacità nell'identificare emozioni spiacevoli, come paura, disgusto e tristezza (Edwards et al., 2001; Kohler et al., 2003).

Per ciò che riguarda l'abilità nel comprendere e regolare le proprie emozioni nell'ambito di contesti interpersonali, le persone affette da schizofrenia mostrano difficoltà nella consapevolezza e nella verbalizzazione delle proprie emozioni (alessitimia) con difficoltà nel gestirle attraverso strategie di rietichettamento o soppressione (Kee et al., 2009; Van der Meer et al., 2009). Queste difficoltà nel capire, discriminare e controllare il soggettivo pool emozionale si ripercuotono inevitabilmente e negativamente sul comportamento e sul funzionamento sociale.

3.3.2   Deficit nella percezione sociale

In relazione a compiti di percezione sociale in cui si chiede ai partecipanti di valutare un determinato scenario sociale, di etichettarlo con precisione e di selezionare il contesto situazionale che ha dato luogo a determinati segnali sociali (per esempio, parlare con un bambino smarrito, parlare della morte di un amico), i soggetti schizofrenici manifestano maggiori difficoltà nella percezione di scenari interpersonali multipli e dinamici (Corrigan e Green, 1993). Uno studio (Ihnen et al., 1998) ha evidenziato che la prestazione in compiti di percezione sociale (come quello in cui veniva chiesto ai partecipanti di rispondere distinguendo stimoli sociali concreti – per esempio *"cosa sta indossando il personaggio di questa vignetta?"* – versus stimoli sociali astratti – per esempio, *"quali sono gli obiettivi e le intenzioni di quel personaggio?")* è debolmente correlata con le effettive abilità sociali dei soggetti. Sembra infatti che la percezione soggettiva delle proprie competenze sociali e del proprio comportamento, piuttosto che il reale possesso di specifiche abilità sociali, abbia un significativo impatto sul funzionamento sociale dei soggetti affetti da schizofrenia.

Inoltre i soggetti schizofrenici mostrano deficit nell'utilizzare le informazioni sociali che derivano dal contesto, senza riuscire a beneficiare di informazioni progressivamente aggiunte (come per esempio, aggiungere il titolo a una determinata situazione sociale mostrata in un compito che prevede una sequenza di vignette che descrivono situazioni quali "andare a fare la spesa", "andare al cinema" ecc.) (Penn et al., 2002). Le valutazioni effettuate attraverso il compito di riconoscimento delle situazioni sociali contestuali correlavano con il comportamento osservato nel setting di trattamento, in una sorta di validazione "ecologica" dei compiti di cognizione sociale (Penn et al., 2002). È stato inoltre evidenziato che individui affetti da schizofrenia hanno difficoltà nel riconoscere i modelli relazionali con cui le persone organizzano una determinata interazione sociale (relazioni basate su intimità e condivisione, o su una gerarchia di potere) con ripercussioni negative sulla regolazione e controllo del proprio comportamento in molti contesti di vita sociale (Sergi et al., 2009).

3.3.3   Deficit nella ToM

In accordo con la precedente letteratura, Mazza et al. (2001) hanno dimostrato che soggetti affetti da disturbo schizofrenico con un normale QI hanno prestazioni peggiori rispetto ai controlli sani nelle storie ToM sia di primo che di secondo ordine. Frith (1992) ritiene che, a differenza degli individui affetti da autismo, le abilità di ToM nelle persone affette da psicosi si sviluppino normalmente e che si alterino in seguito al primo episodio psicotico. In altre parole, mentre il soggetto autistico non riuscirà ad acquisire la capacità di inferire con lo stato mentale degli altri, le persone affette da schizofrenia possono invece perdere tale capacità precedentemente acquisita. Inoltre Frith (1992) ha stabilito una connessione diretta fra i sintomi nucleari della schizofrenia e la ToM per mezzo di un modello selettivo che associa i sintomi negativi e disorganizzati ai disturbi delle azioni intenzionali, i sintomi paranoidi ai deficit nel monitoraggio delle intenzioni altrui o di mentalizzazione, e i sintomi di passività ai deficit dell'automonitoraggio. Una recente revisione sottolinea come i deficit di ToM abbiano tutte le caratteristiche per rappresentare dei validi marker della schizofrenia (Biedermann et al., 2012).

Accanto alla difficoltà nel riconoscimento degli stati mentali, le persone di sesso maschile con schizofrenia presentano deficit anche nell'interpretare "frasi machiavelliche" rispetto ai controlli (Sullivan e Allen, 1999). Studi successivi non hanno replicato i risultati in relazione al sesso, e hanno confermato invece come le persone affette da schizofrenia siano meno capaci di manipolare i pensieri degli altri, non riuscendo a utilizzare i meccanismi dell'inganno intenzionale o del ragionamento strategico rispetto a soggetti sani della stessa età, sesso e istruzione (Mazza et al., 2003).

3.3.4   Deficit sugli stili attribuzionali

La ricerca sugli *stili attribuzionali* delle persone con ideazione paranoide ha ripetutamente dimostrato che persone con credenze deliranti tendono ad attribuire eventi negativi agli altri, mentre attribuiscono a se stessi gli eventi positivi (Kinderman e Bentall, 1996). In linea con queste assunzioni, Waldheter et al. (2005) hanno messo in evidenza la significativa associazione di uno stile attribuzionale personalizzante ed esternalizzante con il comportamento aggressivo in persone affette da schizofrenia ricoverate in fase acuta, identificando l'utilità della valutazione della cognizione sociale in ambito clinico.

L'errore di distorsione cognitiva (*bias*) di personalizzazione può essere meglio inteso nell'ambito del processamento delle informazioni (Couture et al., 2006). A questo riguardo è stato dimostrato che quando ci si è formati una determinata impressione su altre persone, i controlli non clinici esprimono automaticamente tali giudizi ma successivamente sono disponibili a correggere le loro prime "impressioni" se vengono a conoscenza di fattori situazionali (per esempio, se incontrano qualcuno che si mostra teso e poco amichevole, possono ritenere che sia una persona sgarbata. Ma, se subito dopo vengono a sapere che quella persona aveva appena ricevuto una brutta notizia, quale la morte di un familiare, correggeranno prontamente il loro giudizio sulla base delle informazioni contestuali). Diversamente, gli individui con deliri persecutori non si impegnano nella seconda fase di modificazione delle impressioni iniziali (Couture et al., 2006). Tale difficoltà potrebbe essere dovuta a un certo numero di fattori: la possibilità che negli individui con credenze persecutorie sia presente un forte bisogno di "chiusura", ovvero il desiderio di stimoli specifici e univoci piuttosto che ambigui, mostrando la tendenza a "saltare alle conclusioni"; una tendenza a sovrastimare le proprie capacità di giudizio a fronte di una modesta quantità di dati analizzati nelle diverse situazioni (McKay et al., 2006); una ridotta flessibilità cognitiva che impedisce agli individui deliranti di valutare ipotesi alternative; deficit nelle abilità di ToM associati a errori di distorsione cognitiva (Taylor e Kinderman, 2002).

A sostegno della significatività della cognizione sociale nel campo della ricerca e della clinica, tale costrutto è stato incluso dal National Institute of Mental Health (NIMH) nella elaborazione del "Measurement and Treatment Research to Improve Cognition in Schizophrenia" (MATRICS), raffinata batteria integrata di valutazione (Green et al., 2004).

La batteria ha postulato due diversi domini. Il *primo dominio neurocognitivo* include sette componenti:
1. la velocità di elaborazione;
2. l'attenzione/vigilanza;
3. la memoria di lavoro;
4. l'apprendimento e la memoria verbale;
5. l'apprendimento e la memoria visiva;
6. il ragionamento e il problem-solving;
7. la comprensione verbale.

Il *secondo dominio sociocognitivo* include la cognizione sociale, riconoscendone l'importanza scientifica e clinica.

3.4   Cognizione sociale e funzionamento sociale

Il riconoscimento dell'importanza di un approccio multidimensionale alla schizofrenia e ai disturbi mentali gravi ha stimolato la recente introduzione della cognizione sociale tra i target di intervento. Attualmente l'identificazione di determinanti del funzionamento sociale potenzialmente soggetti a trattamento rappresenta uno dei principali obiettivi della ricerca nella schizofrenia e di grande interesse appaiono gli interventi sulla cognizione sociale (Gold, 2004; Holthausen et al., 2007) alla luce delle evidenze scientifiche che dimostrano che tale costrutto può essere considerato un mediatore tra i deficit cognitivi e l'outcome funzionale (Brekke et al., 2007; Fett et al., 2011).

Analogamente a quanto da tempo dimostrato per i deficit neurocognitivi, che spiegherebbero tra il 20 e il 60% della varianza in termini di impatto sul funzionamento sociale, più recentemente i deficit di cognizione sociale hanno evidenziato una loro influenza sul funzionamento, addirittura mostrando un maggiore valore predittivo rispetto alle tradizionali misure neurocognitive e alla psicopatologia (Roncone et al., 2002; Pinkham et al., 2003; Green et al., 2005; Couture et al., 2006; Brune et al., 2007). Tali dati hanno portato a formulare la proposta che, in particolare, la compromissione della ToM sia inclusa quale elemento core della schizofrenia, unico e miglior fattore predittivo di scarso funzionamento sociale (Brune et al., 2007), mediando indirettamente la cognizione sociale il rapporto tra neurocognizione e funzionamento sociale (Schmidt et al., 2011).

Una recente e articolata meta-analisi, che ha studiato l'associazione tra funzionamento neurocognitivo e cognizione sociale rispetto al funzionamento sociale, includendo dati relativi a 2692 soggetti, ha confermato che la cognizione sociale è più fortemente associata al funzionamento sociale rispetto ai deficit neurocognitivi, con le associazioni più rilevanti fra ToM e funzionamento sociale (Fett et al., 2011). La stessa meta-analisi riporta però che tre quarti della varianza in relazione all'esito non viene comunque spiegata e pertanto suggerisce che i trattamenti di *remediation* sulla cognizione sociale e sulla neurocognizione vengano integrati in base ad altri fattori che possono condizionare l'esito funzionale (Fett et al., 2011).

In conclusione, la cognizione sociale ha assunto nella schizofrenia il ruolo di target di intervento molto promettente ai fini di un miglioramento del funzionamento sociale come verrà di seguito brevemente illustrato.

3.5   Interventi sulla cognizione sociale nella schizofrenia

A partire dagli anni 2000 si sono moltiplicati gli interventi mirati alla cognizione sociale, che hanno valicato gli stretti confini degli studi "in laboratorio", intervenendo su un ampio spettro di domini di quest'area, con l'obiettivo di legare il miglioramento della cognizione sociale al miglioramento del funzionamento sociale.

Di fatto, l'area della cognizione sociale viene specificamente riportata come una delle quattro principali aree di intervento nella riabilitazione psicosociale (Kurzban et al., 2010) (Fig. 3.2). Nel modello proposto da tali autori è peraltro molto rilevante anche il ruolo della "motivazione" (interna o esterna) quale fattore che può influenzare e, a sua volta, essere influenzato, dalla neurocognizione, dalla cognizione sociale, così come dai sintomi della malattia (Kurzban et al., 2010).

Una panoramica generale sugli interventi che hanno focalizzato l'attenzione degli autori di questo modello sulla cognizione sociale nei suoi vari domini ci permette di apprezzare il contributo che questa può fornire al miglioramento del funzionamento sociale.

3

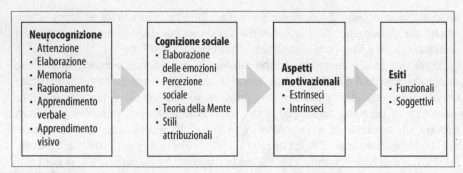

Fig. 3.2 Componenti della riabilitazione psicosociale (modificata da Kurzban et al., 2010).

Attualmente gli interventi di riabilitazione della cognizione sociale integrano sia elementi derivati dai training neurocognitivi, con compiti computerizzati del tipo *"drill and repeat practice"* (esercitazione e pratica ripetuta) come nei programmi di percezione visiva delle emozioni, sia elementi di psicoterapia cognitiva che includono diversi livelli di fiducia nei propri giudizi, del tipo *"sono sicuro al 70% che la donna nella foto è felice"*, accanto a elementi psicoeducativi sulla relazione tra eventi, pensieri ed emozioni (Roberts e Velligan, 2012). Inoltre, gli interventi sulla cognizione sociale si differenziano da quelli cognitivi tradizionali poiché enfatizzano i processi di pensiero (abilità nell'inferire sullo stato mentale o emozionale altrui o la tendenza a commettere delle distorsioni cognitive) piuttosto che i contenuti statici.

Gli interventi sulla cognizione sociale possono essere classificati in due categorie: quelli più ampi e generali e quelli più mirati e specifici (Penn et al., 2007). Ne accenneremo brevemente, dato che tali interventi saranno trattati in maniera più ampia in successivi capitoli di questo testo.

3.5.1   Interventi sulla cognizione sociale a carattere generale

Gli interventi sulla cognizione sociale a carattere generale includono una combinazione di trattamenti indirizzati alla cognizione sociale con training neurocognitivi, insegnamento di abilità sociale e strategie di gestione del caso. I principali vantaggi sono rappresentati dalla loro ampia articolazione, dalla loro intensità e dalla strutturazione a più livelli che facilitano la generalizzazione e il mantenimento dei progressi.

Tra gli interventi a carattere generale volti al miglioramento della cognizione sociale nella schizofrenia si collocano la *Terapia Psicologica Integrata (*IPT, *Integrated Psychological Therapy)* (Brenner et al., 1992) e la *Terapia di Accrescimento Cognitivo (*CET, *Cognitive Enhancement Therapy)* (Hogarty et al., 2004). Anche se i due approcci differiscono per il modello di riferimento (il primo è più legato a un approccio neuroevolutivo), entrambi sposano un modello gerarchico in cui le abilità neurocognitive sono considerate la condizione base per lo sviluppo e la costruzione di quelle sociocognitive.

In entrambe le terapie, IPT e CET, l'intervento neurocognitivo consiste in un training che ha l'obiettivo di migliorare le funzioni cognitive di base, quali l'attenzione, la memoria e le funzioni esecutive; l'intervento sulla cognizione sociale, invece, basandosi su un approccio che utilizza la didattica e le esercitazioni di gruppo, valorizza il beneficio secondario della socializzazione e dell'esperienza di apprendimento sociale. Alcune tecniche utilizzate da questi interventi a carattere generale, quali la progressione graduale delle difficoltà, il passaggio dal focus su eventi e situazioni specifiche alla generalizzazione e al trasferimento delle abilità apprese nella vita di tutti i giorni, nonché l'uso di fotografie, vignette e scritte, audio e video, quali stimoli sociali, sono state successivamente ampiamente adottate da interventi più specifici sulla cognizione sociale (Kayser et al., 2006; Horan et al., 2009; Roberts e Penn, 2009; Mazza et al., 2010; Bechi et al., 2012).

È stato dimostrato che sia l'IPT che la CET, grazie alla combinazione di più tecniche di intervento che mirano ad abilità cognitive di base e ad abilità cognitive complesse, come quelle sociali, risultano efficaci nel migliorare la cognizione sociale e il funzionamento sociale (Hogarty et al., 2006; Roder et al., 2011).

3.5.2   Interventi mirati ai differenti domini della cognizione sociale

Gli interventi mirati e specifici su uno o più domini della cognizione sociale si focalizzano solo su abilità e comportamenti sociali, nella prospettiva che tali approcci possano avere maggiore successo sul funzionamento sociale rispetto a quelli meramente neurocognitivi data la stretta relazione tra cognizione sociale e funzionamento sociale (Penn et al., 2008).

I primi interventi mirati specificamente alla cognizione sociale con esclusione di altri target di intervento hanno dimostrato una buona efficacia nel migliorare tale competenza, senza però valutare il mantenimento e gli effetti a lungo termine dei miglioramenti della cognizione sociale sul funzionamento sociale (Frommann et al., 2003; Silver et al., 2004; Wolwer et al., 2005; Russell et al., 2006, 2008). La maggior parte di questi interventi aveva focalizzato l'attenzione sulla capacità di riconoscere le emozioni dall'espressione facciale utilizzando attività di laboratorio del tipo "*drill and repeat practice*" (esercitazione e pratica ripetuta), prove per errori e rinforzi positivi. Tali studi, che hanno considerato quale esito il miglioramento delle sole componenti oggetto di intervento, potrebbero essere definiti come di "prima generazione" in tale area di studio.

Infatti, l'introduzione di un esito, quale quello del funzionamento sociale, negli studi "mirati" a specifiche componenti di cognizione sociale ha segnato una tappa nella conduzione di tali studi, con la produzione di contributi che potremmo definire di "seconda generazione". Tra tali contributi possiamo includere uno studio italiano sulla *remediation* dei deficit di ToM in soggetti affetti da schizofrenia, utilizzando l'intervento di Feuerstein (Feuerstein, 1980) *Programma di Arricchimento Strumentale (IEP, Instrumental Enrichment Programme)* (Roncone et al., 2004). Accanto alle specifiche componenti di riconoscimento delle emozioni, di ToM e di ragionamento strategico, oggetto dell'intervento, lo studio ha indagato anche le abilità di funzionamento sociale. Dopo sei mesi gli autori hanno registrato nei soggetti sottoposti al

3

trattamento sperimentale un miglioramento delle abilità di cognizione sociale e del funzionamento sociale, con un incremento significativo delle relazioni interpersonali (Roncone et al., 2004).

Gli interventi di seconda generazione più noti e replicati in letteratura sono rappresentati dall'*Insegnamento di Interazioni di Cognizione Sociale (SCIT, Social Cognition Interaction Training)* (Roberts e Penn, 2009) e dall'*Insegnamento di Abilità di Cognizione Sociale (SCST, Social Cognitive Skills Training)* (Horan et al., 2009), che hanno come target il miglioramento della percezione delle emozioni, della ToM, dello stile attribuzionale e del "saltare alle conclusioni" (*jumping to conclusions*). SCIT, SCST e altri interventi simili hanno mostrato prove di efficacia nel migliorare sia la cognizione sociale che il funzionamento sociale, ma i risultati non sono stati uniformemente positivi (Roberts e Velligan, 2012).

Di grande interesse e innovazione è il trattamento sviluppato da Mazza et al. (2010), definito come *insegnamento dell'Imitazione di Emozioni e di Teoria della Mente (ETIT, Emotion and ToM Imitation Training)*. L'intervento, basato su una strategia bottom-up, si poneva obiettivi quali quelli di guidare il soggetto nell'osservazione di stimoli significativi (isolati e contestualizzati) che coinvolgono processi di cognizione sociale e far apprendere ai partecipanti l'importanza di considerare una varietà di informazioni contestuali piuttosto che fare affidamento su singoli dettagli. Per limitare lo sforzo cognitivo, il raggiungimento di tali obiettivi era perseguito attraverso esercizi basati su processi quali l'imitazione e il modellamento. Attraverso queste strategie gli autori hanno osservato in individui con disturbi dello spettro schizofrenico il miglioramento delle abilità di cognizione sociale, con particolare riferimento al riconoscimento delle emozioni, rispetto a un gruppo di persone con schizofrenia sottoposte a sedute di problem solving-discussione. Accanto al miglioramento di tutte le misure di cognizione sociale, dopo 3 mesi i soggetti con schizofrenia sottoposti all'intervento sperimentale ETIT hanno mostrato un significativo miglioramento, anche alle valutazioni neuropsicologiche del funzionamento sociale, progressi "validati" da un'attivazione elettrofisiologica delle aree medio-frontali a fine intervento ETIT (Mazza et al., 2010).

Inoltre, in merito al confronto fra interventi riabilitativi sulla cognizione sociale e altri interventi riabilitativi, un ottimo contributo è quello di Veltro et al. (2011), che hanno dimostrato come un intervento sulla *Riabilitazione Cognitivo-Emotiva (CER, Cognitive-Emotional Rehabilitation)* migliori la cognizione sociale, laddove l'*Insegnamento dell'Utilizzazione di un Metodo Strutturato di Soluzione dei Problemi* (PST, *Problem-Solving Training*) migliora le capacità neurocognitive di pianificazione e di memoria, identificando una specificità di esito tra i due interventi, pur con un uniforme miglioramento del funzionamento sociale.

Una recente meta-analisi sugli interventi di training sulla cognizione sociale ha stimato l'efficacia degli interventi condotti, riportando che i trattamenti di *remediation* mostrano buoni risultati sul riconoscimento delle emozioni facciali ed effetti più modesti sulla ToM, senza presentare un impatto significativo sulla percezione sociale e sugli stili attribuzionali (Kurtz e Richardson, 2012). Gli stessi autori hanno riscontrato una buona efficacia sul funzionamento sociale e sul miglioramento della sintomatologia in toto, senza evidenze di particolari miglioramenti della sintomatologia positiva o negativa (Kurtz e Richardson, 2012).

L'area di ricerca sugli interventi indirizzati al miglioramento della cognizione sociale resta un'area relativamente giovane e molto promettente, che si trova a dover affrontare ancora molte sfide metodologiche in merito all'identificazione degli "ingredienti attivi", alla eterogeneità degli studi fino ad ora condotti e alla possibile limitazione dei benefici degli interventi su persone affette da schizofrenia che, per il 70%, presentano importanti compromissioni di abilità neurocognitive di base (Kurtz e Richardson, 2012).

3.6   Conclusioni

La cognizione sociale nei suoi quattro domini rappresenta un costrutto complesso che include i processi mentali che sottendono le interazioni sociali. La sua compromissione in un disturbo mentale grave, come la schizofrenia, sembrerebbe rappresentare un importante obiettivo di trattamento, in considerazione delle evidenze scientifiche che hanno dimostrato come i quattro domini della cognizione sociale siano associati a diverse variabili di funzionamento, quali il funzionamento nella vita di tutti i giorni, la qualità di vita, le competenze sociali. Sono stati sviluppati nuovi interventi di riabilitazione della cognizione sociale, che dovranno essere necessariamente integrati con interventi bersaglio su altre variabili che analogamente influenzano il funzionamento sociale, con l'importante obiettivo di travalicare la freddezza e la scarsa autenticità del "laboratorio" verso approcci integrati ed ecologici nel tentativo di aumentare il trasferimento delle abilità apprese nel mondo reale e sociale e migliorare la vita delle persone.

Bibliografia

Addington J, Addington D (1998) Facial affect recognition and information processing in schizophrenia and bipolar disorder. Schizophr Res 32:171-181

Adolphs R (2001) The neurobiology of social cognition. Current Opinion in Neurobiology 11:231-239

Adolphs R (2003) Cognitive neuroscience of human social behaviour. Nat Rev Neurosci 4:165-178

Adolphs R (2010) Conceptual challenges and directions for social neuroscience. Neuron 65:752-767

Archer J, Hay DC, Young AW (1994) Movement, face processing and schizophrenia: evidence of a differential deficit in expression analysis. Br J Clin Psychol 33:517-528

Baron-Cohen S, Wheelwright S, Hill J et al (2001) The "Reading the Mind in the Eyes" test revised version: a study with normal adults, and adults with Asperger syndrome or high-functioning autism. J Child Psychol Psychiatry 42:241-251

Bechi M, Riccaboni R, Ali S et al (2012) Theory of mind and emotion processing training for patients with schizophrenia: Preliminary findings. Psychiatry Res. Epub ahead of print

Bellack AS, Green MF, Cook JA et al. (2007) Assessment of community functioning in people with schizophrenia and other severe mental illnesses: a white paper based on an NIMH-sponsored workshop. Schizophr Bull 33:805-822

Biedermann F, Frajo-Apor B, Hofer A (2012) Theory of mind and its relevance in schizophrenia. Current Opinion in Psychiatry 25:71-75

Brekke JS, Hoe M, Long J, Green MF (2007) How neurocognition and social cognition influence functional change during community-based psychosocial rehabilitation for individuals with schizophrenia. Schizophr Bull 33:1247-1256

Brenner HD, Hodel B, Roder V, Corrigan P (1992) Integrated psychological therapy for schizophrenic patients (IPT): basic assumptions, current status and future directions. In: Ferrero FP, Haynal AE, Sartorius N (eds) Schizophrenia and affective psychoses: nosology in contemporary psychiatry. John Libbey, London, pp. 201-209

Brothers L (1990) The social brain: a project for integrating primatew behaviour and neuropsychology in a new domain. Concepts Neurosci 1:25-51

Brune M, Abdel-Hamid M, Lehmkamper C, Sonntag C (2007) Mental state attribution, neurocognitive functioning, and psychopathology: what predicts poor social competence in schizophrenia best? Schizophr Res 92:151-159

Bryson G, Bell M, Lysaker P (1997) Affect recognition in schizophrenia: a function of global impairment or a specific cognitive deficit. Psychiatry Res 71:105-113

Byrne RW, Whiten A (1988) Machiavellian intelligence: Social expertise and the evolution of intellect in monkeys, apes, and humans. Claredon Press, Oxford

Casacchia M, Mazza M, Roncone R (2004) Theory of mind, social development, and psychosis. Curr Psychiatry Rep 6:183-189

Castagna F, Montemagni C, Maria Milani A et al. (2012) Prosody recognition and audiovisual emotion matching in schizophrenia: The contribution of cognition and psychopathology. Psychiatry Res. Epub ahead of print

Corcoran R, Mercer G, Frith CD (1995) Schizophrenia, symptomatology and social inference: investigating "theory of mind" in people with schizophrenia. Schizophr Res 17:5-13

Corrigan PW, Green MF (1993) Schizophrenic patients' sensitivity to social cues: the role of abstraction. Am J Psychiatry 150:589-594

Couture SM, Penn DL, Roberts DL (2006) The functional significance of social cognition in schizophrenia: a review. Schizophr Bull 32(Suppl 1):S44-S63

Edwards J, Pattison PE, Jackson HJ Wales RJ (2001) Facial affect and affective prosody recognition in first-episode schizophrenia. Schizophr Res 48:235-253

Fett AK, Viechtbauer W, Dominguez MD et al (2011) The relationship between neurocognition and social cognition with functional outcomes in schizophrenia: a meta-analysis. Neurosci Biobehav Rev 35:573-588

Feuerstein R (1980) Instrumental enrichment. University Park Press, Baltimore

Frith CD (1992) Neuropsicologia cognitiva della schizofrenia. Raffaello Cortina Editore, Milano

Frith CD, Frith U (2007) Social cognition in humans. Curr Biol 17:R724-732

Frith U, Morton J, Leslie AM (1991) The cognitive basis of a biological disorder: autism. Trends Neurosci 14:433-438

Frommann N, Streit M, Wolwer W (2003) Remediation of facial affect recognition impairments in patients with schizophrenia: a new training program. Psychiatry Res 117:281-284

Galderisi S, Mancuso F, Mucci A (2002) Test di "Consapevolezza dell'Inferenza Sociale". Versione Italiana di: McDonald S. et al The Awareness of Social Inference Test (TASIT). Pearson Assessment, London

Gold JM (2004) Cognitive deficits as treatment targets in schizophrenia. Schizophrenia Research 72:21-28

Green MF, Kern RS, Heaton RK (2004) Longitudinal studies of cognition and functional outcome in schizophrenia: implications for MATRICS. Schizophr Res 72:41-51

Green MF, Olivier B, Crawley JN et al (2005) Social cognition in schizophrenia: recommendations from the measurement and treatment research to improve cognition in schizophrenia new approaches conference. Schizophr Bull 31:882-887

Green MF, Penn DL, Bentall R et al. (2008) Social cognition in schizophrenia: an NIMH workshop on definitions, assessment, and research opportunities. Schizophr Bull 34:1211-1220

Happe FG (1994) An advanced test of theory of mind: understanding of story characters' thoughts and feelings by able autistic, mentally handicapped, and normal children and adults. J Autism Dev Disord 24:129-154

Hogarty GE, Flesher S, Ulrich R et al (2004) Cognitive enhancement therapy for schizophrenia: Effects of a 2-year randomized trial on cognition and behavior. Archives of General Psychiatry 61:866-876

Hogarty GE, Greenwald DP, Eack SM (2006) Durability and mechanism of effects of cognitive enhancement therapy. Psychiatr Serv 57:1751-1757

Holthausen EA, Wiersma D, Cahn W et al (2007) Predictive value of cognition for different domains of outcome in recent-onset schizophrenia. Psychiatry Res 149:71-80

Horan WP, Kern RS, Shokat-Fadai K et al (2009) Social cognitive skills training in schizophrenia: an initial efficacy study of stabilized outpatients. Schizophr Res 107:47-54

Ihnen GH, Penn DL, Corrigan PW, Martin J (1998) Social perception and social skill in schizophrenia. Psychiatry Res 80:275-286

Kayser N, Sarfati Y, Besche C, Hardy-Baylé MC (2006) Elaboration of a rehabilitation method based on a pathogenetic hypothesis of "theory ofmind" impairment in schizophrenia. Neuropsychological Rehabilitation 16:83-95

Kee KS, Horan WP, Salovey P et al (2009) Emotional intelligence in schizophrenia. Schizophr Res 107:61-68

Kee KS, Kern RS, Green MF (1998) Perception of emotion and neurocognitive functioning in schizophrenia: what's the link? Psychiatry Res 81:57-65

Kinderman P, Bentall RP (1996) A new measure of causal locus: The internal, personal and situational attributions questionnaire. Personality and Individual Differences 20:261-264

Kohler CG, Bilker W, Hagendoorn M et al (2000) Emotion recognition deficit in schizophrenia: association with symptomatology and cognition. Biol Psychiatry 48:127-136

Kohler CG, Turner TH, Bilker WB et al (2003) Facial emotion recognition in schizophrenia: intensity effects and error pattern. Am J Psychiatry 160:1768-1774

Kurtz MM, Richardson CL (2012) Social cognitive training for schizophrenia: a meta-analytic investigation of controlled research. Schizophr Bull 38:1092-1104

Kurzban S, Davis L, Brekke JS (2010) Vocational, social, and cognitive rehabilitation for individuals diagnosed with schizophrenia: a review of recent research and trends. Curr Psychiatry Rep 12:345-355

Mayer JD, Salovey P, Caruso DR, Sitarenios G (2001) Emotional intelligence as a standard intelligence. Emotion 1:232-242

Mazza M, De Risio A, Surian L (2001) Selective impairments of theory of mind in people with schizophrenia. Schizophr Res 47:299-308

Mazza M, De Risio A, Tozzini C et al (2003) Machiavellianism and Theory of Mind in people affected by schizophrenia. Brain Cogn 51:262-269

Mazza M, Lucci G, Pacitti F et al. (2010) Could schizophrenic subjects improve their social cognition abilities only with observation and imitation of social situations? Neuropsychol Rehabil 20:675-703

McFall RM (1982) A review and reformulation of social skills. Behavior Assessment 4:1-33

McKay R, Langdon R, Coltheart M (2006) Need for closure, jumping to conclusions, and decisiveness in delusion-prone individuals. J Nerv Ment Dis 194:422-426

Murphy D, Cutting J (1990) Prosodic comprehension and expression in schizophrenia. J Neurol Neurosurg Psychiatry 53:727-730

Penn DL, Corrigan PW, Bentall RP et al (1997) Social cognition in schizophrenia. Psychol Bull 121:114-132

Penn DL, Ritchie M, Francis J et al (2002) Social perception in schizophrenia: the role of context. Psychiatry Res 109:149-159

Penn DL, Roberts DL, Combs D, Sterne A (2007) Best practices: The development of the Social Cognition and Interaction Training program for schizophrenia spectrum disorders. Psychiatr Serv 58:449-451

Penn DL, Sanna LJ, Roberts DL (2008) Social cognition in schizophrenia: an overview. Schizophr Bull 34: 408-411

Pinkham AE, Penn DL, Perkins DO, Lieberman J (2003) Implications for the neural basis of social cognition for the study of schizophrenia. Am J Psychiatry 160:815-824

Premack D, Woodruff G (1978) Does the chimpanzee have a theory of mind? Behav Brain Sci 4:515-526

Roberts DL, Penn DL (2009) Social cognition and interaction training (SCIT) for outpatients with schizophrenia: a preliminary study. Psychiatry Res 166:141-147

Roberts DL, Velligan DI (2012) Can social functioning in schizophrenia be improved through targeted social cognitive intervention? Rehabil Res Pract 2012:742106

Roder V, Mueller DR, Schmidt SJ (2011) Effectiveness of integrated psychological therapy (IPT) for schizophrenia patients: a research update. Schizophr Bull 37 Suppl 2:S71-S79

Roncone R, Falloon IR, Mazza M et al (2002) Is theory of mind in schizophrenia more strongly associated with clinical and social functioning than with neurocognitive deficits? Psychopathology 35:280-288

Roncone R, Mazza M, Frangou I et al (2004) Rehabilitation of theory of mind deficit in schizophrenia: A pilot study of metacognitive strategies in group treatment. Neuropsychological rehabilitation 14: 421-435

Russell TA, Chu E, Phillips ML (2006) A pilot study to investigate the effectiveness of emotion recognition remediation in schizophrenia using the micro-expression training tool. Br J Clin Psychol 45:579-583

Russell TA, Green MJ, Simpson I (2008) Remediation of facial emotion perception in schizophrenia: concomitant changes in visual attention. Schizophr Res 103:248-256

Schmidt SJ, Mueller DR, Roder V (2011) Social cognition as a mediator variable between neurocognition and functional outcome in schizophrenia: empirical review and new results by structural equation modeling. Schizophrenia Bulletin 37:S41-S54

Sergi MJ, Fiske AP, Horan WP et al (2009) Development of a measure of relationship perception in schizophrenia. Psychiatry Res 166:54-62

Sergi MJ, Green MF (2003) Social perception and early visual processing in schizophrenia. Schizophr Res 59:233-241

Silver H, Goodman C, Knoll G, Isakov V (2004) Brief emotion training improves recognition of facial emotions in chronic schizophrenia. A pilot study. Psychiatry Res 128:147-154

Sullivan RJ, Allen JS (1999) Social deficits associated with schizophrenia defined in terms of interpersonal Machiavellianism. Acta Psychiatr Scand 99:148-154

Taylor JL, Kinderman P (2002) An analogue study of attributional complexity, theory of mind deficits and paranoia. Br J Psychol 93:137-140

Van der Meer L, Van't Wout M, Aleman A (2009) Emotion regulation strategies in patients with schizophrenia. Psychiatry Res 170:108-113

Veltro F, Mazza M, Vendittelli N et al (2011) A comparison of the effectiveness of problem solving training and of cognitive-emotional rehabilitation on neurocognition, social cognition and social functioning in people with schizophrenia. Clin Pract Epidemiol Ment Health 7:123-132

Waldheter EJ, Jones NT, Johnson ER, Penn DL (2005) Utility of social cognition and insight in the prediction of inpatient violence among individuals with a severe mental illness. J Nerv Ment Dis 193:609-618

Wimmer H, Perner J (1983) Beliefs about beliefs: representation and constraining function of wrong beliefs in young children's understanding of deception. Cognition 13:103-128

Wolwer W, Frommann N, Halfmann S et al (2005) Remediation of impairments in facial affect recognition in schizophrenia: efficacy and specificity of a new training program. Schizophr Res 80:295-303

Farmacoterapia antipsicotica e disturbi cognitivi

4

P. Valsecchi, F. Bettini, E. Tamussi

4.1 Introduzione

Fra le dimensioni sintomatologiche della schizofrenia i deficit cognitivi si sono dimostrati il più valido indice prognostico del funzionamento a lungo termine (Green, 1996) e il loro impatto è risultato maggiore di quello di altri aspetti della malattia come, ad esempio, la gravità dei sintomi produttivi (Harvey et al., 1998). Nonostante queste evidenze, lo sviluppo di farmaci per il trattamento della schizofrenia si è per molto tempo concentrato per lo più sui sintomi positivi. L'introduzione degli antipsicotici di seconda generazione ha generato nuovo interesse anche perché questi farmaci, rispetto agli antipsicotici di prima generazione, promettono numerosi vantaggi fra cui proprio un possibile beneficio sulle funzioni cognitive. In una meta-analisi (Leucht et al., 2009) di confronto tra antipsicotici di prima e seconda generazione, amisulpride, clozapina, olanzapina e risperidone si sono dimostrati superiori in termini di efficacia globale e, considerando sintomi specifici, amisulpride, clozapina, olanzapina, risperidone e quetiapina sono risultati più efficaci sulla sintomatologia positiva, negativa e depressiva. Se la superiorità dei nuovi antipsicotici si confermasse anche in termini cognitivi avrebbe un enorme impatto sulla disabilità associata alla schizofrenia. Il miglioramento dei sintomi cognitivi rappresenta, pertanto, il nuovo target nel trattamento dei pazienti affetti da schizofrenia.

4.2 Antipsicotici di prima generazione o tipici

Gli antipsicotici di prima generazione, detti anche antipsicotici tipici, sono stati i protagonisti indiscussi della rivoluzione psicofarmacologica che, dalla metà del secolo scorso, ha radicalmente cambiato la prognosi dei pazienti affetti da schizofrenia. L'azione di questi farmaci si esplica principalmente attraverso il blocco dei recettori do-

P. Valsecchi (✉)
Dipartimento di Scienze Cliniche e Sperimentali, Università di Brescia
Unità Operativa di Psichiatria 22, Dipartimento di Salute Mentale
Azienda Ospedaliera Spedali Civili di Brescia
e-mail: paolo.valsecchi@med.unibs.it

A.Vita (a cura di), *La riabilitazione cognitiva della schizofrenia*,
DOI: 10.1007/978-88-470-2802-9_4, © Springer-Verlag Italia 2013

paminergici post-sinaptici D2. L'aumento della dopamina, se da un lato determina il miglioramento della sintomatologia produttiva, dall'altro può causare effetti collaterali quali discinesia tardiva e parkinsonismo iatrogeno e sembra avere un impatto negativo sul profilo cognitivo. Gli studi di neuroimaging dimostrano che si ottiene una risposta clinica ottimale quando il blocco D2 supera la soglia del 60-70%, mentre il rischio di effetti extrapiramidali si presenta allorquando si supera la soglia dell'80%. Per valutare la correlazione fra occupazione dei recettori D2 e profilo cognitivo è stato condotto uno studio (Saeedi et al., 2006) su soggetti sani trattati con dosi diverse di aloperidolo (1, 3,5 mg/die). È risultata un'influenza negativa dose-dipendente sulle funzioni cognitive e, in particolare, sull'attenzione sostenuta, il tempo di reazione e la velocità di processamento delle informazioni. L'effetto negativo degli antipsicotici tipici sulla *working memory* è stato dimostrato su modelli animali (Castner et al., 2000), ma effetti simili sono stati segnalati anche nei pazienti affetti da schizofrenia (Kapur et al., 2000) e in soggetti sani (Ramaekers et al., 1999). Il fatto che gli antipsicotici appartenenti a questa classe abbiano spesso un impatto negativo sulle funzioni cognitive è stato confermato in numerosi studi. Ad esempio, da una review (Cassens et al., 1990) è emerso che la somministrazione in acuto di questi farmaci in pazienti affetti da schizofrenia altera le prestazioni in alcune aree dell'attenzione e della vigilanza sostenuta con un effetto dose-dipendente anche sulle capacità motorie.

Tuttavia, è oggettivamente difficile definire con precisione gli effetti degli antipsicotici di prima generazione sulle funzioni cognitive in quanto in molti studi sono state utilizzate metodiche differenti nonché campioni disomogenei. Ciò porta a risultati non univoci e, a tal proposito, se uno studio (Sharma e Antonova, 2003) ha evidenziato un effetto negativo di aloperidolo sull'attenzione sostenuta, un altro (Sweeney et al., 1991), valutando gli effetti a lungo termine, ha mostrato un miglioramento su attenzione, *problem solving* e memoria. Un altro possibile fattore di confondimento è l'utilizzo concomitante di farmaci anticolinergici per il trattamento dei sintomi extrapiramidali; infatti, l'effetto negativo di questi farmaci su apprendimento e memoria è stato ampiamente dimostrato sia su soggetti sani sia su individui neurocognitivamente già compromessi (Strauss et al., 1990).

Tra gli antipsicotici di prima generazione ne esistono alcuni definiti "a bassa potenza" per la loro minor affinità per i recettori D2. Tuttavia, questi composti hanno affinità per altri recettori quali gli istaminergici H1, i muscarinici M1 e gli α-adrenergici e ciò causa comunque un peggioramento delle funzioni cognitive.

4.3   Antipsicotici di seconda generazione o atipici

Rispetto a quelli di prima generazione, gli antipsicotici di seconda generazione, detti anche antipsicotici atipici, si caratterizzano per un'alta affinità per i recettori serotoninergici 5HT2 e una minore affinità per quelli dopaminergici D2; in questo modo verrebbero preservati i circuiti dopaminergici a livello nigrostriatale e mesocorticale e questo renderebbe conto della loro efficacia, della minore incidenza di effetti collaterali extrapiramidali e dell'azione sui sintomi cognitivi (Tyson et al., 2006). È noto che il sistema dopaminergico è coinvolto nelle funzioni cognitive; in particolare sembrano interessati diversi sottotipi recettoriali (D1, D2, D4 e D5) localizzati nella corteccia prefrontale (Knable e Weinberger, 1997). Gli antipsicotici di seconda generazione agiscono come antagonisti su questi recettori, ma presentano diversa affinità di legame. In particolare, mentre risperidone e amisulpride hanno una forte affinità per tutti i sottotipi recettoriali della dopamina, clozapina, olanzapina e quetiapina hanno minore affinità per questi recettori e la loro azione si esplica anche su altri siti recettoriali. Numerose evidenze indicano che anche il sistema serotoninergico gioca un ruolo chiave nelle funzioni cognitive e, in particolare, il recettore 5HT2A (Roth et al., 2004). L'antagonismo sul recettore 5HT2A esercitato dagli antipsicotici di seconda generazione aumenterebbe la concentrazione della dopamina nella corteccia prefrontale, con conseguente miglioramento di tutte le facoltà cognitive regolate dalla corteccia prefrontale stessa (Friedman et al., 1999). Anche in questo caso gli antipsicotici atipici possono essere distinti in antipsicotici ad alta affinità (risperidone, olanzapina e clozapina) e antipsicotici ad affinità bassa o nulla (quetiapina e amisulpiride) per il recettore 5HT2A. In uno studio (Tyson et al., 2006) è stato dimostrato che i pazienti in trattamento con molecole a bassa o nulla affinità per il recettore 5HT2A mostravano migliori risultati nei test cognitivi, in particolare per quanto riguarda l'attenzione, rispetto ai soggetti in terapia con farmaci ad alta affinità. Pertanto, queste evidenze suggeriscono che l'affinità per il recettore 5HT2A gioca un ruolo importante sull'effetto pro-cognitivo degli antipsicotici atipici e, in particolare, che minore è l'affinità per questo recettore, maggiore è il miglioramento delle funzioni cognitive.

In termini di effetti sulle capacità cognitive, il più studiato tra gli antipsicotici atipici è la clozapina. I risultati degli studi sono contrastanti; infatti, alcuni evidenziano un effetto positivo (Grace et al., 1996), da altri emerge un'azione negativa (Purdon et al., 2001a), e altri ancora non mostrano alcun effetto pro-cognitivo (Buchanan et al., 1994). In particolare, la clozapina indurrebbe, in soggetti affetti da schizofrenia resistente, un miglioramento dell'attenzione, della fluenza e dell'apprendimento verbale, di alcuni tipi di memoria e delle funzioni esecutive, ma non della *working memory* (Lee et al., 1999).

L'azione del risperidone sulla cognitività è stata valutata in una review (Houthoofd et al., 2008) che ha evidenziato un effetto pro-cognitivo soprattutto a livello della velocità di processamento, dell'attenzione, della vigilanza, della memoria, dell'apprendimento verbale e visivo, del ragionamento e del *problem solving*. In uno studio (Kim et al., 2009) sono state valutate le capacità cognitive in pazienti schizofrenici inizialmente in terapia con antipsicotici in formulazione orale e successivamente trattati con risperidone *long-acting*; anche in questo caso si è osservato un miglioramento significativo in molti domini cognitivi fra i quali vigilanza, apprendimento e fluenza verbale, memoria, funzioni esecutive, attenzione sostenuta, velocità visuomotoria.

Diversi studi si sono concentrati su olanzapina, con risultati generalmente promettenti. Con questo farmaco si è osservato un miglioramento delle capacità cognitive sia in pazienti cronici (Gurpegui et al., 2007) sia in soggetti al primo episodio di malattia (Keefe et al., 2007a).

Per quanto riguarda quetiapina, da uno studio in aperto è risultato un miglioramento dell'attenzione (Sax et al., 1998) e due studi di confronto fra quetiapina e aloperidolo hanno evidenziato la superiorità di questo antipsicotico di seconda generazione su diversi domini cognitivi (Velligan et al., 2002; Purdon et al., 2001b). Quetiapina sembrerebbe agire soprattutto sulle funzioni esecutive, sull'attenzione, sulle competenze visuomotorie e motorie; l'efficacia su queste funzioni sembrerebbe indipendente dal miglioramento psicopatologico (Kivircik Akdede et al., 2005).

L'azione dell'amisulpride sulle funzioni cognitive è stata analizzata in uno studio (Ahn et al., 2009) in cui sono stati confrontati pazienti e controlli sani. È emerso che anche se il miglioramento delle capacità cognitive con amisulpiride era paragonabile a quello ottenuto con altri antipsicotici atipici, l'*effect size* risultava minore nei pazienti rispetto ai controlli, suggerendo che il miglioramento potrebbe derivare da un "effetto pratica"; tuttavia, in alcuni domini cognitivi si è osservato un miglioramento indipendente da questo effetto, sia a breve sia a lungo termine.

In uno studio (Riedel et al., 2010) è stato valutato l'effetto cognitivo di aripiprazolo, olanzapina e risperidone ed è risultato che, con aripiprazolo fino a un dosaggio di 30 mg/die, miglioravano significativamente il tempo e la qualità di reazione. In un altro studio su pazienti affetti da schizofrenia o disturbo schizoaffettivo (Kern et al., 2006), sia aripiprazolo che olanzapina hanno determinato un miglioramento delle funzioni cognitive e, in particolare, i pazienti trattati con aripiprazolo hanno presentato un miglioramento significativo nell'apprendimento verbale. Relativamente agli specifici domini, aripiprazolo sembrerebbe migliorare soprattutto l'attenzione, la memoria verbale e il tempo e la qualità di reazione, mentre non avrebbe effetto sulle funzioni esecutive.

In quattro trial clinici è stato suggerito che lo ziprasidone, oltre che i sintomi positivi e negativi, potrebbe migliorare anche quelli cognitivi. Il primo trial (Harvey et al., 2004a) in acuto su soggetti affetti da schizofrenia o disturbo schizoaffettivo ha evidenziato nei pazienti in terapia con ziprasidone un miglioramento significativo, paragonabile a quello osservato con olanzapina, delle funzioni esecutive, dell'attenzione, della memoria, della working memory e della velocità motoria. Il secondo trial (Harvey et al., 2004b) è stato condotto su pazienti inizialmente in terapia con un antipsicotico tipico, olanzapina o risperidone e successivamente trattati con ziprasidone. Nei soggetti che prima assumevano un antipsicotico di prima generazione o risperidone, sono stati osservati miglioramenti significativi nelle funzioni esecutive e nei domini della vigilanza; inoltre, in tutti i tre gruppi di trattamento miglioravano la fluenza verbale e la memoria verbale secondaria. Il terzo trial (Harvey et al., 2006) ha dimostrato un miglioramento delle funzioni esecutive, dell'apprendimento e della fluenza verbale. Infine, il quarto trial (Gibel e Ritsner, 2008) ha confermato l'efficacia pro-cognitiva di ziprasidone anche a lungo termine. L'efficacia di ziprasidone sulle funzioni cognitive non sembrerebbe in correlazione con il miglioramento clinico e, a tal proposito, da uno studio in aperto (Malhotra et al., 2006) su pazienti schizofrenici *non-responder* è risultato che l'azione cognitiva sarebbe indipendente dall'effetto sulle altre dimensioni sintomatologiche.

Una meta-analisi (Keefe et al., 1999) sui primi studi in aperto (12 studi) e in doppio cieco (3 studi) condotti per valutare l'effetto pro-cognitivo degli antipsicotici di seconda generazione ha evidenziato la superiorità di questa classe, rispetto agli antipsicotici tipici, nel migliorare le funzioni cognitive nei pazienti affetti da schizofrenia. I miglioramenti riguardavano in particolare la fluenza verbale, la *digit-symbol substitution*, le funzioni motorie fini e le funzioni esecutive. Inoltre, si osservava un miglioramento anche dell'attenzione, mentre meno responsive risultavano essere la capacità di apprendimento e la memoria.

Da una seconda meta-analisi (Woodward et al., 2008) in cui sono stati analizzati 27 studi in aperto e 14 studi in doppio cieco, nei quali venivano confrontati antipsicotici di prima e seconda generazione, è emerso che gli antipsicotici atipici indurrebbero solo un lieve miglioramento dei deficit cognitivi e che i diversi farmaci appartenenti a questa classe avrebbero effetti differenti sulle funzioni cognitive. In particolare, relativamente ai domini della vigilanza e dell'attenzione, risulterebbe un vantaggio per quetiapina rispetto a clozapina e risperidone e per olanzapina rispetto a risperidone. Per quanto concerne la fluenza verbale, quetiapina e clozapina sarebbero più efficaci di risperidone. L'analisi degli studi in doppio cieco ha evidenziato un miglioramento globale delle capacità cognitive nei pazienti trattati con antipsicotici di seconda generazione rispetto a quelli in terapia con antipsicotici di prima generazione.

Per escludere l'influenza della progressione della malattia e dei trattamenti psicofarmacologici sono stati, inoltre, condotti studi su soggetti all'esordio o nelle prime fasi del disturbo nonché su pazienti *drug-naive* (Davidson et al., 2009). I risultati di questi studi sono in linea con quelli sui pazienti schizofrenici cronici; tutti i farmaci determinerebbero un miglioramento significativo delle funzioni cognitive, senza sostanziali differenze.

L'iniziale entusiasmo per l'effetto pro-cognitivo degli antipsicotici di seconda generazione è stato però stemperato quando si è cominciato a considerare i possibili fattori di confondimento derivanti dal disegno degli studi. A tal proposito ne citiamo due (Keefe et al., 2007b; Swartz et al., 2007) in cui gli effetti cognitivi di olanzapina, quetiapina, risperidone, ziprasidone e perfenazina sono stati analizzati nel campione di pazienti oggetto dello studio CATIE (Lieberman et al., 2005). È emersa una modesta azione pro-cognitiva di tutti i farmaci, senza sostanziali differenze. Tuttavia, erano evidenti alcuni limiti, tra cui l'utilizzo di un comparatore di prima generazione ad alto dosaggio e l'uso concomitante di farmaci anticolinergici. I risultati del progetto CATIE confermavano quindi che un maggior rigore nel disegno dello studio coincide con una riduzione degli apparenti effetti pro-cognitivi degli antipsicotici di seconda generazione. In pratica, i miglioramenti cognitivi osservati nei pazienti differivano di poco rispetto a quelli ottenuti da soggetti sani grazie all'"effetto pratica", e un modesto miglioramento delle capacità cognitive non è sicuramente sufficiente per ridurre significativamente la disabilità associata alla schizofrenia.

4.4 Nuovi approcci farmacologici

Ad oggi è chiaro che anche gli antipsicotici di seconda generazione hanno un limitato effetto pro-cognitivo; le industrie farmaceutiche stanno quindi studiando nuove strategie perlopiù sotto forma di agenti da utilizzare in associazione agli antipsicotici (Hill et al., 2010).

Numerosi sistemi neurotrasmettitoriali modulano il funzionamento della corteccia prefrontale e proprio questi sistemi rappresentano i principali target della ricerca su nuovi farmaci per il miglioramento delle capacità cognitive nei pazienti affetti da schizofrenia (Minzenberg e Carter, 2012).

È noto che l'acetilcolina gioca un ruolo chiave nelle funzioni cognitive, soprattutto per quanto riguarda l'attenzione, l'apprendimento e la memoria (Friedman, 2004). Una recente review (Singh et al., 2012) ha evidenziato l'efficacia degli inibitori delle colinesterasi in associazione all'antipsicotico, soprattutto sui sintomi negativi e psicopatologici generali. Per quanto riguarda i domini cognitivi il beneficio rispetto al placebo si osserva soprattutto sulla memoria, sull'attenzione, sulle funzioni esecutive e sulla velocità di reazione.

Sono allo studio composti che agiscono sui recettori nicotinici. È noto che la nicotina, in singola somministrazione, migliora alcuni aspetti cognitivi, mentre somministrazioni ripetute non risultano efficaci a causa della rapida desensitizzazione del recettore nicotinico (Benwell et al., 1995); ciò ha, in parte, complicato il processo di sviluppo di molecole che agiscono su questo recettore. Tuttavia, diversi studi si stanno concentrando sul recettore nicotinico $\alpha 7$; per esempio, il DMXB-A (3-2,4-dimethoxy-benzylidene anabaseine), un agonista di questo recettore, ha mostrato un effetto pro-cognitivo in un trial su 12 pazienti affetti da schizofrenia (Olincy et al., 2006). Sono comunque necessari studi a lungo termine per valutare l'eventuale desensitizzazione recettoriale e, per ovviare a questo problema, si stanno sviluppando agonisti parziali (per esempio, il GTS-21) e potenziatori allosterici (per esempio, la galantamina).

I recettori muscarinici, abbondanti a livello dell'ippocampo e del proencefalo, sembrano coinvolti nelle capacità cognitive e, in particolare, si suppone abbia un ruolo specifico il sottotipo M1 (Raedler et al., 2007). Diversi agonisti del recettore muscarinico M1 sono attualmente in fase di studio e, di particolare interesse, sembrerebbe il maggiore metabolita attivo della clozapina (*N*-dismetilclozapina, NDMC) che, oltre a mostrare selettività per il recettore M1, ha affinità per i recettori 5HT2A, 5HT2C, D2 e D3, dei quali è agonista parziale, e per il recettore δ degli oppioidi. L'effetto pro-cognitivo esercitato dalla clozapina potrebbe dipendere proprio da questo metabolita che, a differenza della stessa clozapina, avrebbe la capacità di incrementare il rilascio di dopamina e acetilcolina a livello della corteccia prefrontale e dell'ippocampo e di potenziare l'attività del recettore NMDA nell'ippocampo (Li et al., 2005).

Infine, anche i recettori NMDA, modulati da glicina, D-serina, glutatione e da modulatori aggiuntivi (Mg^{2+}, Zn^{2+}, poliammine, protoni) sembrano influenzare le funzioni cognitive. Composti che agiscono a questo livello si sono dimostrati efficaci nel miglioramento dei deficit cognitivi in associazione alla terapia antipsicotica (Javitt, 2006). Attualmente uno degli approcci più avanzati è rivolto al trasportatore della glicina di tipo I (GlyT1); la sarcosina, inibitore a bassa potenza di questo trasportatore, si è dimostrata efficace come terapia aggiuntiva nei pazienti schizofrenici, migliorando oltre ai sintomi negativi e positivi anche quelli cognitivi (Tsai et al., 2004).

Una migliore comprensione dei meccanismi fisiopatologici aiuterà a guidare lo sviluppo e la selezione di nuove molecole a effetto pro-cognitivo e studi mirati sui sistemi coinvolti contribuiranno a definire quali farmaci abbiano effetto su una specifica funzione cognitiva permettendo l'individualizzazione dei trattamenti.

Bibliografia

Ahn YM, Lee KY, Kim CE et al (2009) Changes in neurocognitive function in patients with schizophrenia after starting or switching to amisulpride in comparison with the normal controls. J Clin Psychopharmacol 29:117-123

Benwell ME, Balfour DJ, Birrell CE (1995) Desensitization of the nicotine-induced mesolimbic dopamine responses during constant infusion with nicotine. Br J Pharmacol 114:454-460

Buchanan RW, Holstein C, Breier A (1994) The comparative efficacy and long-term effect of clozapine treatment on neuropsychological test performance. Biol Psychiatry 36:717-725

Cassens G, Inglis AK, Appelbaum PS et al (1990) Neuroleptics: effects on neuropsychological function in chronic schizophrenic patients. Schizophr Bull 16:477-499

Castner SA, Williams GV, Goldman-Rakic PS (2000) Reversal of antipsychotic-induced working memory deficits by short-term dopamine D1 receptor stimulation. Science 287:2020-2022

Davidson M, Galderisi S, Weiser M et al (2009) Cognitive effects of antipsychotic drugs in first-episode schizophrenia and schizophreniform disorder: a randomized, open-label clinical trial (EUFEST). Am J Psychiatry 166:675-82

Friedman JI (2004) Cholinergic targets for cognitive enhancement in schizophrenia: focus on cholinesterase inhibitors and muscarinic agonists. Psychopharmacology (Berl) 174:45-53

Friedman JI, Temporini H, Davis KL (1999) Pharmacologic strategies for augmenting cognitive performance in schizophrenia. Biol Psychiatry 45:1-16

Gibel A, Ritsner MS (2008) Neurocognitive effects of ziprasidone and related factors in patients with chronic schizophrenia undergoing usual care: a 12-month, open-label, flexible-dose, naturalistic observational trial. Clin Neuropharmacol 31:204-220

Grace J, Bellus SB, Raulin ML, et al (1996) Long-term impact of clozapine and psychosocial treatment on psychiatric symptoms and cognitive functioning. Psychiatr Serv 47:41-45

Green MF (1996) What are the functional consequences of neurocognitive deficits in schizophrenia? Am J Psychiatry. 153:321-330

Gurpegui M, Alvarez E, Bousono M et al (2007) Effect of olanzapine or risperidone treatment on some cognitive functions in a one-year follow-up of schizophrenia outpatients with prominent negative symptoms. Eur Neuropsychopharmacol 17:725-734

Harvey PD, Bowie CR, Loebel A (2006) Neuropsychological normalization with long-term atypical antipsychotic treatment: results of a six-month randomized, double-blind comparison of ziprasidone vs. olanzapine. J Neuropsychiatry Clin Neurosci 18:54-63

Harvey PD, Howanitz E, Parrella M et al (1998) Symptoms, cognitive functioning, and adaptive skills in geriatric patients with lifelong schizophrenia: a comparison across treatment sites. Am J Psychiatry 155:1080-1086

Harvey PD, Meltzer H, Simpson GM et al (2004b) Improvement in cognitive function following a switch to ziprasidone from conventional antipsychotics, olanzapine, or risperidone in outpatients with schizophrenia. Schizophr Res 66:101-113

Harvey PD, Siu CO, Romano S (2004a) Randomized, controlled, double-blind, multicenter comparison of the cognitive effects of ziprasidone versus olanzapine in acutely ill inpatients with schizophrenia or schizoaffective disorder. Psychopharmacology 172:324-332

Hill SK, Bishop JR, Palumbo D et al (2010) Effect of second-generation antipsychotics on cognition: current issues and future challenges. Expert Rev Neurother 10:43-57

Houthoofd SA, Morrens M, Sabbe BG (2008) Cognitive and psychomotor effects of risperidone in schizophrenia and schizoaffective disorder. Clin Ther 30:1565-1589

Javitt DC (2006) Is the glycine site half saturated or half unsaturated? Effects of glutamatergic drugs in schizophrenia patients. Curr Opin Psychiatry 19:151-157

Kapur S, Zipursky R, Jones C et al (2000) Relationship between dopamine D(2) occupancy, clinical response, and side effects: a double-blind PET study of first-episode schizophrenia. Am J Psychiatry 157:514-520

Keefe RS, Sweeney JA, Gu H et al (2007a) Effects of olanzapine, quetiapine, and risperidone on neurocognitive function in early psychosis: a randomized, doubleblind 52-week comparison. Am J Psychiatry 164:1061-1071

Keefe RS, Bilder RM, Davis SM et al (2007b) Neurocognitive effects of antipsychotic medications in patients with chronic schizophrenia in the CATIE Trial. Arch Gen Psychiatry 64:633-647

Keefe RS, Silva SG, Perkins DO et al (1999) The effects of atypical antipsychotic drugs on neuro-cognitive impairment in schizophrenia: a review and meta-analysis. Schizophr Bull 25:201-222

Kern RS, Green MF, Cornblatt BA et al (2006) The neurocognitive effects of aripiprazole: an open-label comparison with olanzapine. Psychopharmacology (Berl) 187:312-320

Kim SW, Shin IS, Kim JM et al (2009) Effects of switching to long-acting injectable risperidone from oral atypical antipsychotics on cognitive function in patients with schizophrenia. Hum Psychopharmacol 24:565-573

Kivircik Akdede BB, Alptekin K, Kitiş A et al (2005) Effects of quetiapine on cognitive functions in schizophrenia. Prog Neuropsychopharmacol Biol Psychiatry 29:233-238

Knable MB, Weinberger DR (1997) Dopamine, the prefrontal cortex and schizophrenia. J Psycho-pharmacol (Oxf) 11:123-131

Lee MA, Jayathilake K, Meltzer HY (1999) A comparison of the effect of clozapine with typical neuroleptics on cognitive function in neuroleptic-responsive schizophrenia. Schizophr Res 37:1-11

Leucht S, Corves C, Arbter D et al (2009) Second-generation versus first-generation antipsychotic drugs for schizophrenia: a meta-analysis. Lancet 373:31-41

Li Z, Huang M, Ichikawa J et al (2005) N-desmethylclozapine, a major metabolite of clozapine, increases cortical acetylcholine and dopamine release in vivo via stimulation of M1 muscarinic receptors. Neuropsychopharmacology 30:1986-95

Lieberman JA, Stroup TS, McEvoy JP et al (2005) Effectiveness of antipsychotic drugs in patients with chronic schizophrenia. N Engl J Med 353:1209-1223

Malhotra AK, Burdick KE, Razi K, et al (2006) Ziprasidone-induced cognitive enhancement in schizophrenia: Specificity or pseudospecificity? Schizophr Res 87:181-184

Minzenberg MJ, Carter CS (2012) Developing treatments for impaired cognition in schizophrenia. Trends Cogn Sci 16:35-42

Olincy A, Harris JG, Johnson LL et al (2006) Proof-of-concept trial of an alpha7 nicotinic agonist in schizophrenia. Arch Gen Psychiatry 63:630-638

Purdon SE, Labelle A, Boulay L (2001a) Neuropsychological change in schizophrenia after 6 weeks of clozapine. Schizophr Res 48:57-67

Purdon SE, Malla A, Labelle A et al (2001b) Neuropsychological change in patients with schizoph-renia after treatment with quetiapine or haloperidol. J Psychiatry Neurosci 26:137-149

Raedler TJ, Bymaster FP, Tandon R et al (2007) Towards a muscarinic hypothesis of schizophrenia. Mol Psychiatry 12:232-246

Ramaekers JG, Louwerens JW, Muntjewerff ND et al (1999) Psychomotor, cognitive, extrapyra-midal, and affective functions of healthy volunteers during treatment with an atypical (amisul-pride) and a classic (haloperidol) antipsychotic. J Clin Psychopharmacol 19:209-221

Riedel M, Schennach-Wolff R, Musil R et al (2010) Neurocognition and its influencing factors in the treatment of schizophrenia-effects of aripiprazole, olanzapine, quetiapine and risperidone. Hum Psychopharmacol 25:116-125

Roth BL, Hanizavareh SM, Blum AE (2004) Serotonin receptors represent highly favourable mo-lecular targets for cognitive enhancement in schizophrenia and other disorders. J Psychophar-macol (Oxf) 174:17-24

Saeedi H, Remington G, Christensen BK (2006) Impact of haloperidol, a dopamine antagonist, on cognition and mood. Schizophr Res 85:222-231

Sax KW, Strakowski SM, Keck PE Jr (1998) Attentional improvement following quetiapine fuma-rate treatment in schizophrenia. Schizophr Res 1998 33:151-155

Sharma T, Antonova L (2003) Cognitive function in schizophrenia. Deficits, functional consequen-ces, and future treatment. Psychiatr Clin North Am 26:25-40

Singh J, Kour K, Jayaram MB (2012) Acetylcholinesterase inhibitors for schizophrenia. Cochrane

Database Syst Rev 18:1

Strauss ME, Reynolds KA, Jayaram G et al (1990) Effects of anticholinergic medication on memory in schizophrenia. Schizophr Res 3:127-129

Swartz MS, Perkins DO, Stroup TS et al (2007) Effects of antipsychotic medications on psychosocial functioning in patients with chronic schizophrenia: findings from the NIMH CATIE study. Am J Psychiatry 164:428-436

Sweeney JA, Haas GL, Keilp JG et al (1991) Evaluation of the stability of neuropsychological functioning after acute episodes of schizophrenia: oneyear followup study. Psychiatry Res 38:63-76

Tsai G, Lane HY, Yang P et al (2004) Glycine transporter I inhibitor, N-methylglycine (sarcosine), added to antipsychotics for the treatment of schizophrenia.Biol Psychiatry 55:452-456

Tyson PJ, Laws KR, Flowers KA et al (2006) Cognitive function and social abilities in patients with schizophrenia: relationship with atypical antipsychotics. Psychiatry Clin Neurosci 60:473-479

Velligan DI, Newcomer J, Pultz J et al (2002) Does cognitive function improve with quetiapine in comparison to haloperidol? Schizophr Res 53:239-248

Woodward ND, Purdon SE, Meltzer HY et al (2008) A meta-analysis of neuropsychological change to clozapine, olanzapine, quetiapine, and risperidone in schizophrenia.Int J Neuropsychopharmacol 8:457-472

Parte II
L'assessment cognitivo

L'assessment neuropsicologico nella schizofrenia

5

A. Galluzzo, A. Bergamini, N. Zorzan

5.1 Introduzione

I deficit cognitivi costituiscono una caratteristica centrale della schizofrenia (Lesh et al., 2011) nonché un indice predittivo negativo di disabilità e di *outcome* funzionale (Green, 1998; Weinberger e Gallhofer, 1997). I deficit cognitivi inoltre risultano essere correlati alla disorganizzazione e ai sintomi negativi (Cohen et al., 1999; Kerns e Berembaum, 2002). I domini cognitivi maggiormente compromessi nella schizofrenia sono: l'attenzione, la velocità di processazione delle informazioni, le funzioni esecutive, in particolare la *working memory*, la fluenza verbale, la memoria e l'apprendimento verbale (vedi Lesh et al., 2011 per una revisione recente dell'argomento). Le aree cerebrali più coinvolte nei deficit cognitivi sono la corteccia cerebrale frontale e temporale. Esistono molti limiti nella valutazione corretta dei diversi deficit cognitivi in quanto le batterie testali attualmente utilizzate se da un lato sono in grado di indagare più processi cognitivi (Cho et al., 2005), dall'altro richiedono spesso molto tempo per essere somministrate e di conseguenza risultano di difficile applicazione nella pratica clinica e poco adatte a valutazioni ripetute.

Data l'ampia e a volte ridondante gamma di strumenti di valutazione cognitiva disponibile, nella prima parte di questo capitolo si è deciso di descrivere solo i test neuropsicologici più utilizzati, mentre nella seconda parte verranno citate due batterie testali tra quelle attualmente più utilizzate: la *Brief Assessment of Cognition in Schizophrenia* (BACS) e la MATRICS *Consensus Cognitive Battery* (MCCB). In chiusura verrà descritta brevemente anche la *Schizophrenia Cognition Rating Scale* (SCoRS), intervista che valuta non solo il funzionamento cognitivo nei pazienti schizofrenici ma anche l'impatto che tali deficit hanno sul funzionamento del paziente nella vita quotidiana.

A. Galluzzo (✉)
Unità Operativa di Psichiatria 22
Dipartimento di Salute Mentale
Azienda Ospedaliera Spedali Civili di Brescia
e-mail: alessandrogalluzzo@gmail.com

A.Vita (a cura di), *La riabilitazione cognitiva della schizofrenia*,
DOI: 10.1007/978-88-470-2802-9_5, © Springer-Verlag Italia 2013

5.2   Wechsler Adult Intelligence Scale (WAIS)

La Wechsler Adult Intelligence Scale (WAIS) (Wechsler, 1955) è il test più utilizzato per la valutazione del livello intellettivo-cognitivo nell'adulto. L'ultima versione di questo test è la WAIS-IV del 2008 (Wechsler, 2008), anche se la versione più citata nei lavori sull'argomento è la WAIS-R (Weschler, 1981). Il quoziente intellettivo (QI) in questo contesto è considerato come competenza generale e multidimensionale, non direttamente correlata a una specifica funzione cognitiva né a un locus cerebrale particolare. La WAIS valuta il QI di soggetti adulti attraverso il confronto delle prestazioni di un individuo con il punteggio medio ottenuto da membri di pari età. La WAIS-R è composta da 11 sottoscale: 6 verbali (informazione, memoria di cifre, vocabolario, ragionamento aritmetico, comprensione, analogie) e 5 di performance (completamento di figure, riordinamento di storie figurate, disegno con cubi, ricostruzioni di figure, associazione di simboli a numeri). Dalla WAIS-R è possibile ricavare un QI-Verbale, un QI-Performance e un QI-Totale. Da uno studio di Woodberry et al. (2008) è stato riscontrato che già anni prima dell'esordio psicotico il QI medio di soggetti che hanno sviluppato la schizofrenia si colloca al di sotto dei controlli sani. Vi sono inoltre evidenze che, nei soggetti a esordio precoce, esistano già compromissioni a livello di attenzione, funzioni esecutive, memoria, capacità intellettiva, paragonabili a quelle riscontrabili nei pazienti con esordio psicotico in età adulta.

Nella WAIS-R sono incluse tre sottoscale, il *Digit Span Forward* (DF), il *Digit Span Backward* (DB) e il *Digit Symbol-Coding* (DS), che sono spesso utilizzate singolarmente in pazienti affetti da schizofrenia per la valutazione di specifiche funzioni cognitive.

Il DF valuta l'attenzione, la memorizzazione temporanea e la ripetizione degli stimoli. Il DB valuta, oltre alla memoria a breve termine, anche la *working memory*. Nel DF l'esaminatore legge ad alta voce una serie di numeri e il soggetto deve ripeterli nello stesso ordine di lettura, mentre nel DB l'esaminato deve rievocare le cifre in ordine inverso rispetto a quello in cui sono state lette. Il compito diventa sempre più complesso in quanto la serie numerica viene allungata progressivamente. Twamley et al. (2006) hanno confrontato la performance ottenuta al DF e al DB di 267 pazienti affetti da schizofrenia e disturbo schizoaffettivo con quella di 82 soggetti sani: i pazienti mostravano risultati significativamente peggiori rispetto ai controlli.

Il DS consente di misurare la coordinazione visuomotoria, la capacità di passare da un pattern cognitivo all'altro nonché l'apprendimento imitativo di nuovo materiale. Viene richiesto al soggetto di associare in 90 secondi il maggior numero di cifre al simbolo corrispondente. Uno studio di Amminger et al. (2002) ha riportato che una performance più scadente alle sottoscale della WAIS "DS" e "Comprensione" era correlata a una più lunga durata di psicosi non trattata (DUP) nei pazienti affetti da schizofrenia al primo episodio di malattia.

5.3   Trail Making Test A (TMT-A) e Trail Making Test B (TMT-B)

Il Trail Making Test (TMT) (Reitan, 1958) valuta la velocità visuomotoria, le funzioni attentive e la capacità di alternare i gruppi. Nella parte A il soggetto deve collegare, il più velocemente possibile, una serie di cerchi numerati (dall'1 al 25) in ordine crescente, mentre nella parte B i cerchi contengono sia numeri (dall'1 al 13) che lettere (dalla A alla N) e l'esaminato deve collegarli, alternando i numeri alle lettere, nel più breve tempo possibile. Il corretto svolgimento della parte A richiede adeguate capacità di elaborazione visiva, conoscenza e riproduzione di sequenze numeriche, velocità visuomotoria. L'esecuzione della parte B valuta invece la flessibilità cognitiva e la working memory, in quanto il test richiede di memorizzare temporaneamente e alternare la sequenza numero-lettera. La differenza di tempo tra le due prove (B – A) è anch'essa indice di flessibilità cognitiva e abilità di *shifting* (generalmente l'esecuzione della parte B richiede circa il doppio di tempo di quella della parte A).

Gold et al. (2002) hanno evidenziato una correlazione tra velocità di processazione dell'informazione e rendimento lavorativo, inteso non solo come la capacità di trovare un lavoro, ma anche di mantenerlo nel tempo, tanto che questa particolare abilità cognitiva potrebbe essere considerata un anello di correlazione fondamentale tra sintomi cognitivi e outcome funzionale nella schizofrenia (Ojeda et al., 2008). Il miglioramento della funzione di *processing speed* sembra avere infatti un effetto positivo sull'abilità di risolvere i problemi pratici della vita quotidiana del soggetto (Keefe et al., 2006).

5.4   California Verbal Learning Test (CVLT) e Rey Auditory Verbal Learning Test (RAVLT)

Il California Verbal Learning Test (CVLT) (Delis et al., 1987) è uno degli strumenti più diffusi per la misurazione della memoria verbale e dell'apprendimento. Questo test prevede la memorizzazione di 16 parole appartenenti a 4 categorie semantiche diverse (mezzi di trasporto, mobili, verdure, animali). Inizialmente l'esaminatore legge per cinque volte una lista di vocaboli (lista A) e il paziente deve cercare di rievocare il maggior numero di vocaboli possibile. Poi viene letta una nuova lista di parole (lista B), allo scopo di creare un'interferenza nei processi di immagazzinamento dei dati e il soggetto deve elencare i vocaboli di questa nuova lista. Infine il soggetto deve rievocare liberamente e in categorie i vocaboli della lista A, anche dopo una latenza di 20 minuti. Infine deve discriminare tra i vocaboli appartenenti alla lista e quelli estranei a essa. Per la somministrazione del test sono necessari 40 minuti. I pazienti affetti da schizofrenia ottengono punteggi più bassi al CVLT rispetto ai controlli sani, in particolar modo sembra che una maggior durata di malattia, unita a un prolungato utilizzo di farmaci antipsicotici, soprattutto di vecchia generazione, sia responsabile di più scadenti strategie di memoria verbale (Ranikko et al., 2012).

Molto simile al CVLT è il Rey Auditory Verbal Learning Test (Rey, 1958) anch'esso utilizzato per la valutazione della memoria sia a breve che a lungo termine e dell'apprendimento verbale. La procedura del RAVLT è praticamente sovrapponibile a quella del CVLT con la differenza che nel RAVLT non vi è la richiesta di categorizzare le parole, caratteristica che rende questo test utile per valutazioni ripetute.

5.5   Wisconsin Card Sorting Test (WCST)

Il Wisconsin Card Sorting Test (WCST) (Berg, 1948) è il test storicamente più utilizzato per la valutazione delle funzioni esecutive. Questo strumento richiede la capacità di sviluppare e mantenere un'appropriata strategia di problem-solving (il soggetto deve cambiare strategia in base al feedback fornito dall'esaminatore), la capacità di categorizzazione, di mantenere il set, di spostare il focus attentivo e di inibire le risposte interferenti. Si è evidenziato che i pazienti affetti da schizofrenia a esordio precoce hanno una performance al WCST peggiore rispetto a quella dei pazienti con esordio in età adulta (Basso et al., 1997). Il test è composto da 4 carte "stimolo" e da 128 carte "risposta" sulle quali sono raffigurate figure di varie forme (croci, cerchi, triangoli e stelle), e vari colori (rosso, blu, verde e giallo) e numeri per ogni carta. La procedura prevede che vengano poste davanti al soggetto quattro carte "stimolo", ognuna diversa per colore, forma e numero delle figure rappresentate. L'esaminato deve abbinare correttamente le "carte risposta" alle "carte stimolo". Dopo che il soggetto ha fornito dieci risposte consecutive corrette, il principio di classificazione viene cambiato senza preavviso, mettendo alla prova la sua capacità di adattarsi alle mutate condizioni ambientali. Il WCST valuta anche il parametro "perseverazione", ovvero la tendenza del soggetto a ripetere l'errore. Tale parametro è notoriamente indicativo di ipofunzionalità frontale. Sembra infine che una peggior performance al WCST sia particolarmente presente in pazienti affetti da schizofrenia con sindrome deficitaria (Polgár et al., 2010; Stone et al., 2011).

5.6   Continuous Performance Test (CPT)

Il Continuous Performance Test (CPT) (Schein, 1962; Rosvold et al., 1956) misura l'attenzione sostenuta. Il test nella versione *Visual* è costituito dalla presentazione su uno schermo del computer di una serie di stimoli (numeri o simboli) brevi (50-75 millisecondi). La versione *Auditory* prevede la lettura ad alta voce di lettere dell'alfabeto da parte dell'esaminatore, alla frequenza di circa una al secondo. Al soggetto viene richiesto di rispondere solo a stimoli "target" (per esempio, quando appaiono due stimoli visivi consecutivi uguali, o quando viene letta una A preceduta da una Q o quando viene letta una A preceduta di tre posti da una Q). Il test dura 7-10 minuti nella versione *Visual* e 10-12 minuti nella versione *Auditory*. L'attenzione sostenuta è stata proposta come marker endofenotipico della schizofrenia dal momento che il punteggio alla *hit reaction time* del CPT ottenuto dai pazienti affetti da schizofrenia risulta peggiore rispetto ai genitori, ai parenti e ai figli (Wang et al., 2007). Relativamente alla possibilità che vi sia una correlazione tra sintomi della schizofrenia e performance al CPT, da alcuni studi sembra emergere che la performance a questo test sia in stretta correlazione con la sintomatologia negativa (Nieuwenstein et al., 2001).

5.7 Stroop Color Word Test

Il test di Stroop (Stroop, 1935) valuta in modo specifico l'attenzione selettiva, cioè la capacità di cogliere un determinato stimolo resistendo all'interferenza di un altro stimolo contemporaneo distraente. All'esaminato vengono mostrate parole scritte con colori diversi ed egli deve denominare, in un tempo prestabilito di 45 secondi, il maggior numero di colori delle parole, scritte con inchiostro blu, rosso o verde, anziché leggere le parole stesse. Il colore è pertanto l'informazione "rilevante", mentre il significato della parola è l'informazione "non rilevante". Il cosiddetto "effetto Stroop" (o interferenza), dunque, consiste nel produrre una risposta avente latenza più lenta nel caso della condizione incongruente, per esempio quando la parola "rosso" è scritta con l'inchiostro blu. Le aree cerebrali più coinvolte in questa funzione cognitiva sembra essere il cingolo anteriore e la corteccia prefrontale dorsolaterale, aree responsabili del monitoraggio e della "risoluzione dei conflitti". Uno studio recente di Holmén et al. (2012) ha rilevato che la performance nei compiti di attenzione selettiva può essere un valido spartiacque tra soggetti sani e soggetti affetti da schizofrenia, in particolare se esorditi precocemente. Lo stesso studio ha messo a confronto lo Stroop Color Word Test con il WCST dimostrando che il primo era meno condizionato dal quoziente intellettivo del soggetto e che riusciva a discriminare meglio i soggetti sani dai pazienti con esordio psicotico precoce (Holmén et al., 2012).

5.8 Controlled Oral Word Association Test (COWAT)

Il Controlled Oral Word Association Test (COWAT) (Benton e Hamsher, 1978) è un test di *fluenza verbale*, abilità cognitiva notoriamente compromessa nei pazienti schizofrenici, anche in presenza di capacità cognitive globalmente nella norma (Mortimer et al., 2007; Clare et al., 1993). Esso valuta la produzione spontanea di parole che iniziano con una determinata lettera (le più utilizzate sono le lettere F, A, S) o categoria concettuale entro un periodo di tempo limitato (un minuto). La performance al test viene calcolata in termini di "totale risposte corrette" e di "totale errori", includendo in quest'ultima voce le "intrusioni" (non parole e nomi propri) e le "perseverazioni" (parole ripetute) (Christodoulou et al., 2012). Un buon risultato al test si basa su una corretta attivazione della corteccia prefrontale dorsolaterale e delle sue interconnessioni con l'area temporale (Martin et al., 1996).

5.9 Wechsler Memory Scale (WMS)

La Wechsler Memory Scale (WMS) (Weschler, 1987) è un test che valuta la memoria nei suoi aspetti verbali e visuospaziali. Esso è composto da più parti che valutano la capacità di rievocazione immediata (*immediate recall*) e differita (*30 min delayed recall*) di informazioni verbali (subtest della *logical memory*, costituito da un breve testo) o visive (subtest della *visual reproduction*, costituito da disegni geometrici). La performance ottenuta al *delayed recall* fornisce specificamente una stima del processo di decadimento della memoria (Trandafir et al., 2006). L'esercizio di rievocazione immediata, che richiede al soggetto di rievocare l'informazione per un lasso di tempo di pochi secondi, è utilizzato per misurare la working memory di tipo verbale (nel caso del subtest della *logical memory*) o visuospaziale (nel caso del subtest della *visual reproduction*).

La memoria di tipo verbale risulta significativamente alterata non solo nei soggetti affetti da schizofrenia ma anche nei loro parenti di primo grado, sembra coinvolgere il circuito prefrontale-ippocampale (Cirillo e Seidman, 2003) e si associa a una riduzione del volume delle suddette aree. La valutazione della memoria verbale andrebbe sempre inclusa in una batteria testale cognitiva, basti pensare che un deficit di questa funzione cognitiva sembra essere predittiva dello sviluppo di psicosi in soggetti a rischio (Lencz et al., 2006). La disfunzione dell'area ippocampale si traduce in bassi tassi di ritenzione mnesica e questo riflette appunto il fallimento del processo di consolidamento dell'informazione cui consegue la facile dimenticanza nel tempo (Hawkins et al., 1997; Sass et al., 1992).

5.10 Brief Assessment of Cognition in Schizophrenia (BACS)

La Brief Assessment of Cognition in Schizophrenia (BACS) è una batteria testale che valuta le alterazioni cognitive nella schizofrenia, in particolare le funzioni esecutive, la working memory, la fluenza verbale, l'attenzione, la memoria verbale, la velocità di elaborazione, la capacità di ragionamento e la risoluzione di problemi. Rappresenta uno strumento vantaggioso rispetto alle batterie tradizionali, grazie alla rapidità di esecuzione (circa 30 minuti, a differenza di altre batterie standard di test neuropsicologici che richiedono circa il quadruplo del tempo) e alla possibilità di effettuare valutazioni ripetute, due elementi che lo rendono più adatto per la pratica clinica (Keefe et al., 2004). La BACS inoltre è una valida batteria testale nel misurare le componenti della cognitività correlate con il funzionamento psicosociale e con l'outcome funzionale dei pazienti affetti da schizofrenia. Quest'ultimo viene valutato attraverso un'intervista strutturata al paziente (ILSI, *independent living skills inventory*) oppure attraverso una misura della performance effettiva del soggetto con la *UCSD Performance Based Skills Assessment* (UPSA). La correlazione più evidente con l'outcome funzionale si riscontra nei domini della velocità di processazione delle informazioni, del ragionamento, del problem solving e della memoria verbale (Keefe et al., 2006).

5.11 MATRICS Consensus Cognitive Battery (MCCB)

Questa batteria testale è stata messa a punto dalla Food and Drug Administration e dal National Institute of Mental Health (Green e Neuchterlein, 2004; Kern et al., 2004; Marder e Fenton, 2004). Si tratta di una batteria standardizzata di test cognitivi atti a valutare la performance in sette domini cognitivi (velocità di processazione, attenzione/vigilanza, working memory, apprendimento verbale, apprendimento visivo, ragionamento/problem solving, cognizione sociale), attraverso dieci prove. La MCCB è caratterizzata da un'elevata affidabilità anche nella ripetibilità nel tempo, nonché da una capacità di identificare eventuali variazioni verificatesi con il progredire del tempo, correlabilità con il funzionamento del soggetto, potenziale variazione a seconda del farmaco usato, praticità di utilizzo, rappresentatività dei domini cognitivi maggiori (Nuechterlein et al., 2008; Kern et al., 2008; August et al., 2012).

5.12 Schizophrenia Cognition Rating Scale (SCoRS)

La Schizophrenia Cognition Rating Scale (SCoRS) è un'intervista creata per la valutazione del funzionamento cognitivo della schizofrenia e per stimare l'impatto di tale deficit sul funzionamento quotidiano dei pazienti. La SCoRS può quindi essere considerata una misura aggiuntiva delle variazioni delle abilità cognitive nei trial clinici e potrebbe aiutare il clinico a stimare il livello di *impairment* cognitivo nei suoi pazienti (Keefe et al., 2006). Si tratta di un'intervista composta da venti domande che vanno a esplorare tutti i domini della MCCB eccetto quello della cognizione sociale, utilizzando un punteggio di gravità crescente da 1 a 4 (che indica il livello di difficoltà presentato dal paziente nelle diverse funzioni cognitive) e una valutazione globale su una scala da un minimo di 1 a un massimo di 10. La SCoRS viene somministrata con modalità separata al paziente e al caregiver (familiare, personale infermieristico ecc.) e prevede anche una valutazione fatta per l'intervistatore. Si tratta di un'intervista di rapida somministrazione (circa 12 minuti) e innovativa poiché tiene conto non solo del punto di vista del paziente ma anche di quello del caregiver. Nel tentativo di stabilire quale sia la percezione del paziente circa il proprio deficit cognitivo e in che misura questo deficit venga colto dai familiari, la SCoRS sembra rappresentare uno strumento utile come dimostrato dai dati di uno studio recente in cui per la prima volta la SCoRS è stata utilizzata per evidenziare che sia i pazienti sia il loro entourage familiare sottostimano i deficit cognitivi (Poletti et al., 2012).

Bibliografia

Amminger GP, Edwards J, Brewer WJ et al (2002) Duration of untreated psychosis and cognitive deterioration in first-episode schizophrenia. Schizophr Res 54:223-230

August SM, Kiwanuka JN, McMahon RP, Gold JM (2012) The MATRICS Consensus Cognitive Battery (MCCB): clinical and cognitive correlates. Schizophr Res 134:76-82

Basso MR, Nasrallah HA, Olson SC, Bornstein RA (1997) Cognitive deficits distinguish patients with adolescent- and adult-onset schizophrenia Neuropsychiatry Neuropsychol Behav Neurol 10:107-112

Benton A, Hamsher K (1978) Multilingual Aphasia Examination. AJA Associates, Iowa City

Berg EA (1948) A simple objective technique for measuring flexibility in thinking. J Gen Psychol 39:15-22

Cho RY, Ford JM, Krystal JH et al (2005) Functional neuroimaging and electrophysiology biomarkers for clinical trials for cognition in schizophrenia. Schizophr Bull 31:865-869

Christodoulou T, Messinis L, Papathanasopoulos P, Frangou S (2012) Dissociable and common deficits in inhibitory control in schizophrenia and bipolar disorder. Eur Arch Psychiatry Clin Neurosci 262:125-130

Cirillo MA, Seidman LJ (2003) Verbal declarative memory dysfunction in schizophrenia: from clinical assessment to genetics and brain mechanisms. Neuropsychol Rev 13:43-77

Clare L, McKenna PJ, Mortimer AL, Baddeley AD (1993) Memory in schizophrenia: what is impaired and what is preserved? Neuropsychologia 31:1225-1241

Cohen JD, Barch DM, Carter C, Servan-Schreiber D (1999) Context-processing deficits in schizophrenia: converging evidence from three theoretically motivated cognitive tasks. J Abnorm Psychol 108:120-133

Delis DC, Kramer JH, Kaplan E, Ober BA (1987) California verbal learning test manual. The Psychological Corporation, San Antonio, Texas

Gold JM, Goldberg RW, McNary SW et al (2002) Cognitive correlates of job tenure among patients with severe mental illness. Am J Psychiatry 159:1395-1402

Green MF (1998) Schizophrenia from a neurocognitive perspective: Probing the impenetrable darkness. Allyn and Bacon, Boston

Green MF, Nuechterlein KH (2004) The MATRICS initiative: developing a consensus cognitive battery for clinical trials. Schizophr Res 72:1-3

Green MF, Nuechterlein KH, Gold JM et al (2004) Approaching a consensus cognitive battery for clinical trials in schizophrenia: the NIMH-MATRICS conference to select cognitive domains and test criteria. Biol Psychiatry 56:301-307

Hawkins KA, Sullivan T, Choi EJ (1997) Memory deficits in schizophrenia: inadequate assimilation or true amnesia? Findings from the Wechsler Memory Scale-Revised. J Psychiatry Neurosci 22:169-179

Holmén A, Juuhl-Langseth M, Thormodsen R et al (2012) Executive function tests in early-onset psychosis: which one to choose? Scand J Psychol 53:200-205

Keefe RS, Bilder RM, Harvey PD et al (2006) Baseline neurocognitive deficits in the CATIE schizophrenia trial. Neuropsychopharmacology 31:2033-2046

Keefe RS, Goldberg TE, Harvey PD et al (2004) The Brief Assessment of Cognition in Schizophrenia: reliability, sensitivity, and comparison with a standard neurocognitive battery. Schizophr Res 68:283-297

Keefe RS, Poe M, Walker TM et al (2006) The Schizophrenia Cognition Rating Scale: an interview-based assessment and its relationship to cognition, real-world functioning, and functional capacity. Am J Psychiatry 163:426-432

Keefe RS, Poe M, Walker TM, Harvey PD (2006) The relationship of the Brief Assessment of Cognition in Schizophrenia (BACS) to functional capacity and real-world functional outcome. J Clin Exp Neuropsychol 28:260-269

Kern RS, Green MF, Nuechterlein KH, Deng BH (2004) NIMH-MATRICS survey on assessment of neurocognition in schizophrenia. Schizophr Res 72:11-19

Kern RS, Nuechterlein KH, Green MF et al (2008) The MATRICS Consensus Cognitive Battery, part 2: co-norming and standardization. Am J Psychiatry 165:214-220

Kerns JG, Berenbaum H (2002) Cognitive impairments associated with formal thought disorder in people with schizophrenia. J Abnorm Psychol 111:211-224

Lencz T, Smith CW, McLaughlin D et al (2006) Generalized and specific neurocognitive deficits in prodromal schizophrenia. Biol Psychiatry 59(9):863-871

Lesh TA, Niendam TA, Minzenberg M, Carter CS (2011) Cognitive control deficits in schizophrenia: mechanisms and meaning. Neuropsychopharmacology 36:316-338

Marder SR, Fenton W (2004) Measurement and Treatment Research to Improve Cognition in Schizophrenia: NIMH MATRICS initiative to support the development of agents for improving cognition in schizophrenia. Schizophr Res 72:5-9

Martin A, Wiggs CL, Ungerleider LG, Haxby JV (1996) Neural correlates of category specific knowledge. Nature 379:649-652

Mortimer AM, Joyce E, Balasubramaniam K et al (2007) Treatment with amisulpiride and olanzapine improve neuropsychological function in schizophrenia. Hum Psychopharmacol 22:445-454

Nieuwenstein MR, Aleman A, de Haan EH (2001) Relationship between symptom dimensions and neurocognitive functioning in schizophrenia: a meta-analysis of WCST and CPT studies. Wisconsin Card Sorting Test. Continuous PerformanceTest. J Psychiatr Res 35:119-125

Nuechterlein KH, Green MF, Kern RS et al (2008) The MATRICS Consensus Cognitive Battery, part 1: test selection, reliability, and validity. Am J Psychiatry 165:203-213

Ojeda N, Peña J, Sánchez P et al (2008) Processing speed mediates the relationship between verbal memory, verbal fluency, and functional outcome in chronic schizophrenia. Schizophr Res 101:225-233

Poletti S, Anselmetti S, Riccaboni R et al (2012) Self-awareness of cognitive functioning in schizophrenia: patients and their relatives. Article in press

Polgár P, Réthelyi JM, Bálint S et al (2010) Executive function in deficit schizophrenia: what do the dimensions of the Wisconsin Card Sorting Test tell us? Schizophr Res 122:85-93

Rannikko I, Paavola L, Haapea M et al (2012) Verbal learning and memory and their associations with brain morphology and illness course in schizophrenia spectrum psychoses. J Clin Exp Neuropsychol 34:698-713

Reitan RM (1958) Validity of the Trail making test as an indicator of organic brain damage. Percept Mot Skills 8:271-276

Rey A (1958). L'examen clinique en psychologie (The psychological examination). Presses Universitaires de France, Paris

Rosvold HE, Mirsky AF, Sarason I et al (1956) A Continuous Performance Test of brain damage. J Consult Psychol 20:343-350

Sass KJ, Sass A, Westerveld M et al (1992) Specificity in the correlation of verbal memory and hippocampal neuron loss: dissociation of memory, language, and verbal intellectual ability. J Clin Exp Neuropsychol 14:662-672

Schein JD (1962) Cross-validation of the Continuous Performance Test for brain damage. J Consult Psychol 26:115-118

Stone WS, Giuliano AJ, Tsuang MT et al (2011) Group and site differences on the California Verbal Learning Test in persons with schizophrenia and their first-degree relatives: findings from the Consortium on the Genetics of Schizophrenia (COGS). Schizophr Res 128:102-110

Stroop JR (1935) Studies of interference in serial verbal reactions. J Exp Psychol 18:643-662

Trandafir A, Meary A, Schuerhoff F et al (2006) Memory tests in first-degree adult relatives of schizophrenic patients: a meta-analysis. Schizophr Res 81:217-226

Twamley EW, Palmer BW, Jeste DV et al (2006) Transient and executive function working memory in schizophrenia. Schizophr Res 87:185-190

Wang Q, Chan R, Sun J et al (2007) Reaction time of the Continuous Performance Test is an endophenotypic marker for schizophrenia: a study of first-episode neuroleptic-naive schizophrenia, their non-psychotic first-degree relatives and healthy population controls. Schizophr Res 89:293-298

Wechsler D (1955) Manual for the Wechsler Adult Intelligence Scale. The Psychological Corporation, New York

Wechsler D (1981) WAIS-R Manual. Wechsler Adult Intelligence Scale Revised. The Psychological Corporation, New York

Wechsler D (1987) Wechsler Memory Scale. Revised Manual. Psychological Corporation, Harcourt Brace Jovanovich, New York

5

Wechsler D (2008) Wechsler Adult Intelligence Scale (WAIS–IV), 4 edn
Weinberger DR, Gallhofer B (1997) Cognitive function in schizophrenia. Int Clin Psychopharmacol 12(Suppl):S29-S36
Woodberry KA, Giuliano AJ, Seidman LJ (2008) Premorbid IQ in schizophrenia: a meta-analytic review. Am J Psychiatry 165:579-587

Valutazioni del funzionamento cognitivo "trasferibili" alla pratica clinica: le scale BACS e SCoRS

6

M. Buonocore, M. Bosia, R. Cavallaro

6.1 Introduzione

La necessità di un assessment neuropsicologico dei pazienti affetti da schizofrenia deriva dall'esigenza di una corretta valutazione dello stato di malattia, ed è funzionale a un'appropriata impostazione terapeutica, in particolar modo riabilitativa.

Le batterie testali abitualmente utilizzate nella pratica clinica per l'assessment cognitivo nella schizofrenia sono le più varie, spesso composte da raggruppamenti testali classici mirati alle funzioni target, ma con il difetto di essere eccessivamente lunghe e complesse. Ciò non solo limita notevolmente il loro utilizzo efficace nella pratica clinica quotidiana, ma costituisce anche di per sé una fonte di bias potenziale di campionamento nella ricerca. Per esempio, i pazienti più deteriorati difficilmente sono in grado di completare con risultati affidabili una valutazione lunga e complessa, e pertanto sono più facilmente esclusi dagli studi. Un'altra importante considerazione metodologica riguarda la mancanza di forme alternative dello stesso test, carenza da non sottovalutare all'interno dei programmi terapeutici in cui è necessario rivalutare ripetutamente il paziente.

Nonostante alcuni strumenti come il Mini Mental State Examination (MMSE) (Folstein et al., 1975) siano stati utilizzati come *shortcut* per affrontare il problema del tempo di somministrazione in alcuni studi sulla schizofrenia, questi sono aspecifici, mentre è necessario che la valutazione neuropsicologica risulti specificatamente sensibile ai deficit più tipici della schizofrenia e non ne sottostimi l'entità. L'MMSE è costruito prevalentemente per valutare brevemente e semplicemente le funzioni cognitive più probabilmente collegate al decadimento cognitivo in stati quali le demenze e quindi, se applicati a pazienti affetti da schizofrenia, possono avere difetti di sensibilità notevoli sia all'estremo superiore che in tutta la gamma dei possibili risultati, anche perché alcune prove sono fortemente influenzate dallo stato psicopatologico e funzionale del paziente al momento della valutazione e dalla sua storia.

Altri esempi di batterie che rappresentano un modo veloce ed efficace di valutare

M. Buonocore (✉)
Dipartimento di Neuroscienze Cliniche
IRCCS Universitario Ospedale San Raffaele
Milano
e-mail; Buonocore.mariachiara@hsr.it

A.Vita (a cura di), *La riabilitazione cognitiva della schizofrenia*,
DOI: 10.1007/978-88-470-2802-9_6, © Springer-Verlag Italia 2013

6

le abilità cognitive di pazienti affetti da schizofrenia sono la Cambridge Neuropsy-chological Test Automated Battery (Levaux et al., 2007) e Cogtest Battery (Cogtest plc, 2002). Questi strumenti computerizzati sono rimasti, tuttavia, poco utilizzati a causa degli alti costi e di altri problemi pratici come l'aggiornamento del software tra versioni successive, e richiedono anche una certa confidenza dei pazienti con il mezzo informatizzato.

La Repeatable Battery for the Assessment of Neuropsychological Status (RBANS) (Gold et al., 1999; Wilk et al., 2004), sviluppata come strumento di screening del funzionamento cognitivo di soggetti anziani, viene utilizzata per la valutazione di numerose abilità cognitive nei pazienti affetti da schizofrenia, in particolare per la sua ripetibilità e relativa brevità di somministrazione. Essendo stata però concepita per cogliere il declino di quei domini cognitivi più compromessi nelle demenze, come ad esempio la memoria e le abilità visivo-percettive, questa batteria tralascia importanti misure relative alla memoria di lavoro, alla capacità di pianificazione o alla coordinazione psicomotoria, aspetti spesso compromessi nei pazienti affetti da schizofrenia. Peraltro, la possibilità di valutare esaurientemente il funzionamento cognitivo del paziente schizofrenico, data l'eterogeneità del deficit, si basa sull'in-clusione di diversi test, atti a valutare tutti i domini cognitivi tipicamente coinvolti nella patologia schizofrenica. Identificare uno strumento efficiente e veloce per la valutazione neuropsicologica dei pazienti schizofrenici può quindi costituire un pre-zioso vantaggio sia per scopi clinici che di ricerca.

6.2   Brief Assessement of Cognition in Schizophrenia (BACS)

La Brief Assessement of Cognition in Schizophrenia (BACS) (Keefe et al., 2004) è una batteria che presenta tutte le caratteristiche chiave sopra elencate. Consiste in una breve valutazione delle principali funzioni cognitive solitamente deficitarie nei soggetti schizofrenici. La batteria include test per la valutazione di: memoria verbale (richiamo di lista di parole), working memory (riordinamento di sequenze di cifre), coordinazione e velocità psicomotoria (test dei gettoni), fluenza fonologica e semantica (produzione di parole), velocità di processazione (associazione simboli-numeri) e funzione esecutiva-pianificazione (Torre di Londra). Il tempo di somministrazione richiesto è di circa 30-40 minuti, a seconda della performance del paziente, e fornisce una stima molto accurata dei deficit. La batteria comprende forme alternative di alcune prove particolarmente suscettibili al *practice effect*, in modo che i pazienti non ricevano la stessa forma o versione due volte consecutivamente, consentendo valutazioni ripetute nel tempo affidabili. In questo modo infatti le performance non vengono influenzate dal ricordo/pratica del compito. Dal momento che la batteria ha mostrato una buona affidabilità test-retest, sensibilità e validità concorrente con altre misure standard e comparabilità delle forme alternative (Keefe et al., 2004), essa risulta essere un utile strumento anche per la valutazione delle funzioni cognitive ripetuta nel tempo.

La BACS si configura dunque come una batteria di test neurocognitivi, basata sulla performance, *pen-and-paper* di facile somministrazione. Essa è in grado di fornire una valutazione affidabile e valida (Keefe et al., 2004) dei principali domini cognitivi, considerati core nella schizofrenia, e di correlare con il funzionamento generale del paziente nella vita di tutti i giorni (Keefe et al., 2006a).

Attualmente è disponibile la versione standardizzata della BACS con dati normativi relativi alla popolazione italiana, realizzata dal nostro gruppo di ricerca (Anselmetti et al., 2008) sia per ottimizzare la traduzione italiana senza modificare le caratteristiche di validità psicometrica originali, sia per fornire gli elementi necessari di confrontabilità con le prove proposte storicamente e già validate nel nostro Paese che possano comporre una batteria proponibile per indagare i deficit apprezzabili più frequenti nella schizofrenia.

La batteria originale è stata tradotta in italiano con particolare attenzione ai subtest che presentano componenti verbali: per le parole del test di memoria verbale sono state selezionate quelle con lo stesso numero di sillabe, frequenza e concretezza/astrattezza confrontabili con la versione inglese (database CoLFIS). Per le lettere del test di fluenza verbale sono state invece scelte quelle già usate in altri test di fluenza in italiano (Novelli et al., 1986). I dati normativi si riferiscono a un campione di 204 soggetti italiani sani stratificati per sesso, età e scolarità. Tali dati sono stati calcolati usando il metodo statistico dei Punteggi Equivalenti, utilizzato anche nelle tarature italiane di precedenti test neuropsicologi (Stroop Task, WCST, Trail Making Test ecc.). Il vantaggio di questo metodo consiste nella possibilità di usare dei punteggi standardizzati su 5 livelli (i Punteggi Equivalenti, cioè 0 = patologico, 1 = borderline, 2, 3, 4 = normale). In questo modo è possibile successivamente confrontare direttamente tra di loro test diversi al netto dell'effetto di età, sesso ed educazione.

Oltre che in Italia, la BACS è stata tradotta e validata anche in altri Paesi, tra cui Francia (Bralet et al., 2007), Giappone (Kaneda, 2007), Spagna (Segarra et al., 2011) e Germania (Sachs et al., 2011), con un panorama pressoché completo degli idiomi più diffusi nel mondo, cosa che ne fa uno strumento particolarmente utile in caso di studi multicentrici internazionali.

6.2.1 Procedure, tempi di somministrazione e misure utilizzate relativamente alla BACS

- *Richiamo di lista di parole - Memoria e apprendimento verbale* (7 minuti): al paziente vengono presentate 15 parole ed è richiesto di ripeterne quante più possibile, in qualsiasi ordine. Questa procedura è ripetuta 5 volte. *Viene misurato il numero di parole rievocate in ciascun trial.*
- *Riordinamento di sequenze di cifre - Working memory* (5 minuti): al paziente vengono letti gruppi di numeri (per esempio: 9, 3, 6) di lunghezza crescente, al ritmo di una cifra al secondo. Successivamente gli viene chiesto di ripetere allo sperimentatore i numeri in ordine crescente. Il test si compone di 28 gruppi di numeri, che vanno da un minimo di due a un massimo di 8 cifre. *Viene misurato il numero di risposte corrette.*

- *Compito motorio dei gettoni - Coordinazione e velocità psicomotoria* (3 minuti): si posizionano davanti al paziente 100 gettoni di plastica disposti in modo tale che non ve ne siano di sovrapposti e gli viene chiesto di riporne in un contenitore il maggior numero possibile in 60 secondi, afferrandone uno solo con ogni mano e facendo attenzione a non farli scivolare sul bordo del tavolo. *Viene misurato il numero di gettoni posti nel contenitore durante i primi 30 secondi e gli ultimi 30 secondi.*
- *Associazione simboli a numeri - Velocità di processazione* (3 minuti): il paziente riceve una legenda che spiega che ad alcuni simboli unici corrispondono indivi-dualmente i numeri da 1 a 9. Gli viene chiesto di inserire il numero corrispondente al di sotto di una serie di simboli il più velocemente possibile. C'è un limite di 90 secondi. *Viene misurato il numero di item corretti.*
- *Produzione di parole - Fluenza verbale* (5 minuti) - *Fluenza semantica* (2 minuti): al paziente vengono dati 60 secondi per nominare quante più parole possibile al-l'interno di una categoria data (nella versione A "oggetti al supermercato", nella versione B "animali"). *Fluenza letterale* (3 minuti): in due trial separati, al paziente vengono dati 60 secondi per nominare quante più parole possibili che cominciano con una determinata lettera (F e R nella versione A, T e M nella ver-sione B). *Viene misurato il numero di parole generate.*
- *Torre di Londra - Funzioni esecutive, sottocomponente pianificazione* (7 minuti): il paziente guarda due figure contemporaneamente. Ogni figura mostra 3 palline di colori diversi infilate da tre asticelle verticali in modo variabile, in combinazione di posizione diversa per ogni colore in ciascuna figura. Il paziente deve dire qual è il minor numero possibile di spostamenti necessari per posizionare le palline della figura A in modo uguale a quelle della figura B, senza poter segnare i passaggi con le dita, in un tempo massimo di 20 secondi per ogni figura. Ogni versione del test è composta da 20 figure più 2 supplementari da somministrare solo nel caso in cui il paziente risponda esattamente a tutte le altre. *Viene misurato il numero di risposte corrette.*

6.3   Oltre la valutazione testale: metodi integrativi per l'assessment cognitivo nella pratica clinica

Come detto in precedenza i deficit cognitivi rappresentano una caratteristica centrale nella patologia schizofrenica. Allo stato attuale la valutazione delle funzioni neu-rocognitive nei pazienti affetti da schizofrenia viene effettuata principalmente tramite strumenti testali basati sulla performance, come ad esempio la scala BACS sopradescritta o altre batterie approntate specificamente per gli scopi di valutazione. Nelle sperimentazioni terapeutiche (farmacologiche o psicoterapico/riabilitative), che si pongono come obiettivo di indagare l'efficacia di nuove terapie sui deficit neuropsicologici, le prestazioni testali vengono utilizzate sempre più frequentemente come misure di interesse e il loro cambiamento come *proof of concept* dell'ipotesi che lo studio intendeva verificare. Sui risultati di tali studi, anche non corroborati da misure funzionali parallelamente condotte negli stessi campioni, si basano molti dei *claims* della letteratura recente su molecole e strategie non farmacologiche uti- lizzate per migliorare il deficit cognitivo della schizofrenia e le sue conseguenze funzionali.

Tuttavia, da un'attenta analisi della letteratura è emerso come l'affidarsi solamente a questo tipo di strumenti per valutare il funzionamento neuropsicologico e i cam- biamenti ottenuti in seguito a trattamenti di potenziamento cognitivo mostri diversi limiti.

Innanzitutto, una valutazione basata esclusivamente sulla prestazione cognitiva, pur rilevando in modo oggettivo e sensibile il deficit, non rende conto della relazione tra la performance neuropsicologica e il funzionamento quotidiano, reale obiettivo terapeutico nella schizofrenia. In secondo luogo, le batterie neurocognitive classiche non includono una misura della percezione soggettiva del deficit. Infine, nella valu- tazione del cambiamento, i test neuropsicologici *performance based* risultano spesso poco sensibili e poco specifici nel rilevare il reale beneficio ottenuto in termini di abilità quotidiane. Infatti, a miglioramenti limitati o comunque piuttosto modesti in termini di prestazione neuropsicologica possono corrispondere significativi incrementi nel livello di funzionamento in ambiente ecologico, come indicano le più recenti meta-analisi sugli studi di *cognitive remediation* (Wykes et al., 2011). D'altro canto è possibile anche riscontrare cambiamenti di notevole entità in specifici domini co- gnitivi che non hanno ripercussioni rilevanti sulla qualità della vita del paziente.

Per tali ragioni appare di grande importanza nella pratica clinica poter integrare batterie testali classiche con strumenti atti a misurare la ripercussione funzionale del deficit cognitivo e la percezione che il paziente ha dello stesso. È possibile raggiungere questo risultato anche attraverso una valutazione parallela basata su strumenti specifici e validati del funzionamento, ma una valutazione unica integrata potrebbe dare una dimensione delle prestazioni funzionali del malato significativamente correlate al sottostante deficit cognitivo specifico, costituendo uno strumento di grande valore sia clinico sia di ricerca. Per esempio, una valutazione cognitiva basata sull'intervista circa le abilità corrispondenti al corretto funzionamento dei domini cognitivi di in- teresse potrebbe colmare i limiti sopra descritti, indagando inoltre nello specifico la consapevolezza del deficit cognitivo e la correlazione dello stesso sulle abilità quo- tidiane e il livello di queste ultime.

Su questa linea, anche l'attuale posizione della U.S. Food e Drug Administration (FDA, l'ente governativo statunitense che si occupa della regolamentazione dei prodotti alimentari e farmaceutici) ritiene che i miglioramenti ottenuti alle batterie testali basati sulla performance non rappresentino un criterio sufficiente per considerare efficace un trattamento.

La proposta della FDA deriva dall'evidenza che il cambiamento della performance cognitiva debba essere soprattutto accompagnato da altri miglioramenti rilevanti sia per i clinici sia per i pazienti stessi. Tale posizione è ovviamente correlata alla validità degli studi che propongono trattamenti farmacologici che abbiano come target il miglioramento delle prestazioni cognitive nella schizofrenia.

Si percepisce, clinicamente e sperimentalmente, infatti, una distanza tra l'iden- tificare quei pazienti che presentano dei deficit ai test oggettivi, come la BACS, la stima del cambiamento di questi, e il valutare l'impatto della compromissione neurocognitiva sulla vita di tutti i giorni del paziente, reale obiettivo di cura. Per esempio, nei trial clinici per il trattamento del decadimento cognitivo nei pazienti con Alzheimer, la divisione della Neuropharmacological Drug Products della FDA ha richiesto, per poter valutare l'efficacia dei nuovi trattamenti, di inserire, oltre alle prestazioni cognitive in senso stretto, degli *outcome* aggiuntivi. Tali valutazioni, le cosiddette *misure comprimarie* volte ad aumentare la validità, la sensibilità e la specificità dell'end-point primario, riguardano aree in stretta relazione con il funzionamento cognitivo, come ad esempio le abilità quotidiane, di cui possono essere considerate un surrogato (Laughren, 2001).

Parallelamente, anche i trial sul deficit neuropsicologico nella schizofrenia (e le valutazioni di outcome in generale in qualsiasi contesto, sperimentale o clinico) dovrebbero usare in aggiunta alla performance cognitiva delle misure comprimarie.

Per questo motivo, i membri del FDA NIMH MATRICS, uno studio "pragmatico" nato negli Stati Uniti con lo scopo di valutare l'efficacia dei trattamenti farmacologici e di identificare le aree cognitive deficitarie core nei pazienti schizofrenici, propongono di usare come misure comprimarie due differenti tipologie di batterie testali.

Un approccio è rappresentato dall'utilizzo di scale standardizzate per testare le "abilità funzionali", che valutano quindi in maniera specifica se il paziente sia in grado di svolgere compiti giornalieri fondamentali (come per esempio preparare un pasto, prendere medicine ecc.). Tra queste vi è la UCSD (University of California, San Diego) Performance-Based Skills Assessment (Patterson et al., 2001). Una seconda metodica consiste in una valutazione tramite intervista in cui gli stessi pazienti e i loro caregiver valutano il funzionamento cognitivo. La validità di queste misure comprimarie, secondo la FDA NIMH MATRICS, dovrebbe rispettare determinati criteri come: una buona affidabilità test-retest, praticità (training e scoring semplici), correlazione con le misure di performance cognitiva e di funzionamento quotidiano, essere sensibili al cambiamento (Green et al., 2004).

6.4   Schizophrenia Cognition Rating Scale (SCoRS)

A partire da tali osservazioni, è stato creato e validato uno strumento, la Schizophrenia Cognition Rating Scale (SCoRS), per la valutazione dei deficit cognitivi e del grado in cui tali deficit influenzano il funzionamento del paziente schizofrenico, che può essere usata come misura comprimaria nei trial clinici sui trattamenti di potenziamento cognitivo.

Questa scala viene somministrata dal clinico attraverso un'intervista e tiene conto del contesto del paziente, essendo compilata anche da un parente (o caregiver) e includendo il giudizio del clinico stesso (Keefe et al. 2006b). Le aree valutate sono state scelte sulla base della gravità dell'*impairment* di questi domini cognitivi nel 75% pazienti con schizofrenia e della stretta relazione con la disabilità in diversi aspetti dell'outcome funzionale (Green, 1996).

La SCoRS risponde ai criteri di validità descritti dalla FDA NIMH MATRICS.

L'intervista, infatti, risulta fortemente correlata sia con la performance cognitiva, valutata attraverso la BACS, sia con il funzionamento nel mondo reale misurato tramite l'Independent Living Skills Inventory (ILSI), mostrando una forte correlazione anche con una valutazione basata sulla performance delle abilità di funzionamento effettuata tramite la UPSA.

Le caratteristiche sopraccitate rendono la SCoRS uno strumento dotato di una valida capacità di individuare le aree del funzionamento quotidiano che subiscono maggiormente l'impatto del deficit cognitivo.

La SCoRS presenta un'alta *inter-rater reliability* calcolata in base alle correlazioni inter-classe relative a due intervistatori: per la maggior parte degli item le correlazioni sono pari a 1, indicando una concordanza totale tra i giudizi dei due intervistatori, e la correlazione più bassa è pari a 0,81. Anche la consistenza interna del test è risultata essere alta, con un'alpha di Cronbach pari a 0,79. Date tali caratteristiche possiamo considerare la SCoRS una valida misura comprimaria (Keefe et al., 2006b).

La metodologia della SCoRS prevede una misura del funzionamento cognitivo basata sulle opinioni del paziente e di un informatore, nonché sulla valutazione dell'intervistatore che stabilisce quale sia quella più affidabile. I dati sinora disponibili hanno mostrato come vi siano frequentemente delle discrepanze nelle valutazioni effettuate tra le diverse fonti di informazione, e pertanto è interessante valutare se esse correlino diversamente con la performance reale del paziente.

La SCoRS potrebbe quindi essere utilizzata non solo come misura comprimaria in grado di valutare il funzionamento cognitivo ma, in associazione con una batteria testale specifica (come la BACS), anche come strumento per l'assessment della consapevolezza del deficit cognitivo.

Tale uso della SCoRS è stato descritto nello studio di Poletti e colleghi che ha valutato la consapevolezza del funzionamento cognitivo del paziente affetto da schizofrenia nei familiari e nel paziente stesso attraverso un confronto diretto tra la SCoRS e una misura testale oggettiva del funzionamento cognitivo, la BACS (Poletti et al., 2012). L'idea di valutare anche la consapevolezza del deficit nei familiari deriva dai risultati di precedenti ricerche che mostrano che la distorta percezione del deficit cognitivo riguarda anche i familiari del paziente stesso (Hooley e Campbell, 2002). Il contesto familiare costituisce un'importante componente della vita del paziente e il suo supporto è essenziale anche per una migliore compliance al trattamento. Tuttavia spesso i familiari, a causa dell'assenza di una corretta informazione e/o per l'elevato livello di stress legato alla malattia, non interpretano correttamente i sintomi della malattia, soprattutto quelli associati alla componente negativo-deficitaria correlabile al deficit cognitivo, attribuendoli a caratteristiche personologiche o di volontà e quindi stigmatizzando il paziente per tali comportamenti.

I risultati dello studio di Poletti confermano una scarsa consapevolezza del deficit tra i pazienti, mostrando che non vi è correlazione tra i punteggi alla BACS e quelli ottenuti alla SCoRS. Per quanto riguarda la percezione del familiare, solo la performance relativa alle funzioni esecutive del paziente è risultata correlare con il giudizio alla SCoRS stessa. La SCoRS si presenta quindi come uno strumento di lavoro clinico importante, al di là della dimostrata abilità di misurare affidabilmente una delle misure comprimarie proposte dall'iniziativa MATRICS. La valutazione della corrispondenza tra misura testale e funzionamento offre importanti vantaggi nella programmazione degli interventi riabilitativi, ma anche nella costruzione della relazione terapeutica e della motivazione del paziente al trattamento.

Di fatto un paziente che non riconosce il proprio deficit cognitivo sarà probabilmente meno motivato a partecipare a quei trattamenti volti a potenziare le funzioni cognitive, mentre un paziente maggiormente consapevole di quali siano i propri deficit, dell'influenza di questi sul funzionamento quotidiano e quindi della necessità di migliorare le proprie abilità cognitive potrebbe, per esempio, trarre maggior beneficio dagli interventi di potenziamento neurocognitivo e riabilitativo in genere. Lo strumento può quindi entrare con le sue misurazioni nella programmazione degli obiettivi possibili di miglioramento con il malato e nel migliore trasferimento allo stesso dell'utilità di interventi mirati anche al potenziamento dei sui deficit cognitivi, stabilendo un link tra essi e il malfunzionamento che gli causa disagio e sottolineando l'esercizio come potenziale strada da percorrere per ottenere un miglioramento. D'altra parte anche i clinici potrebbero beneficiare dell'utilizzo di questo e analoghi strumenti, potendo osservare più direttamente gli effetti dei deficit nei diversi domini cognitivi, i relativi cambiamenti e la loro influenza sulla vita quotidiana del paziente (Keefe et al., 2006b), aumentando nello stesso la consapevolezza della necessità di interventi specifici. Infatti, sempre dallo studio di Poletti si evince che tutte le performance alla BACS del paziente sono predette dal punteggio alla SCoRS dell'intervistatore. La presenza di uno strumento come la SCoRS, che permetta di caratterizzare meglio quei soggetti con deficit e di identificare in modo più diretto e completo i benefici degli interventi di rimedio cognitivo, potrebbe quindi facilitare l'utilizzo nella pratica clinica di trattamenti di rimedio neurocognitivo individualizzati, potenziandone l'efficacia.

Le caratteristiche della SCoRS e le potenziali applicazioni sopra descritte rendono dunque questa scala uno strumento estremamente utile sia nella pratica clinica sia per scopi di ricerca.

6.4.1   Procedure, tempi di somministrazione e misure utilizzate relativamente alla SCoRS

L'indagine della SCoRS è focalizzata sui seguenti ambiti del funzionamento cognitivo: attenzione, memoria, problem solving, linguaggio e abilità motorie.

Il questionario è composto da 18 item che valutano la percezione della presenza e la gravità del deficit relative alle due settimane precedenti la somministrazione. Esempi di domanda sono: "Ha difficoltà nel ricordare nomi di persone conosciute o incontrate?", "Ha difficoltà nel concentrarsi abbastanza per leggere un giornale o un libro?".

Gli item prevedono un punteggio secondo una scala ordinale composta da cinque valori: N/A = valutazione non applicabile; 1 = nessuno; 2 = leggero; 3 = moderato; 4 = grave. Il tempo di somministrazione stimato è di circa 15 minuti per ogni singola compilazione.

Le stesse domande vengono sottoposte al paziente e a un informatore (parente di primo grado o caregiver) in sedute separate, intervallate al massimo da una settimana di distanza.

L'informatore deve essere una persona che conosce bene il paziente in quanto deve fornire una stima delle difficoltà incontrate dal soggetto nello svolgere determinati compiti che riguardano l'attività quotidiana. L'intervistatore deve determinare la sua valutazione basandosi sia sull'intervista del paziente, sia su quella dell'informatore, rispondendo a sua volta alle stesse domande della scala.

Infine, il curante deve completare la Scala di Funzionamento Globale, che prevede un punteggio da 1 a 10 (1 = nessuna difficoltà; 10 = difficoltà estrema). Tale scala rappresenta una valutazione generale del livello di difficoltà cognitiva globale del paziente in base alle risposte precedenti.

La batteria originale è stata tradotta in tedesco, francese e italiano, ed è già stata validata in Asia (Chia et al., 2010). Questo consente di poter usare la SCoRS negli studi multicentrici internazionali volti a valutare l'efficacia degli interventi di potenziamento cognitivo.

In conclusione, data l'importanza del deficit cognitivo nella patologia schizofrenica l'assessment neuropsicologico diventa un aspetto cardine per un'adeguata impostazione terapeutica e riabilitativa. Valutare l'*impairment* cognitivo nei pazienti affetti da schizofrenia, sia oggettivamente, quindi attraverso la prestazione testale del paziente misurata con uno strumento come la BACS, sia attraverso un'intervista specificamente indirizzata verso le abilità sottese dai domini cognitivi potenzialmente deficitari come la SCoRS, permette di avere una visione olistica del paziente, dei suoi deficit e delle ripercussioni sul funzionamento nell'ambiente ecologico.

Tale sforzo, con gli strumenti sopra descritti, prevede un tempo di valutazione mediamente non superiore all'ora, peraltro suddivisibile in due diverse occasioni, un tempo clinico più che giustificato dalla ricchezza dei risultati ottenibili e della ricaduta nella progettazione e valutazione degli esiti degli interventi terapeutici programmabili.

Bibliografia

Anselmetti S, Poletti S, Ermoli E et al (2008) The brief assessment of cognition in schizophrenia. Normative data for the Italian population. Neurol Sci 29:85-92

Bralet MC, Falissard B, Neveu X et al (2007) Validation of the French version of the BACS (the brief assessment of cognition in schizophrenia) among 50 French schizophrenic patients. Eur Psychiatry 22:365-370

Chia MY, Chan WY, Chua KY et al (2010) The Schizophrenia Cognition Rating Scale: validation of an interview-based assessment of cognitive functioning in Asian patients with schizophrenia. Psychiatry Res 178:33-38

Cogtestplc (2002) Cogtest™: computerised cognitive battery for clinical trials. http://www.cogtest.com

Folstein MF, Folstein SE, McHugh PR (1975) "Mini-mental state": a practical method for grading the cognitive state of patients for the clinician. J Psychiatr Res 12:189-198

Gold JM, Queern C, Iannone VN et al (1999) Repeatable Battery for the Assessment of Neuropsychological Status as a screening test in schizophrenia, I: Sensitivity, reliability, and validity. Am J Psychiatry 156:1944-1950

Green MF (1996) What are the functional consequences of neurocognitive deficits in schizophrenia?

Am J Psychiatry 153:321-330

Green MF, Nuechterlein KH, Gold JM et al (2004) Approaching a consensus cognitive battery for clinical trials in schizophrenia: the NIMH-MATRICS Conference to select cognitive domains and test criteria. Biol Psychiatry 56:301-307

Hooley JM, Campbell C (2002) Control and controllability: Beliefs and behavior in high and low expressed emotion relatives. Psychological Medicine 32:1091-1099

Kaneda Y, Sumiyoshi T, Keefe R et al (2007) Brief Assessment of Cognition in Schizophrenia: Validation of the Japanese version. Psychiatry Clin Neurosci 61:602-609

Keefe RS, Goldberg TE, Harvey PD et al (2004) The Brief Assessment of Cognition in Schizophrenia: reliability, sensitivity, and comparison with a standard neurocognitive battery. Schizophr Res 68:283-297

Keefe RS, Poe M, Walker TM et al (2006a) The relationship of the Brief Assessment of Cognition in Schizophrenia (BACS) to functional capacity and real-world functional outcome. J Clin Exp Neuropsychol 28:260-269

Keefe RS, Poe M, Walker TM et al (2006b9 The Schizophrenia Cognition Rating Scale: an interview-based assessment and its relationship to cognition, real-world functioning, and functional capacity. Am J Psychiatry 163:426-432

Laughren T (2001) A regulatory perspective on psychiatric syndromes in Alzheimer disease. Am J Geriatr Psychiatry 9:340-345

Levaux MN, Potvin S, Sepehry AA et al (2007) Computerized assessment of cognition in schizophrenia: promises and pitfalls of CANTAB. Eur Psychiatry 22:104-117

Novelli G, Papagno C, Capitani E et al (1986) Tre test clinici di ricerca e produzione lessicale. Taratura su soggetti normali. Archivio di Psicologia, Neurologia e Psichiatria. 47:407-416

Patterson TL, Goldman S, McKibbin CL et al (2001) UCSD Performance-Based Skills Assessment: development of a new measure of everyday functioning for severely mentally ill adults. Schizophr Bull 27:235-245

Poletti S, Anselmetti S, Riccaboni R et al (2012) Self-awareness of cognitive functioning in schizophrenia: Patients and their relatives. Psychiatry Res 198:207-211

Sachs G, Winklbaur B, Jagsch R et al (2011) Validation of the German version of the brief assessment of cognition in Schizophrenia (BACS) - preliminary results. Eur Psychiatry 26:74-77

Segarra N, Bernardo M, Gutierrez F et al (2011) Spanish validation of the Brief Assessment in Cognition in Schizophrenia (BACS) in patients with schizophrenia and healthy controls. Eur Psychiatry 26:69-73

Wilk CM, Gold JM, Humber K et al (2004) Brief cognitive assessment in schizophrenia: normative data for the Repeatable Battery for the Assessment of Neuropsychological Status. Schizophr Res 70:175-186

Wykes T, Huddy V, Cellard C et al (2011) A meta-analysis of cognitive remediation for schizophrenia: methodology and effect sizes. Am J Psychiatry 168:472-485

Parte III
L'assessment funzionale

La scala di Funzionamento Personale e Sociale (FPS) e lo strumento VADO

7

R. Pioli, K. Maffetti

7.1 Premessa

Il focus essenziale della riabilitazione psicosociale è sicuramente il funzionamento della persona nella sua comunità sociale di appartenenza. I principi riabilitativi di riferimento sono (Farkas et al., 1993):

- *coinvolgimento* della persona nel suo progetto riabilitativo;
- *accordo condiviso* di obiettivi riabilitativi realistici;
- *scelta* attraverso un percorso di negoziazione.

La valutazione del funzionamento (VF) rappresenta pertanto la base su cui poggia ogni percorso riabilitativo individuale. La diagnosi funzionale consiste nel valutare per una determinata persona, e per lo specifico ambiente individuato, le abilità necessarie per avere successo (rispondere alle aspettative di altri significativi), ma anche per raggiungere un buon livello di soddisfazione personale. Attraverso il percorso valutativo si individuano le aree in cui attivare il programma individuale e si ottengono informazioni per negoziare con il paziente ed eventualmente con i familiari o altri significativi gli obiettivi del progetto riabilitativo. Devono essere utilizzate tutte le fonti di informazione disponibili: il paziente stesso, i familiari, gli operatori di riferimento, le altre figure significative. La valutazione nella pratica quotidiana dei servizi (Lora et al., 2012) richiede strumenti che oltre a possedere adeguate caratteristiche psicometriche (riproducibilità, validità, sensibilità al cambiamento) siano semplici da utilizzare e accettabili.

Lo strumento VADO (acronimo di Valutazione di Abilità e Definizione di Obiettivi) (Morosini et al., 1989) consente di valutare il funzionamento personale, definire obiettivi, pianificare interventi riabilitativi, monitorarne il decorso (Tabella 7.1). È destinato all'uso routinario nella pratica riabilitativa dei servizi, è di facile utilizzo e può essere impiegato da operatori di diversa professionalità sia nelle strutture riabilitative residenziali sia nei servizi territoriali. Contiene sia strumenti di valutazione sia strumenti di pianificazione dell'intervento riabilitativo. Consente di identificare le principali aree problematiche con una precisa attenzione operativa con la parteci-

R. Pioli (✉)
IRCCS Centro San Giovanni di Dio, Fatebenefratelli
Brescia
e-mail: rpioli@fatebenefratelli.it

A.Vita (a cura di), *La riabilitazione cognitiva della schizofrenia*,
DOI: 10.1007/978-88-470-2802-9_7, © Springer-Verlag Italia 2013

7

Tabella 7.1 Sintesi VADO

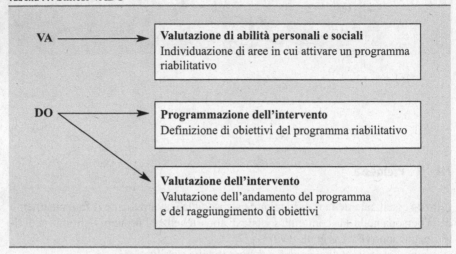

VA ——————→ **Valutazione di abilità personali e sociali**
Individuazione di aree in cui attivare un programma
riabilitativo

DO ——————→ **Programmazione dell'intervento**
Definizione di obiettivi del programma riabilitativo

Valutazione dell'intervento
Valutazione dell'andamento del programma
e del raggiungimento di obiettivi

pazione del paziente e permette di prendere decisioni sugli aspetti in cui intervenire prioritariamente. In accordo con quanto affermato da Anthony e Liberman (1986) – secondo i quali la riabilitazione consiste nel recupero del funzionamento di ruoli sociali e strumentali al più alto grado possibile per ogni specifica persona attraverso procedure di apprendimento e supporto ambientale – ne consegue che la valutazione è la prima fase indispensabile del progetto riabilitativo in quanto consente di coinvolgere il paziente fin dall'inizio, di iniziare a prendere coscienza dei possibili cambiamenti, di favorire il confronto tra un prima e un dopo.

7.2   VADO e strumenti di valutazione

7.2.1   Intervista VF

Si tratta di un'intervista semistrutturata che indaga 28 aree (Tabella 7.2). È rivolta prioritariamente al paziente, ed è la base di partenza per il suo coinvolgimento nel percorso riabilitativo, e può essere rivolta anche al familiare-chiave o all'operatore di riferimento per ottenere il punto di vista di altri significativi. Prima di iniziare l'intervista è molto importante orientare l'intervistato, in altre parole spiegare brevemente e chiaramente lo scopo dell'intervista e l'utilizzo delle risposte fornite. In questa fase è necessario dare sempre la possibilità di fare domande di chiarimento e utilizzare un atteggiamento di ascolto attivo. Nel caso in cui le risposte siano troppo vaghe può essere utile chiedere all'intervistato di fare degli esempi. Qualora si dilunghi troppo, è utile invitarlo a riproporre quel tema specifico alla fine dell'intervista. Il periodo di riferimento in cui raccogliere informazioni è sempre l'ultimo mese precedente l'intervista. L'intervistatore deve porre particolare attenzione a eventuali punti di forza emersi durante l'intervista stessa, che risulteranno utili nella negoziazione

Tabella 7.2 Aree dell'intervista VF

1. Cura di sé	14. Cura dei figli minori
2. Cura del proprio abbigliamento	15. Frequenza dei rapporti sociali
3. Gestione della propria salute fisica	16. Relazioni di amicizia e di aiuto
4. Gestione della propria salute psichica	17. Controllo dell'aggressività
5. Abitazione	18. Altre regole di convivenza
6. Zona di abitazione	19. Sicurezza
7. Cura dello spazio di vita e collaborazione alle attività domestiche	20. Interessi
	21. Informazioni generali
8. Attività produttive e socialmente utili	22. Livello di istruzione
9. Quantità e tipo delle attività quotidiane	23. Gestione del denaro
10. Velocità nei movimenti	24. Spostamenti e uso dei mezzi di trasporto
11. Partecipazione alla vita di residenza e centro diurno	25. Uso del telefono
12. Partecipazione alla vita familiare	26. Acquisti e commissioni
13. Vita affettiva	27. Fronteggiamento dell'emergenza
	28. Reddito, pensioni e sussidi

di obiettivi riabilitativi. Si suggerisce un utilizzo costante delle abilità di comunicazione, quali il dimostrare comprensione e il riassumere il contenuto (Falloon, 1994). Scopo fondamentale dell'intervista è quello di aiutare la persona a esprimere quanto più possibile ciò che egli pensa del suo funzionamento, pertanto le abilità di comunicazione sopra citate sono utili per incoraggiarla a chiarire sempre di più il proprio pensiero, anche se diverso da quello del familiare o dell'operatore di riferimento. In tal caso si potranno riprendere in esame le divergenze emerse durante l'attività di negoziazione.

Al termine dell'intervista è utile chiedere al soggetto una sua valutazione complessiva circa il suo funzionamento e incoraggiarlo a riconoscere ed elencare i suoi punti di forza e le sue criticità. Si può concludere l'intervista invitando il soggetto a scegliere una o più aree in cui desidera un cambiamento in tempo breve.

Esempio tratto da un'intervista VF

Area 17 - Controllo dell'aggressività

O   Nell'ultimo mese ha mai perso il controllo? Ha litigato o urlato con qualcuno?

U   Sì, una volta.

O   Mi può descrivere che cosa è successo?

U   Durante la riunione del mattino ho urlato contro Luisa perché aveva fatto la spia dicendo all'operatore che io avevo fumato in camera.

O   Mi sta dicendo che è molto arrabbiata?

U	Eh sì! Perché, lei non si arrabbierebbe?
O	Sta dicendo che secondo lei è naturale arrabbiarsi in questa situazione?
U	Sì, anche se io ho fatto una cosa sbagliata: non è certo giusto "infamare".
O	Mi sembra che lei abbia riconosciuto di aver usato un comportamento non corretto, anche se il fatto che una persona faccia la spia le dà molto fastidio.
U	Sì, perché penso che queste cose piccole possiamo sbrigarcele tra di noi, non siamo mica all'asilo!
O	Sta dicendo che queste cose la irritano molto perché per lei non sono cose gravi.
U	Sì, però forse per Luisa è grave fumare in camera, lei ci tiene tanto alle regole!
O	Mi sembra importante quello che dice, tenga conto tuttavia anche di quello che pensa la sua compagna. Provo ora a riassumere quello che mi ha detto: le persone che fanno la spia la irritano molto perché crede che si possa parlare tra voi senza aver bisogno dell'intervento del l'operatore, anche se ritiene che anche l'altra persona possa avere dei motivi validi.

7.2.2 Scala FPS

L'intervista VF fornisce, come già sopra specificato, informazioni qualitative per negoziare il percorso riabilitativo individuale, ma anche tutti quegli elementi che consentono di attribuire il punteggio sulla scala FPS (Funzionamento Personale e Sociale). È consigliabile attribuire il punteggio all'interno dell'équipe di lavoro per tenere in considerazione tutte le informazioni disponibili sul funzionamento del singolo paziente.

La scala FPS deriva dalla componente sociale della Global Functioning Scale del DSM-IV, ma è stata parzialmente modificata, ampliata e corredata di istruzioni per l'utilizzo. Si tratta di una scala a 100 punti (Tabella 7.3) dove 100 corrisponde a un funzionamento eccellente in tutte le aree del funzionamento personale e sociale, e 1 a una condizione di allerta in cui il soggetto non è in grado di soddisfare in alcun modo nemmeno i bisogni fisiologici.

Il livello di difficoltà nelle varie aree viene valutato secondo i seguenti criteri:

- *assente*;
- *lieve*: difficoltà nota solo a chi conosce bene il soggetto;
- *evidente*: difficoltà nota a chiunque, che non compromette però sostanzialmente il funzionamento in quell'area;
- *marcato*: la persona riesce ancora a mantenere un ruolo in quell'area, anche se in modo saltuario e inadeguato
- *grave*: sono presenti difficoltà che impediscono alla persona di esercitare un ruolo in quell'area;
- *gravissimo*: condizione in cui vi è pericolo per la sopravvivenza.

Tabella 7.3 Scala del Funzionamento Personale e Sociale (FPS)

100-91	Funzionamento più che buono in tutte le aree pertinenti alla sua età. È ben visto dagli altri per le sue molte qualità positive, sembra capace di far fronte adeguatamente ai problemi della vita. Interessato o impegnato in numerose attività
90-81	Funzionamento adeguato in tutte le aree, presenza solo di problemi e difficoltà comuni a molti
80-71	Lievi difficoltà in una o più delle aree principali (per esempio, temporanee difficoltà nelle mansioni lavorative o scolastiche)
70-61	Difficoltà evidente in una o più delle aree principali (per esempio, qualche assenza dal lavoro non dovuta a malattie fisiche e/o occasionali atti sconcertanti per i conviventi e/o carenze di amicizie, e/o qualche leggero ma chiaro segno di scarsa attenzione al proprio aspetto; nessuna difficoltà a svolgere un lavoro protetto)
60-51	Marcata difficoltà in una sola delle aree (per esempio, assenza di amici e difficoltà di rapporti con i familiari, ma con qualche rapporto sociale e familiare conservato o difficoltà anche in un lavoro protetto); nelle altre aree possono essere presenti difficoltà lievi o evidenti
50-41	Difficoltà marcate in due o più aree principali (1-3) con nessuna disfunzione grave o disfunzione grave in una sola area principale, con nessuna disfunzione marcata nelle altre aree principali (vedi 30-21 per disfunzione grave nei comportamenti disturbanti) (per esempio, tutte le difficoltà del livello precedente assieme)
40-31	Disfunzione grave in una sola area principale con disfunzioni marcate in una o più delle altre tre aree principali (per esempio, nessuna attività socialmente utile, assenza di frequentazioni sociali, ma rapporti discreti con almeno un familiare)
30-21	Disfunzione grave in due delle aree principali 1-3, oppure disfunzione grave nei comportamenti disturbanti con o senza disabilità nelle altre tre aree principali
20-11	Disfunzione grave in tutte e tre le aree principali 1-3, o anche disfunzione gravissima nei comportamenti disturbanti con o senza disabilità nelle altre aree. Nel dare il punteggio, nell'ambito di questo livello considerare se il paziente risponde (20-16) o risponde poco agli stimoli esterni (15-11)
10-1	Mancanza di autonomia nelle funzioni di base con comportamenti estremi (per esempio, si sporca volutamente di feci), ma senza pericolo di vita o, da 5 a 1, incapacità a mantenere l'autonomia nelle funzioni di base, tale da mettere in pericolo la sopravvivenza (rischio di morte per malnutrizione, disidratazione, infezioni, incapacità a riconoscere situazioni evidenti di immediato pericolo)
0	Informazioni insufficienti per dare un punteggio alla scala FPS

Riprodotta con autorizzazione da Morosini PL, Magliano L, Brambilla L (1998) VADO.   Valutazione di abilità e definizione di obiettivi. Erickson, Trento

Per esempio, per i *comportamenti disturbanti* e aggressivi la valutazione è la seguente:

- *assente*;
- *lieve*: scortesia, scontrosità, lamentosità;
- *evidente*: parlare a voce troppo alta, importunare gli sconosciuti;
- *marcato*: insultare persone in pubblico, rompere oggetti, presentare comportamenti inadeguati ma non pericolosi (per esempio, urinare in luoghi pubblici) in modo non occasionale;
- *grave*: minacciare le persone o colpirle fisicamente in modo non intenzionale e non occasionale;
- *gravissimo*: azioni aggressive non occasionali con possibilità di produrre lesioni anche gravi.

I *comportamenti disturbanti* vengono definiti non occasionali se si verificano tre o più volte nel periodo di riferimento, oppure anche inferiore a tre nella situazione in cui vi sia alto rischio del possibile ripetersi del comportamento disturbante

Il punteggio viene attribuito in rapporto a raggruppamenti di *aree definite principali*:

1 = attività produttive e socialmente utili;
2 = rapporti personali e sociali;
3 = cura dell'aspetto e dell'igiene;
4 = comportamenti disturbanti e aggressivi;

I *criteri* per assegnare il punteggio sono i seguenti:

- valutare sempre il funzionamento nell'ultimo mese;
- tenere presente ciò che la persona sa fare da sola senza aiuto dei familliari o dell'operatore;
- considerare le capacità del soggetto di svolgere il ruolo atteso nel suo contesto socioculturale in relazione alla sua età, al suo sesso e al suo livello di istruzione;
- per una persona che vive o lavora in un ambiente protetto senza alcuna difficoltà si considera un livello di disfunzione evidente

Esempi di attribuzione di punteggio

Esempio 1

Antonio ha 21 anni; è in carico ai servizi psichiatrici territoriali da circa un anno, vive con i genitori e un fratello di 15 anni. È iscritto all'università, ma non ha mai sostenuto esami. Attualmente lavora presso l'impresa di tinteggiatura di un cugino della madre, svolge semplici mansioni quali preparare gli ambienti, pulire. Nell'ultimo mese si sono verificate diverse assenze dal lavoro di cui Antonio non ha saputo fornire giustificazione e ha ricevuto alcuni rimproveri per il lavoro svolto in modo incompleto. Gioca saltuariamente a basket, sport che ha praticato regolarmente fino a un anno fa. Con i genitori parla poco, invece è affettuoso con il fratello. Frequenta in modo discontinuo una ragazza e durante il week-end esce con un gruppo di amici se invitato, ma non ama parlare della propria vita personale. Generalmente è curato sia nell'aspetto sia nell'igiene; qualche volta necessita di sollecitazioni. La madre lo stimola e lo accompagna per l'acquisto dell'abbigliamento. Di solito è garbato ed educato, ma nell'ultimo mese in seguito a domande insistenti della madre ha rotto il telefonino buttandolo violentemente a terra e non ha risposto alla madre.

Attività produttive e socialmente utili	**Marcato**
Rapporti personali e sociali	**Evidente**
Cura dell'aspetto e dell'igiene	**Lieve**
Comportamenti disturbanti e aggressivi	**Evidente**
Punteggio FPS = 54	

Esempio 2

Clotilde ha 25 anni, è in carico ai servizi psichiatrici territoriali da tre anni. Vive con i genitori e una sorella minore. Passa la maggior parte della giornata nella sua stanza che non riordina quasi mai, e non aiuta nei lavori domestici. Qualche volta si dedica alla lettura di un libro o fa brevi passeggiate. Si lava e si cambia gli abiti saltuariamente e solo se costretta dai familiari. Spesso è aggressiva verbalmente e insulta i genitori, mentre ha un buon rapporto con la sorella. Non ha amicizie. Afferma di essere molto affezionata a una zia anziana cui va a fare visita una volta al mese. Non lavora e in passato ha lavorato solo per brevi periodi.

Attività produttive e socialmente utili	**Grave**
Rapporti personali e sociali	**Marcato**
Cura dell'aspetto e dell'igiene	**Marcato**
Comportamenti disturbanti e aggressivi	**Evidente**
Punteggio FPS = 33	

7.2.3 Valutazione e negoziazione

In seguito all'intervista VF e all'attribuzione del punteggio sulla scala FPS si rendono disponibili le informazioni necessarie per avviare il progetto riabilitativo attraverso un processo di negoziazione (Fig. 7.1). La negoziazione è quel processo che, tenendo conto dei punti di vista di tutti gli attori coinvolti nel percorso riabilitativo e utilizzando criteri di priorità, trova un accordo circa l'area in cui intervenire prioritariamente. I criteri di priorità suggeriti sono:

- *motivazione* espressa dalla persona circa la possibilità di intervento verso una specifica abilità critica;
- *urgenza ambientale* circa una specifica area di intervento;
- *competenze possedute* dal soggetto nella specifica area;
- *risorse disponibili.*

Nel processo di negoziazione l'operatore deve porsi alcune domande, quali: la persona presenta qualche comportamento interpersonale disfunzionale? E in quali circostanze specifiche si manifesta? L'abilità è completamente assente dal repertorio della persona oppure se presente viene usata in modo impreciso e inadeguato? Qual è il livello di problema/motivazione espresso dalla persona? Quali sono le competenze della persona? Quali sono le risorse disponibili? Quanto è importante per l'ambiente il cambiamento ipotizzato?

Per negoziare occorre quindi incoraggiare la persona a fare una valutazione com-

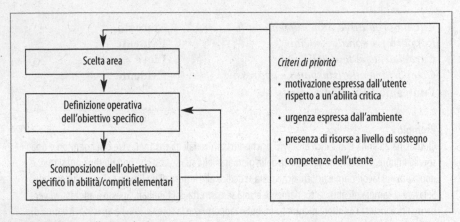

Fig. 7.1 Processo di negoziazione

plessiva del suo funzionamento, individuare i suoi punti di forza e le sue aree problematiche, quindi scegliere gli ambiti di intervento secondo i sopraccitati criteri di priorità e definire gli obiettivi.

Nel VADO sono indicati quattro tipi di obiettivi (Tabella 7.4). Sull'*obiettivo specifico* si indirizzeranno le attività riabilitative: è il risultato ottenuto dalla negoziazione. Descrive come si concretizza per quella persona l'abilità rispetto al suo progetto di vita, al suo obiettivo, alla sua situazione. L'obiettivo specifico deve essere:

* *chiaro*;
* *osservabile*;
* *realistico*;
* *operativo*;
* *condiviso*.

Deve fornire indicazioni rispetto alla frequenza con cui il soggetto deve usare l'abilità in circostanze precise.

Tabella 7.4 I tipi di obiettivi del VADO

---

* **Obiettivo globale:** si riferisce a un obiettivo a lungo termine (18-24 mesi). Consiste nell'aiutare il soggetto, dato il suo livello di funzionamento, a scegliere un ambiente in cui vivere, lavorare e fare nuove esperienze (luogo+ruolo) nel modo più autonomo possibile

* **Obiettivo generale:** si riferisce all'ottenere miglioramenti in un'area tra le 28 prese in considerazione dal VADO. Si tratta di obiettivi non ancora ben precisati e non misurabili

* **Obiettivo specifico:** si riferisce a un obiettivo già definito in modo misurabile, scomponibile in un insieme di compiti/abilità elementari. L'OS dovrebbe essere realisticamente raggiunto in qualche mese (3/6)

* **Obiettivo strumentale:** si riferisce a un obiettivo che non riguarda direttamente il soggetto ma mira a migliorare le risorse esterne e la situazione ambientale di cui egli potrà disporre per raggiungere i suoi OS e OG (es: area del lavoro, area dell'abitazione)

OG, obiettivo generale; OS, obiettivo strumentale.

Esempi di valutazione, negoziazione e definizione di obiettivo specifico

Valutazione

Esempio 1

Andrea ha 37 anni. È ospite attualmente presso una struttura residenziale, è disoccupato, in passato ha avuto diverse esperienze lavorative terminate dopo breve tempo per assenze e ritardi. Mantiene i suoi hobby, come per esempio la corsa che pratica regolarmente due volte a settimana. All'interno della residenza svolge le attività concordate: riordino della propria stanza e cura dell'orto. Prima di entrare in residenza viveva con i genitori con cui si incontra regolarmente una volta la settimana, mentre litiga di frequente con i due fratelli con i quali sia in passato sia attualmente ci sono spesso discussioni accese, provocate da divergenze di opinioni sulla gestione del denaro. Non ha amici, riceve qualche telefonata solo dai familiari, afferma di desiderare una relazione affettiva attualmente inesistente. Curato nell'aspetto e nell'igiene, talvolta deve essere sollecitato a cambiarsi gli abiti. Spesso è pressante e insistente nel fare richieste verso gli operatori, soprattutto per ottenere piccole somme di denaro in prestito.

Attività socialmente utili	**Grave**
Rapporti personali e sociali	**Marcato**
Cura dell'aspetto e igiene personale	**Lieve**
Comportamenti disturbanti e aggressivi	**Lieve**
Punteggio FPS = 36	

Negoziazione

O   Bene A., abbiamo parlato delle cose che sa fare bene e di quelle in cui ha maggiori difficoltà; fra queste in quali vorrebbe ottenere presto un miglioramento?

A   Vorrei tornare a casa con i miei al più presto, anche se so che i miei fratelli non sono d'accordo perché i miei genitori non sono in buone condizioni di salute e pensano che io possa essere di peso. Spesso mi isolo per cui mi rimproverano e io non riesco a dire le mie ragioni.

O   Quindi dice che le piacerebbe diventare più capace di esprimere ciò che pensa sia nell'ambito familiare sia con altre persone.

A   Non ho molti amici però, è la mia difficoltà, mi sento impacciato con le persone, solo quando bevo alcolici mi sento meglio, parlo di più e non ho vergogna...

O   Dice che ha esperienza, di sentirsi più abile nelle relazioni solo se ha bevuto. Suggerisco di fare maggiore esperienza nell'esprimere ciò che pensa quando è sobrio, come sta facendo in questo periodo nella residenza. Gli altri parlano volentieri con lei che sa ascoltare.

U   E che cosa dovrei fare... perché io mi sento insicuro e non so se ce la farò.

U   Sarà aiutato in questo apprendimento attraverso delle prove che farà prima con gli operatori e poi, quando si sentirà più sicuro, durante la riunione con i suoi compagni. Sceglierà degli argomenti e si eserciterà nell'esprimere le sue opinioni, sarà un po' come tornare a scuola, riceverà aiuto in questo percorso fino a quando ne avrà bisogno.

A   Beh, sono qui e anche se sono perplesso ci provo, cioè a volte sono convinto, a volte non so cosa devo fare...

7

O   Mi sta dicendo che si sente preoccupato. Succede a molte persone all'inizio di un percorso di
    cambiamento. La invito a procedere passo dopo passo.
A   OK, grazie, posso provare.

Definizione di obiettivo specifico

- *Obiettivo globale*: ritornare a vivere a casa con i genitori
- *Obiettivo generale*: migliorare l'area delle relazioni sociali
- *Abilità critica*: esprimere opinioni personali
- *Obiettivo specifico*: Andrea ogni giorno dal lunedì al venerdì nella riunione del
  mattino esprime almeno una volta il suo punto di vista sull'argomento trattato

Esempio 2, Maria

Definire un obiettivo specifico significa quindi definire l'*abilità* (che cosa ci
si aspetta che il soggetto faccia o dica, quali comportamenti debba attuare),
la *frequenza* (quanto spesso il soggetto necessita di mettere in atto l'abilità)
e le *circostanze* (quando, dove e con chi lo deve fare).

- *Abilità*: gestire pensieri disfunzionali.
- *Obiettivo specifico*: Maria critica i suoi pensieri disfunzionali ogni volta
  che, incontrando gli altri, pensa che le vogliano fare del male.
- *Fasi:* Maria (1) si concentra e descrive i fatti così come si sono succeduti;
  (2) ipotizza almeno tre possibili significati al fatto/discorso; (3) confronta
  diverse ipotesi con i fatti descritti; (4) sceglie il significato che ha più senso
  con la situazione; (5) attua il comportamento conseguente più idoneo alla situazione.
- *Pianificare l'intervento* significa rendere disponibile una procedura passo
  dopo passo per preparare la persona a usare l'abilità necessaria.

Il VADO in sintesi comprende strumenti per la valutazione del funzionamento
personale e sociale (intervista VF, scala FPS), per l'individuazione di aree riabilitative
(scheda AR), per la definizione dell'obiettivo specifico (scheda PO) e per il monitoraggio del decorso (scheda AO) (Fig. 7.2). Non comprende strumenti per l'attuazione
degli interventi riabilitativi, che vengono invece demandati a tecniche e metodologie
specifiche (Gigantesco et al., 2006).

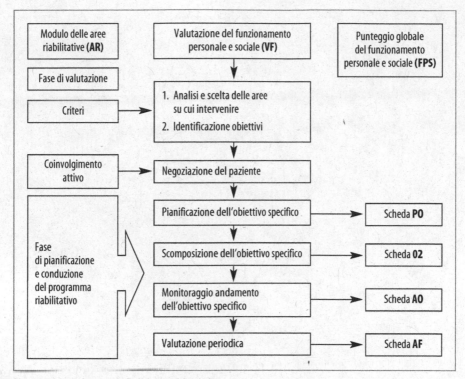

Fig. 7.2 Valutazione e definizione obiettivi

Bibliografia

Anthony WA, Liberman RP (1986) The practice of psychiatric rehabilitation: Historical, conceptual and research base. Schizophrenia Bulletin 12:242-559

Falloon JRH (1994) Intervento psicoeducativo integrato in psichiatria, 2 edn. Erickson, Trento

Farkas M, Anthony WA, Cohen A (1993) Gli aspetti psicoeducativi dell'approccio riabilitativo in psichiatria. Rivista di riabilitazione psichiatrica e psicosociale 2:5-15

Gigantesco A, Vittorielli M, Pioli R et al (2006) The VADO approach in psychiatric services: a randomized controlled trial. Psychiatric Services 57N12

Lora A, Erlicher A, Monzani E, Parabiaghi A (2012) Health of the Nation Outcome Scales: HoNOS. Il Pensiero Scientifico Editore, Milano, pp.21-26

Morosini PL, Magliano L, Brambilla L et al (2000) Development, reliability and acceptability of a new version of DSM IV Social and Occupational Functioning Assessment Scale (SOFAS). Acta Psychiatrica Scandinavica 101:323-329

Morosini PL, Magliano L, Brambilla L (1998) VADO. Valutazione di abilità e definizione di obiettivi. Erickson, Trento

Health of the Nation Outcome Scales (HoNOS)   8

A. Parabiaghi, A. Erlicher, A. Lora, E. Monzani

8.1   Struttura della scala HoNOS

Con il libro bianco *The Health of the Nation* (1993) il governo britannico individuò nell'area della salute mentale un settore prioritario di intervento. In tale documento furono definiti alcuni obiettivi specifici per i servizi di salute mentale. Tra questi, "il miglioramento del livello di salute mentale e di funzionamento sociale delle persone affette da disturbi mentali" spiccava per la sua rilevanza. La Research Unit del Royal College of Psychiatrists (CRU) ricevette quindi l'incarico di sviluppare uno strumento per valutare in che misura questi obiettivi fossero stati·raggiunti. Questo strumento doveva essere destinato a un utilizzo abituale e continuativo nei servizi di salute mentale. Avrebbe quindi dovuto essere breve, semplice, facile da usare, accettabile e utilizzabile da ogni figura professionale, in setting terapeutici diversi e su scala nazionale. Il gruppo di lavoro della CRU coordinato da John Wing giunse quindi alla realizzazione e alla messa a punto della scala di valutazione denominata Health of the Nation Outcome Scales (HoNOS) (Wing et al., 1998).

La scala HoNOS fu concepita per valutare problemi di tipo molto diverso e, infatti, nella sua denominazione originale fu definita più come un insieme di scale che non come una singola scala di valutazione. Questo carattere "multidimensionale" è motivato dalla necessità di prendere contemporaneamente in considerazione problemi sia di tipo clinico che psicosociale. È una scala che dovrebbe essere compilata dall'operatore che ha in carico il paziente e adattarsi a qualunque tipo di professionalità operante nel settore della salute mentale. I suoi punteggi possono comunque essere formulati anche in équipe e devono essere stabiliti a partire da tutte le fonti di informazione a disposizione (colloqui con il paziente e i familiari, diari clinici, riunioni sul caso ecc.).

I dodici item (o scale) valutano la gravità dei problemi nelle seguenti aree:
1. comportamenti iperattivi, aggressivi, distruttivi o agitati;

A. Parabiaghi (✉)
Laboratorio di Epidemiologia e Psichiatria Sociale
Istituto di Ricerche Farmacologiche "Mario Negri"
Milano
e-mail: alberto.parabiaghi@marionegri.it

A. Vita (a cura di), *La riabilitazione cognitiva della schizofrenia*,
DOI: 10.1007/978-88-470-2802-9_8, © Springer-Verlag Italia 2013

2. comportamenti deliberatamente autolesivi;
3. problemi legati all'assunzione di alcol o droghe;
4. problemi cognitivi;
5. problemi di malattia somatica o di disabilità fisica;
6. problemi legati ad allucinazioni e deliri;
7. problemi legati all'umore depresso;
8. altri problemi psichici e comportamentali;
9. problemi relazionali;
10. problemi nelle attività della vita quotidiana;
11. problemi nelle condizioni di vita;
12. problemi nella disponibilità di risorse per attività lavorative e ricreative.

Ciascun item ha un punteggio da 0 (nessun problema) a 4 (problemi gravi o molto gravi): mentre il punteggio 1 indica che un problema è presente, ma la sua gravità è ridotta e non è necessario alcun tipo di intervento, i punteggi 2-3-4 in tutti gli item dovrebbero essere considerati indicatori della necessità di un intervento terapeutico o sociale o assistenziale. È possibile raggruppare i 12 item in quattro sottoscale: problemi comportamentali (item 1-3), impairment (item 4-5), sintomi (item 6-8) e problemi sociali (item 9-12). I 12 punteggi possono essere sommati per ottenere il punteggio totale di gravità.

La HoNOS è stata scelta come componente del Mental Health Minimum Data Set, l'insieme di dati registrati routinariamente dal sistema informativo psichiatrico inglese (1999), e come scala di riferimento nazionale per la valutazione di esito da parte del Ministero della Sanità australiano (Stedman et al., 1997).

8.2   Versione italiana della scala HoNOS

Una prima traduzione della HoNOS e stata effettuata negli anni 1996-1997 all'interno di una ricerca sul costo dei trattamenti in psichiatria (Rossi et al., 1999). Lo studio di riproducibilità effettuato in quell'occasione aveva individuato quattro item poco riproducibili (item 4, 8, 11, 12), che per questo motivo erano stati esclusi dall'analisi. Quando si è deciso nel 1998 di intraprendere una seconda ricerca sulla valutazione dei pattern di cura e dei costi dei trattamenti (*Pattern di trattamento e costi dei Dipartimenti di Salute Mentale in Lombardia* – HoNOS 2), è stato costituito un gruppo di lavoro che ha realizzato una nuova traduzione della scala in italiano. La traduzione così ottenuta è stata successivamente ritradotta in inglese da un traduttore madrelingua che non aveva mai avuto accesso alla versione originale inglese (*back translation*). Questi accorgimenti non hanno però risolto i problemi già individuati. Per questo motivo la versione definitiva italiana della scala presenta alcune differenze rispetto alla versione inglese (Lora et al., 2001). Sono state ampliate sia le istruzioni generali relative alla scala che quelle specifiche per i singoli item, con l'inserimento di note e criteri di inclusione/esclusione che erano già in parte contenuti nel glossario, separato dalla scala nella versione inglese, e che, in parte, sono stati aggiunti in seguito al confronto con la CRU durante il lavoro di traduzione. Sono quindi stati modificati gli item 11 e 12. Questi due item, insieme con l'item 8, di cui si discuterà più avanti, sono risultati i meno riproducibili anche nei lavori di Bebbington et al. (1999), Orrell et al. (1999) e Trauer et al. (1999). Nella versione italiana il contenuto di questi item e stato ampliato è specificato, pur conservando il razionale e gli assi di valutazione individuati nella versione originale.

Per quanto riguarda l'item 11 (*Problemi nelle condizioni di vita*) viene considerato il livello di gravità dei problemi relativi:

1. all'abitazione;
2. alla disponibilità di denaro per la soddisfazione dei bisogni di base;
3. al grado di supporto e stimolo nell'ambiente domestico da parte dei familiari rispetto alla disabilità.

Per quanto riguarda l'item 12 (*Problemi nella disponibilità di risorse per attività lavorative e ricreative*) viene valutata la possibilità di accesso e utilizzo di strutture e servizi:

1. per attività ricreative;
2. per attività lavorative o formative.

Viene inoltre considerato il grado di supporto e stimolo da parte di familiari e conoscenti.

Per migliorare l'affidabilità dell'item 8 (*Altri problemi psichici e comportamentali*) il suo punteggio è stato "ancorato" agli item di un'altra scala, il *FACE Profile* (Clifford, 1996). Questo item individua infatti problemi estremamente diversi tra di loro (ansia e fobie, ossessioni e compulsioni, sintomi dissociativi, sintomi somatoformi, umore maniacale ecc.), per i quali risultava difficile ricondurre la valutazione di gravità del problema alla descrizione, per necessità non specifica, dei suoi singoli punteggi.

Nel novembre 2008 le istruzioni relative al tempo di valutazione dei problemi sono state modificate. Infatti, seguendo l'esempio australiano, si è data indicazione di codificare per le scale da 1 a 8 il problema più grave verificatosi nelle ultime due settimane, e di dare per le scale 9-10 una valutazione generale della gravità dei problemi presenti nella vita del paziente basata sulla situazione complessiva e abituale delle due settimane precedenti. Anche per le scale 11-12 si è scelto di dare una valutazione generale della gravità dei problemi presenti nella vita del paziente, ma la valutazione della situazione usuale è basata su un periodo che può estendersi oltre le due settimane.

8.3   Specifiche d'uso della scala HoNOS

Le regole che caratterizzano la somministrazione della scala implicano la necessità di un preciso addestramento al suo utilizzo. Essa può essere compilata dopo un colloquio clinico, all'interno della équipe degli operatori oppure a partire da un colloquio (anche telefonico) con un familiare o con un altro operatore. In ogni caso il suo punteggio riflette la sola valutazione dell'operatore (*clinician-oriented*) e non esprime in alcun modo il punto di vista del paziente o dei familiari.

8

La prima difficoltà che si incontra nella compilazione della HoNOS è rappresentata dall'ordine gerarchico dei sui item. Scorrendo gli item dall'1 al 12 occorre via via tener conto degli aspetti clinici o sociali già valutati per non considerarli negli item successivi. Questa operazione di "sottrazione", che dovrebbe evitare che alcuni aspetti patologici particolarmente pervasivi pesino su più item, è nella pratica piuttosto innaturale e richiede quindi addestramento e molta concentrazione.

Una variabile da tenere in debita considerazione è il livello di gravità, la cui ratifica segue regole diverse per gli item clinici (dall' 1 all'8) e per quelli psicosociali (dall'8 al 12). Ciascun item (o scala) valuta infatti più problemi e può capitare che gli stessi presentino livelli di gravità differenti. Nel caso degli item clinici la regola è quella di assegnare il punteggio corrispondente al problema più grave. Nel caso degli item psicosociali occorre invece dare una valutazione generale della gravità dei problemi presenti nella vita del paziente, senza soffermarsi al solo problema più grave. Facciamo un esempio: se il paziente mostra in un momento circoscritto una condizione di seria disabilità (riguardante, ad esempio, le abilità di base: per un giorno non si lava e non si veste, rimanendo a letto) e questa situazione non rispecchia il comportamento usuale del paziente nel resto del periodo considerato (in cui è normalmente attivo), allora il punteggio dovrà essere basso e riflettere il livello medio di sostanziale buon compenso piuttosto che riflettere il più circoscritto momento di grave disabilità. Riassumendo: occorre essere più conservativi nella valutazione degli item clinici e considerare il momento o il sintomo più grave, e occorre invece essere meno severi nella compilazione degli item psicosociali valorizzando gli aspetti più positivi e dando una valutazione complessiva dell'intero periodo.

Un'altra variabile molto importante è il tempo di riferimento per la valutazione dei problemi clinici e psicosociali. Per gli item clinici (dall'1 all'8) il tempo di riferimento stabilito è di due settimane. Un'eccezione è però rappresentata dai pazienti accolti in strutture ospedaliere e residenziali. In questo caso, se la valutazione all'ammissione o al ricovero si riferisce, come di norma, al periodo delle due settimane precedenti, quella alla dimissione si riferisce invece ai due giorni precedenti. Per gli item psicosociali (dall'8 al 12) l'intervallo di tempo considerato può variare. In particolare, negli ultimi due item (l'11 "Problemi nelle condizioni di vita", e il 12 "Problemi nella disponibilità di risorse per attività lavorative e ricreative") la valutazione si basa su un periodo che può estendersi oltre le due settimane e, come detto precedentemente, non considera il problema più grave, ma piuttosto la gravità complessiva dei problemi presenti in quell'area nella vita del paziente.

L'item 1 richiede di valutare la gravità dei problemi iperattivi, aggressivi, distruttivi o agitati. Il livello di gravità assegnato deve corrispondere al grado di intimidazione e di minaccia presenti insieme al grado di intenzionalità. Il punteggio va da 1 a 4 e parte dall'irritabilità per arrivare agli attacchi fisici gravi a persone.

L'item 2 riguarda i comportamenti deliberatamente autolesivi avvenuti nelle precedenti due settimane. La gradazione del punteggio valuta sia il rischio attuale di comportamento autolesivo che l'attuazione vera e propria di agiti autoaggressivi. Nei punteggi più bassi (1-3) troviamo il rischio da lieve a grave, mentre l'agito autolesivo si trova nei punteggi da 2 (gesti autolesivi non pericolosi) a 4 (grave tentativo di suicidio).

L'item 3 ("Problemi legati all'assunzione di alcol e droghe") valuta essenzialmente il grado di dipendenza, insieme con la perdita di controllo nell'assunzione e i comportamenti pericolosi legati all'uso. Si passa dal punteggio 1 (qualche eccesso), a un'iniziale perdita di controllo senza dipendenza, per arrivare al punteggio 4 (completa dipendenza con scadimento del comportamento del soggetto). Non sono compresi in questo item né le complicanze somatiche (item 5), né l'aggressività (item 1), né i disturbi psicopatologici (item 6-7-8), né i problemi relazionali (item 9), che vanno valutati negli item specifici.

L'item 4 ("Problemi cognitivi") valuta un insieme non omogeneo di problemi cognitivi presenti in diversi disturbi psichiatrici: dal deficit cognitivo nel ritardo mentale, al rallentamento cognitivo di natura depressiva, al blocco catatonico, agli aspetti cognitivi degli stati dissociativi, al disorientamento spazio-temporale nei disturbi psicotici e nella demenza.

L'item 5 ("Problemi di malattia somatica o di disabilità fisica") valuta non la gravità della malattia in se stessa, ma l'impatto in termini di disabilità e di riduzione delle attività nella vita del paziente. Valuta anche gli effetti collaterali delle terapie in atto. Così, per esempio, a una persona con una malattia grave come un tumore, ma senza sintomi invalidanti e senza compromissione funzionale delle attività quotidiane, non viene assegnato un punteggio elevato, nonostante la gravità del quadro in sé.

L'item 6 ("Problemi legati ad allucinazione e deliri") analizza l'impatto che l'idea delirante o l'allucinazione hanno sulla vita quotidiana del paziente, come pure il grado di sofferenza soggettiva. Per esempio, deliri che causano modesto malessere o limitati comportamenti bizzarri hanno un punteggio pari a 2. Il punteggio cresce però con il grado di malessere soggettivo, con l'influenza del delirio sulla vita del paziente e con l'aumentare del livello di bizzarria/gravità dei comportamenti messi in atto a causa dei sintomi psicotici. La gravità dei comportamenti aggressivi legati alle idee deliranti non è valutata in questo item, ma va rilevata nell'item 1.

L'item 7 ("Problemi legati all'umore depresso") valuta essenzialmente il livello di gravità dell'umore depresso e dei sintomi a esso associati (mancanza di autostima, senso di colpa, perdita di interesse, pessimismo riguardo al futuro ecc.). Il punteggio va assegnato sulla base del sintomo più grave. È importante pesare negli altri item alcuni sintomi che sono specifici della depressione. Per esempio, i comportamenti autolesivi nell'item 2, il rallentamento cognitivo nell'item 5, i deliri di carattere depressivo nell'item 6, i problemi legati alla perdita di appetito e di sonno nell'item 8.

L'item 8 ("Altri problemi clinici e comportamentali") è un item complesso che valuta problemi clinici non di carattere psicotico, quali le ansie e le fobie, le ossessioni e le compulsioni, i sintomi dissociativi di conversione, i sintomi somatoformi, i problemi nell'alimentazione, i disturbi del sonno, i problemi sessuali e l'umore euforico. Nella versione italiana, l'adozione della scala FACE Profile (Clifford, 1996) ha portato all'individuazione di 8 sottoscale, una per ciascuno dei problemi presentati. Una volta identificato il problema, si fa quindi riferimento agli specifici livelli di gravità individuati nella sottoscala specifica.

L'item 9 ("Problemi relazionali") riguarda le abilità relazionali espresse dal paziente in ambito familiare e sociale. La domanda a cui rispondere è: "Quanto è capace il paziente di stabilire relazioni di supporto?". L'item indaga sia il grado di ritiro sociale del paziente, attivo o passivo, che la presenza di relazioni di supporto o meno. Eventuali comportamenti aggressivi avvenuti nel periodo di tempo considerato sono valutati nell'item 1.

L'item 10 ("Problemi nelle attività della vita quotidiana") è relativo alla capacità del paziente di funzionare in modo adeguato e autonomo per quanto riguarda sia le attività relative alla cura di sé (mangiare, lavarsi, vestirsi, usare i servizi igienici ecc.) che quelle complesse (usare il denaro, organizzare il lavoro e il tempo libero, educare i figli, usare i mezzi di trasporto ecc.). La disabilità può essere legata sia al disturbo psichico, sia alla mancanza di motivazione. Un'attività non esercitata per mancanza di motivazione va considerata espressione di disabilità anche se il paziente ne sarebbe potenzialmente capace. La disabilità relativa a problemi fisici viene considerata nell'item 5. Il punteggio varia a seconda delle attività considerate carenti: un punteggio 3 o 4 corrisponde a un deficit nelle attività di base, mentre un punteggio 2 o 3 è relativo a problemi nelle attività più complesse.

L'item 11 ("Problemi nelle condizioni di vita") considera in che misura l'ambiente fisico e sociale supporta il paziente. Questo item valuta sia la disponibilità di un'abitazione congrua e di risorse finanziarie adeguate alla soddisfazione dei bisogni di base, sia gli aiuti/ostacoli che la famiglia potrebbe porre.

L'item 12 riguarda la possibilità di accesso ad attività formative (in campo scolastico e lavorativo) e ricreative. In altre parole la possibilità che il paziente ha di svolgere attività strutturate durante la giornata e di non rimanere inattivo. Anche in questo caso vengono valutati sia l'accesso effettivo a queste attività, sia l'apporto che i familiari danno per favorire questo inserimento. Come per l'item precedente la domanda è: "Che cosa fa l'ambiente per supportare il paziente?". Se il paziente, nonostante esista la possibilità di accesso e di utilizzo di risorse per queste attività, la rifiuta, il punteggio è 0 o 1.

8.4 Utilizzo clinico della scala HoNOS: cambiamento affidabile e clinicamente significativo

La scale di valutazione sono internazionalmente considerate un mezzo valido per misurare l'esito clinico e sociale dei pazienti seguiti dai servizi di salute mentale. Esse forniscono però risultati ambigui e difficili da interpretare in termini di peggioramento o miglioramento individuale. Nella maggior parte degli studi clinici sperimentali e osservazionali la valutazione dell'esito è affidata a test di significatività statistica. Questi approcci sono utili per evidenziare i cambiamenti, ma non ci dicono molto sull'entità o sul significato clinico degli stessi.

La scala HoNOS, come sopra più volte ricordato, è nata per essere applicata routinariamente alla pratica clinica dei servizi. È quindi necessario che possa essere utilizzata per guidare le decisioni cliniche e per monitorare l'andamento dei pazienti. La semplice applicazione della scala però non basta per evidenziare un miglioramento clinico e sociale. L'adattamento psicosociale dei pazienti infatti è tipicamente soggetto a fluttuazioni di difficile interpretazione. Occorre applicare un metodo che consenta di fare maggiore chiarezza, distinguendo i criteri e le modalità per definire il cambiamento.

L'approccio che questo paragrafo si propone di approfondire adotta un "disegno prima-dopo" allo scopo di fornire agli operatori un metodo semplice per illustrare, discutere e valutare il miglioramento e il peggioramento dei propri pazienti nel contesto della normale pratica clinica. La variabile sintetica che descrive l'esito clinico individuale è derivata dall'applicazione dei criteri del cosiddetto "cambiamento affidabile e clinicamente significativo" (RCSC, Reliable and Clinically Significant Change). Si deve soprattutto al lavoro di Jacobson e Truax (1991) l'introduzione del concetto di cambiamento individuale nella ricerca clinica e, in particolare, nell'ambito della salute mentale. La soluzione di individuare dei parametri che potessero definire affidabilmente il cambiamento clinico individuale rappresenta un contributo fondamentale alla ricerca psichiatrica.

I parametri che definiscono il RCSC in un dato paziente sono due e due sono quindi gli indici numerici da calcolare. Il primo si riferisce all'entità del cambiamento (RC), mentre il secondo si riferisce al superamento di una data soglia di rilevanza clinica (CS). I parametri del cambiamento affidabile e clinicamente significativo calcolati per la scala HoNOS dal nostro gruppo sono quelli originariamente proposti da Jacobson e Truax (1991) con la modifica di Christensen e Mendoza (1986) (Jacobson et al., 1984; Christensen e Mendoza, 1986; Parabiaghi et al., 2005; Parabiaghi et al., 2011). L'indice RC è risultato pari a 8. Solo una variazione di tale entità configurerebbe quindi un reale cambiamento, mentre variazioni minori non potrebbero definirsi affidabili e dovrebbero ascriversi a una sostanziale stabilità o, per meglio dire, a una variabilità "sotto soglia". Il *cut-off* di significatività clinica è risultato invece pari a 10. Solo nei soggetti che superano tale soglia il cambiamento potrebbe quindi definirsi clinicamente significativo.

La classificazione secondo i parametri RCSC fa sì che ciascun paziente all'interno di una coorte possa essere classificato al follow-up in uno dei seguenti gruppi:
1. peggiorato in maniera affidabile e clinicamente significativa (in ricaduta);
2. peggiorato in maniera affidabile ma non clinicamente significativa (peggiorato);
3. stabile;
4. migliorato in maniera affidabile ma non clinicamente significativa (migliorato);
5. migliorato in maniera affidabile e clinicamente significativa (in remissione).

Questa classificazione può essere utilizzata sia in studi epidemiologici o sperimentali, sia in ambito clinico per evidenziare l'andamento di gruppi di pazienti anche poco numerosi. L'applicazione di tale metodo in gruppi di pazienti non può ovviamente sostituirsi a un'analisi statistica. Al contrario i due approcci possono efficacemente combinarsi laddove la numerosità lo consenta. Il metodo RCSC, in ogni caso, può essere facilmente applicato da tutti, non necessita di competenze specifiche e può essere utilizzato per valutare l'esito anche di un solo paziente. Il principale limite di tale metodo è rappresentato dalla scarsa sensibilità al cambiamento (Parabiaghi et al., 2005; Parabiaghi et al., 2011). Questa tendenza conservativa è dovuta al criterio di cambiamento affidabile (RC) che prevede una variazione piuttosto ampia (8 punti). La necessità di una variazione di tale entità fa sì che la maggior parte dei pazienti valutati venga classificata come "stabile" anche se, di fatto, mostra un seppur minimo cambiamento.

Nella Figura 8.1 è rappresentato un esempio di feedback clinico. Il grafico riporta l'esito a 4 mesi di un gruppo di pazienti (n = 9) valutati attraverso il metodo del RCSC. Questi pazienti sono stati valutati a T0 e a T1 dallo stesso operatore, che potrebbe quindi essere candidato a ricevere il feedback. I pazienti che si trovano in basso a destra rispetto all'area diagonale del grafico risultano migliorati (n = 3). I due soggetti che si trovano al di sotto del *cut-off* di significatività clinica (*cut-off* = 10) sono in remissione (sono cioè migliorati in maniera affidabile e clinicamente significativa). I cinque soggetti che si trovano all'interno della banda diagonale sono stabili, mentre il soggetto che si trova in alto e a sinistra della banda diagonale appare peggiorato in maniera clinicamente significativa. Da notare il soggetto, tra i cinque stabili, che si localizza al confine con coloro che appaiono peggiorati; tale paziente potrebbe essere a rischio di ulteriore peggioramento e dovrebbe quindi

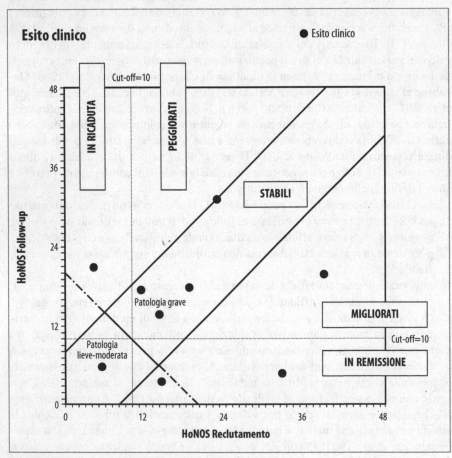

Fig. 8.1 Esempio di feedback clinico di 9 pazienti valutati in due occasioni a distanza di quattro mesi

essere seguito con particolare attenzione.

Il limite della scarsa sensibilità al cambiamento della classificazione RCSC deve essere tenuto in considerazione. Potrebbe infatti capitare che quasi tutti i pazienti valutati risultino stabili. Abbiamo quindi proposto un'ulteriore classificazione basata sulla media tra la valutazione HoNOS al reclutamento (T0) e quella al follow-up (T1) e che considera i soggetti con T0 + T1/2 ≤10 affetti da patologia lieve/moderata e i soggetti con T0 + T1/2 >10 affetti da patologia grave. Tale classificazione deve essere applicata al solo gruppo degli "stabili" e, tenendo conto della gravità media complessiva di tali soggetti, può servire a quantificare il carico clinico complessivo. Questo parametro è rappresentato nella Figura 8.1 dal segmento perpendicolare alla banda diagonale di stabilità. Pur essendo tutti stabili, un soggetto appare così collocato nell'area della patologia lieve/moderata, mentre gli altri quattro risultano gravi e possono rappresentare un carico significativo per il Servizio di Salute Mentale e gli operatori referenti.

Bibliografia

Bebbington P, Brugha T, Hill T et al (1999) Validation of the Health of the Nation Outcome Scales. Br J Psychiatry 174:389-394

Clifford P (1996) Structuring the clinical record: the FACE assessment and outcome system. CORE Centre for Outcomes Research and Effectiveness, London

Christensen L, Mendoza JL (1986) A method of assessing change in a single subject: an alteration of the RC index. Behav Ther 17:305-308

Jacobson NS, Follette WC, Revenstorf D et al (1984) Variability in outcome and clinical significance of behavioral marital therapy: a reanalysis of outcome data. J Consult Clin Psychol 52:497-504

Jacobson NS, Truax P (1991) Clinical significance: A statistical approach to defining meaningful change in psychotherapy research. J Consult Clin Psychol 59:12-19

Lora A, Bai G, Bianchi S et al (2001) La versione italiana della HoNOS (Health of the Nation Outcome Scales), una scala per la valutazione della gravità e dell'esito nei servizi di salute mentale. Epidemiol Psichiatr Soc 10:198-212

Orrell M, Yard P, Handysides J, Schapira R (1999) Validity and reliability of the Health of the Nation Outcome Scales in psychiatric patients in the community. Br J Psychiatry 174:409-412

Parabiaghi A, Barbato A, D'Avanzo B et al (2005) Assessing reliable and clinically significant change on Health of the Nation Outcome Scales: method for displaying longitudinal data. Aust N Z J Psychiatry 39:719-725

Parabiaghi A, Rapisarda F, D'Avanzo B et al (2011) Measuring clinical change in routine mental health care: differences between first-time and longer-term service users. Aust N Z J Psychiatry 45: 558-568

Rossi R, Blaco R, Castelli C et al (1999) Il costo dei pazienti psichiatrici per classi di gravita. Epidemiol Psichiatr Soc 7:198-208

Stedman T, Yellowless P, Mellsop G et al (1997) Measuring consumer outcomes in mental health. Department of Health and Family Services, Canberra

Trauer T, Callaly T, Hantz P et al (1999). Health of the Nation Outcome Scales. Results of the Victorian field trial. Br J Psychiatry 174:380-388

Wing J, Curtis RH, Beevor AS et al (1998) Health of the Nation Outcome Scales (HoNOS): research and development. Br J Psychiatry 172:11-18

Scale e strumenti "ecologici" di valutazione del funzionamento psicosociale nella schizofrenia

9

S. Galderisi, A. Mucci, P. Bucci

9.1 Introduzione

La schizofrenia rappresenta ancora oggi una delle principali cause di disabilità in tutto il mondo. Secondo le stime dell'Organizzazione Mondiale della Sanità, essa si colloca nella graduatoria delle malattie causa di disabilità, al quinto posto per i maschi e al sesto posto per le femmine (World Health Organization, 2008).

La compromissione del funzionamento psicosociale è riscontrabile nella maggior parte dei pazienti affetti da schizofrenia e rappresenta un enorme carico per il paziente, per i suoi familiari, e per la società nel suo complesso. Il miglioramento di questo aspetto della malattia rappresenta attualmente un importante obiettivo della ricerca su nuovi trattamenti per la schizofrenia e sull'integrazione degli interventi attualmente disponibili.

Alla disabilità dei pazienti affetti da schizofrenia contribuiscono numerosi fattori che possono essere schematicamente suddivisi in tre categorie principali: (a) aspetti legati alla malattia; (b) risorse della persona e (c) fattori inerenti al contesto. Tra gli aspetti inerenti alla malattia, i fattori più frequentemente chiamati in causa comprendono i sintomi negativi, la dimensione depressiva, i deficit neurocognitivi e la compromissione della cognizione sociale. La categoria delle risorse della persona e quella dei fattori legati al contesto sono state meno esplorate rispetto a quella relativa ai fattori inerenti alla malattia. Le risorse della persona si riferiscono ad aspetti quali la resilienza, le strategie di coping, gli stili di guarigione e l'autostima; i fattori inerenti al contesto comprendono variabili quali status socio-economico della famiglia, opportunità finanziarie e lavorative, incentivi familiari e sociali, stigma e rete sociale.

La disabilità delle persone affette da schizofrenia riguarda vari ambiti della vita reale: la cura di sé, il ruolo lavorativo/scolastico, la partecipazione alla vita domestica/familiare, il grado di autonomia negli spostamenti e nella gestione della vita quotidiana, l'ambito della socializzazione (rapporti con i coetanei, interessi nel tempo libero) e le relazioni sentimentali. La valutazione del funzionamento in questi ambiti nella vita reale è tuttora oggetto di un vivace dibattito nell'ambito della comunità scientifica

S. Galderisi (✉)
Dipartimento di Salute Mentale e Fisica e Medicina Preventiva
Seconda Università di Napoli (SUN)
e-mail: Silvana.Galderisi@gmail.com

A.Vita (a cura di), *La riabilitazione cognitiva della schizofrenia*,
DOI: 10.1007/978-88-470-2802-9_9, © Springer-Verlag Italia 2013

(Leifker et al., 2009; 2011). Mentre per la valutazione dei sintomi e segni del disturbo è oggi disponibile una serie di strumenti standardizzati e di largo uso sia nell'ambito clinico che in quello della ricerca, gli strumenti per la valutazione del funzionamento nei vari ambiti della vita reale non trovano ancora un consenso altrettanto diffuso. La difficoltà e la complessità di queste misure hanno incoraggiato l'elaborazione di vari strumenti atti a valutare le abilità e le competenze in senso globale e/o nei vari ambiti sopra descritti.

Tale sforzo ha condotto in primo luogo a una dicotomia concettuale, ovvero se la valutazione del funzionamento della persona debba prendere in esame la capacità di eseguire dei compiti in un contesto strutturato (*performance based measures*) oppure debba focalizzare l'attenzione su ciò che la persona fa nella vita reale. Nel primo caso ci si può avvalere di indici di funzionamento cognitivo (batterie standardizzate di test, in grado di misurare i vari aspetti del funzionamento cognitivo) o di misure più "ecologiche" che cioè, seppure utilizzate in un contesto protetto e standardizzato, propongono compiti sovrapponibili a quelli che la persona si trova a svolgere nella vita reale. Quest'ultimo ambito viene anche denominato "capacità funzionale", ovvero quello che la persona è in grado di fare in un contesto protetto e con la guida di un esaminatore (Harvey e Velligan, 2011). Una serie di studi ha evidenziato che mentre la convergenza delle misure di capacità funzionale con quelle di funzionamento cognitivo è elevata, la loro associazione con le misure di funzionamento nella vita reale è alquanto variabile (McKibbin et al., 2004; Bowie et al., 2006; Green et al., 2008). Tali osservazioni hanno riproposto la necessità e al tempo stesso la difficoltà di definire indicatori attendibili del funzionamento della persona nella vita reale. Tali indicatori sono più spesso basati sulle informazioni fornite dai pazienti e quindi sulla percezione che questi hanno della qualità della propria vita. Tuttavia, alcune variabili psicopatologiche, quali sintomi negativi, aspetti depressivi e/o mancanza di *insight*, nonché la presenza di deficit cognitivi, possono influenzare la percezione da parte del paziente della qualità della propria vita e quindi limitare l'attendibilità delle informazioni fornite. Le informazioni fornite da uno o più caregiver vengono di solito utilizzate per integrare quelle fornite dal paziente e aumentarne l'affidabilità. Tuttavia, anche in questo caso ci si scontra con dei limiti: non sempre è possibile individuare un familiare in grado di fornire informazioni sui vari ambiti di vita del paziente e, anche nel caso del caregiver, non sempre le informazioni fornite sono affidabili (Sabbagh et al., 2011; Harvey et al., 2011). Infatti, i singoli osservatori possono basare le loro risposte su metri di paragone comportamentale diversi, oppure possono spendere un numero di ore diverso con i pazienti o avere standard differenti rispetto alle performance appropriate. È stato pertanto suggerito che tali informazioni vengano integrate con quelle di altri osservatori informati, quali i membri dell'équipe psichiatrica che ha in carico il paziente. È importante sottolineare, a tale proposito, che gli studi che hanno preso in esame l'affidabilità dei punteggi attribuiti da figure dell'ambito clinico con frequenti contatti con il paziente hanno riportato un'elevata correlazione tra questi punteggi e le misure di capacità funzionale. L'osservazione del paziente nella vita reale permetterebbe di superare tali limiti, ma comporterebbe tempi e costi molto elevati, anche in relazione con la necessità di osservare il paziente in più contesti (in famiglia, con i coetanei nel tempo libero, eventualmente a scuola o al lavoro, nello svolgimento di attività connesse alla cura di sé e della casa, negli acquisti, ecc.) e comunque introdurrebbe un'alterazione del contesto in relazione con la presenza dell'osservatore.

Una valutazione del funzionamento della persona potrebbe anche essere basata sul conseguimento delle cosiddette pietre miliari dello sviluppo, quali titoli di studio, occupazione stabile e abitazione autonoma. I limiti di questo tipo di valutazione sono vari:

1. il conseguimento di molte di queste tappe è fortemente condizionato dal contesto sociale in cui vive la persona;

2. tra i pazienti affetti da schizofrenia sono pochi coloro che conseguono pietre miliari generalmente considerate importanti: secondo uno studio canadese il 77,5% dei soggetti con diagnosi di schizofrenia non ha un lavoro (Castle e Morgan, 2008) e nei Paesi ad alto tasso di disoccupazione la stima potrebbe essere addirittura peggiore;

3. una valutazione basata sul conseguimento di pietre miliari non è applicabile nel contesto di studi clinici finalizzati a valutare il cambiamento nel funzionamento della persona a seguito di un trattamento poiché i tempi di osservazione non sono di solito compatibili con cambiamenti importanti di questi indicatori.

Il dibattito sulle difficoltà di valutazione delle persone nella vita reale è tuttora aperto, ma si è giunti ad alcune importanti conclusioni:

• è opportuno che la valutazione della capacità funzionale sia condotta con strumenti "ecologici", nel senso che ripropongono al soggetto contesti e situazioni di vita reale, sia pure in un contesto protetto;

• è opportuno che la valutazione della capacità funzionale sia affiancata da quella condotta con strumenti "ibridi" finalizzati alla valutazione del funzionamento della persona nei vari contesti della vita reale (famiglia, lavoro, amici, informazione ecc.) oppure con più strumenti che forniscano indicazioni su più ambiti di funzionamento;

• è opportuno che le valutazioni relative al funzionamento nella vita reale si basino su varie fonti di informazione, ovvero paziente, amici, familiari e membri dell'équipe psichiatrica che ha in carico il paziente.

Nel 2007, dalla collaborazione tra due gruppi di ricercatori statunitensi nacque un progetto sulla validazione del funzionamento nella vita quotidiana (VALERO, The Validation of Everyday Real-World Outcomes) (Leifker et al., 2011; Harvey et al., 2011) che, in analogia con quanto fatto nell'ambito del progetto MATRICS per le funzioni cognitive (Marder e Fenton, 2004), si proponeva di migliorare la valutazione del funzionamento nella vita reale e individuare strumenti che in futuro potessero essere utilizzati negli studi sul trattamento della schizofrenia. A tale scopo il progetto si proponeva di esaminare la concordanza tra una serie di strumenti esistenti e misure *performance-based*, sia di tipo neurocognitivo che di capacità funzionale, allo scopo di individuare le scale (o le sottoscale) e le fonti di informazione (paziente, familiare/caregiver, membro dell'équipe psichiatrica che ha in carico il paziente) con la più alta convergenza con le altre misure, in un disegno longitudinale. Una serie di esperti furono invitati a nominare le scale che a loro avviso consentivano una buona valutazione del funzionamento nella vita reale. Dall'elenco di queste scale vennero selezionati gli strumenti per i quali erano disponibili dati sulle caratteristiche psicometriche e che fornivano una valutazione del funzionamento sociale, delle abilità nella vita quotidiana o di entrambe queste aree (strumenti ibridi). Per tutte le scale e le sottoscale così individuate veniva poi valutata l'affidabilità (concordanza test-retest e tra diversi valutatori), la convergenza con altre misure di esito funzionale (neurocognitive e capacità funzionale), la sensibilità agli effetti del trattamento, l'utilità per le varie potenziali fonti di informazione (paziente, amici, familiari, membri dell'équipe psichiatrica), i rapporti con la psicopatologia, la praticità e la tollerabilità per persone con scarsa istruzione e la convergenza con altre misure di esito funzionale nella vita reale (inclusi altri strumenti di valutazione o tappe di vita/pietre miliari conseguite nel corso dello sviluppo). Alla fine del processo, dalle 59 diverse misure suggerite dagli esperti furono selezionati 2 strumenti ibridi, 2 di funzionamento sociale e 2 di funzionamento nella vita quotidiana che rispondevano ai criteri predeterminati. I due strumenti ibridi sono la Heinrichs-Carpenter Quality of Life Scale (Heinrichs et al., 1984) e la Specific Levels of Functioning Assessment (Schneider e Struening, 1983), quelli di funzionamento sociale la Social Behavior Schedule (Wykes e Sturt, 1986) e la Social Functioning Scale (Birchwood et al., 1990), e quelli di funzionamento nella vita quotidiana il Life Skills Profile (Rosen et al., 1989) e la Independent Living Skills Survey (Wallace et al., 2000).

Un'iniziativa analoga, in Europa, fu intrapresa negli stessi anni dall'European Group on Functional Outcomes and Remission in Schizophrenia (EGOFORS) (Peuskens e Gorwood, 2012). Anche in questo caso, un gruppo di esperti è stato invitato a selezionare gli strumenti ritenuti più adeguati per completezza, praticità e tollerabilità. Sono state individuate sei scale: la Scala di Funzionamento Personale e Sociale (FPS) o Personal and Social Performance Scale (PSP) (Morosini et al., 2000), la Functional Remission of General Schizophrenia Scale (FROGS) (Llorca et al., 2009), la University of California Performance-based Skills Assessment-B (UPSA-B) (Mausbach et al., 2007), la Psychosocial Remission in Schizophrenia Scale (PSRS) (Barak et al., 2010), la Subjective Wellbeing under Neuroleptic Treatment Scale (SWN) (Naber, 1995) e la Heinrichs-Carpenter Quality of Life Scale (Heinrichs et al., 1984).

Di seguito vengono descritti i principali strumenti prescelti nell'ambito del progetto VALERO ed EGOFORS, nonché lo Schizophrenia Objective Functioning Instrument (Kleinman et al., 2009), sviluppato più recentemente.

9.2   La valutazione del funzionamento nella vita reale

In questo paragrafo vengono descritte le scale di valutazione del funzionamento nella vita reale selezionate da esperti del settore nell'ambito degli studi VALERO (Leifker et al., 2011) ed EGOFORS (Peuskens e Gorwood, 2012) come maggiormente validate dall'evidenza in base al consenso tra esperti. Sono:

- la Social Behavior Schedule (Wykes e Sturt, 1986);
- la Social Functioning Scale (Birchwood et al., 1990);
- il Life Skills Profile (Rosen et al., 1989);
- l'Independent Living Skills Survey (Wallace et al., 2000);

- la Heinrichs-Carpenter Quality of Life Scale (Heinrichs et al., 1984);
- la Specific Levels of Functioning Assessment (Schneider e Struening, 1983);
- la Psychosocial Remission in Schizophrenia Scale (Barak et al., 2010).

Verrà anche descritta la scala Schizophrenia Objective Functioning Instrument (Kleinman et al., 2009) che, analogamente, è stata sviluppata in base al consenso tra esperti.

9.2.1   Scale per la valutazione del funzionamento nella vita quotidiana

Il *Life Skills Profile (*LSP*)* (Rosen et al., 1989) utilizza un'intervista a membri dell'équipe o a familiari chiave per valutare il funzionamento del paziente nella vita quotidiana. Viene incoraggiato l'uso di più fonti d'informazione e può essere creato un punteggio medio da tutte le fonti. Include 39 item che valutano cinque aree di funzionamento: (1) la cura di sé, (2) i comportamenti disturbanti, (3) i contatti sociali, (4) la comunicazione e (5) la responsabilità. Gli item vengono valutati su una scala a 4 punti, con i punteggi più alti indicativi di funzionamento peggiore. I punteggi delle aree si ricavano dalla media dei punteggi degli item relativi a ciascuna di esse. Non è specificato l'intervallo di riferimento, ma generalmente si considera il funzionamento negli ultimi tre mesi.

L'*Independent Living Skills Survey (*ILSS*)* (Wallace et al., 2000) è un questionario per la valutazione del funzionamento nella vita quotidiana di individui con malattie psichiatriche croniche gravi. Valuta il funzionamento negli ultimi 30 giorni. Ne esistono due versioni: l'ILSS-SR che viene compilata dal paziente e l'ILSS-I che viene compilata da un membro dell'équipe terapeutica o da un familiare chiave. Entrambe le versioni possono essere somministrate anche da un valutatore. L'ILSS-I include 103 item che riguardano le abilità di base della vita quotidiana, quali cura dell'aspetto e dell'igiene personale, cura della propria salute e degli ambienti di vita, preparazione dei pasti e comportamento alimentare, amministrazione del proprio reddito, uso dei mezzi di trasporto, attività ricreative, ricerca e mantenimento del lavoro e interazioni sociali. A ogni item viene assegnato un punteggio su una scala a 5 punti per valutare quanto spesso l'abilità viene praticata (da mai a sempre). In media viene completata in circa 35 minuti. Per ognuna delle aree suddette si calcola un punteggio medio globale in cui i punteggi maggiori indicano migliore funzionamento. La versione compilata dal paziente (ILSS-SR) include 61 item concernenti le stesse aree funzionali (più 9 domande riguardanti l'aspetto del paziente quando viene somministrata da un valutatore). I pazienti devono valutare se ognuna delle abilità viene praticata o meno (rispondendo sì o no per ogni item). Le risposte sono sommate (no = 0, sì = 1) e mediate per ogni area. Il tempo di somministrazione è di circa 20-30 minuti.

9.2.2   Scale per la valutazione del funzionamento sociale

La *Social Behavior Schedule* (SBS) (Wykes e Sturt, 1986) valuta il funzionamento sociale in individui con disturbi mentali inseriti in strutture riabilitative o residenziali. La scala viene somministrata a un operatore della struttura come intervista e valuta il funzionamento nell'ultimo mese in 21 aree del comportamento sociale. Occorrono circa 15 minuti per la somministrazione. La maggior parte degli item viene valutata su una scala a 5 punti, dove i punteggi più alti indicano peggiore funzionamento. Oltre ai punteggi di area, si ottengono due punteggi aggiuntivi: sommando i punteggi agli item valutati 3 o 4 si ottiene il punteggio per i problemi comportamentali gravi (BSS, *behavior severe problems score*), mentre sommando gli item valutati 2, 3 o 4 si ottiene quello indicativo di problemi comportamentali moderati o gravi (BSM, *behavior severe moderate problems score*).

La *Social Functioning Scale* (SFS) (Birchwood et al., 1990) valuta l'adattamento sociale dei pazienti con schizofrenia. Include 79 item per valutare il funzionamento sociale in sette aree: (1) socializzazione (tempo trascorso in solitudine, evitamento sociale); (2) comunicazione e comportamento interpersonale (amici, relazioni sentimentali, qualità della comunicazione); (3) attività sociali (coinvolgimento in attività sociali comuni come andare a cinema); (4) attività ricreative (hobby comuni o interessi); (5) competenza per una vita indipendente (possesso delle abilità necessarie per una vita indipendente, quali fare la spesa, lavare i propri indumenti, aver cura di sé); (6) indipendenza nella prestazione (utilizzo delle abilità per una vita indipendente); e (7) occupazione (coinvolgimento in attività produttive o programmi strutturati di attività giornaliera). L'intervista dura circa 30-45 minuti e può essere somministrata al paziente o a un membro dell'équipe psichiatrica. Ogni item viene valutato su una scala a 4 punti, in cui i punteggi più alti indicano migliore funzionamento; si ottengono anche punteggi di area.

9.2.3   Scale ibride

La *Specific Levels of Functioning Scale* (SLOF) (Schneider e Struening, 1983) è uno strumento ibrido che esplora molti aspetti del funzionamento. La scala è stata tradotta in italiano e adattata al nostro contesto nazionale nell'ambito dello "Studio multicentrico sui fattori che condizionano il funzionamento sociale nella vita reale delle persone con diagnosi di schizofrenia" del Network Italiano per la Ricerca sulle Psicosi (Galderisi et al., 2012).

La SLOF è stata sviluppata nel corso di 3 anni dalla New Jersey Division of Mental Health and Hospitals partendo da 150 item messi a punto o adattati dai ricercatori per descrivere il funzionamento dei soggetti con malattie mentali gravi. Da questi 150 item iniziali, attraverso un'ampia utilizzazione della scala pilota, la discussione tra gli operatori coinvolti nella cura dei pazienti e la misurazione delle sue proprietà psicometriche in diversi studi, sono poi stati selezionati i 43 che compongono la scala (Schneider e Struening, 1983).

La SLOF è quindi composta da 43 item e si basa su quanto riportato da un operatore o da un familiare chiave sui comportamenti e sul funzionamento dei pazienti nelle seguenti aree: (1) efficienza fisica; (2) cura di sé; (3) relazioni interpersonali; (4) accettabilità sociale; (5) attività in ambito comunitario, e (6) capacità lavorative. Per ogni domanda concernente ciascuno dei suddetti domini viene chiesta una valutazione su una scala Likert a 5 punti, dove il punteggio più alto descrive il migliore funzionamento.

A ciascun intervistato viene anche chiesto di fornire un punteggio da 1 a 5 (da "molto poco" a "molto bene") per il grado di conoscenza del paziente.

Il punteggio totale della SLOF varia da 43 (compromissione massima del funzionamento in tutte le aree) a 215 (funzionamento ottimale in tutte le aree). Non è specificato l'intervallo di tempo da considerare per le valutazioni, pertanto si adotta un intervallo di riferimento a seconda delle esigenze della ricerca: per esempio, l'intervallo per la valutazione dell'efficacia di un intervento di riabilitazione può variare dall'ultima settimana all'ultimo mese. La scala include anche domande aperte per chiedere all'intervistato se vi sono aree non valutate nell'intervista che dovrebbero essere considerate per descrivere il funzionamento del paziente nella vita reale.

La SLOF è stata recentemente indicata come la migliore scala per la valutazione del funzionamento negli studi clinici tra quelle incluse nel programma VALERO (Harvey et al., 2011).

La *Quality of Life Scale* (QLS) (Heinrichs et al., 1984) è un'intervista semistrutturata messa a punto per la valutazione del funzionamento nella vita reale in pazienti con schizofrenia. La scala include 21 item e considera il funzionamento in quattro domini: (1) funzioni intrapsichiche; (2) relazioni interpersonali; (3) ruolo lavorativo e (4) attività e oggetti comuni. L'intervista viene somministrata da un operatore addestrato e dura circa 45 minuti. La QLS valuta il funzionamento nell'ultimo mese. L'intervistatore valuta ognuno dei 21 item su una scala a 7 punti in cui i punteggi maggiori indicano un migliore funzionamento. Con la somma di item specifici si ottengono punteggi di area e un punteggio totale che varia da 0 a 126.

La *Schizophrenia Objective Functioning Instrument* (SOFI) (Kleinman et al., 2009) è stata sviluppata successivamente allo studio VALERO, con un processo di rivalutazione da parte di esperti delle scale esistenti nel tentativo di estendere e migliorare la valutazione del funzionamento nella vita reale dei pazienti con schizofrenia. Partendo da scale già disponibili per la valutazione del funzionamento sia nella schizofrenia che in altre patologie (per esempio, la demenza), sono stati inizialmente individuati 362 item per la valutazione delle seguenti aree: (1) condizioni abitative (stabilità e indipedenza); (2) attività strumentali della vita quotidiana (gestione delle proprie finanze, utilizzazione dei mezzi di trasporto); (3) attività produttive e sociali della vita quotidiana (lavoro, scuola, supervisione delle attività di figli); e (4) funzionamento sociale (socializzazione e sostegno sociale). Sono stati poi aggiunti altri 122 item sviluppati ex novo e tutti gli item sono stati valutati da esperti indipendenti per selezionare quelli da includere. La versione finale della scala prevede un'intervista semistrutturata per il paziente (SOFI-P) e una per l'operatore/familiare (SOFI-I). Viene assegnato un punteggio per ogni item e fatta una valutazione globale per area. La scala dei punteggi è di 4, 6 o 7 punti, a seconda dell'item valutato; la valutazione globale è compresa tra 1 (scadente funzionamento) e 100 (funzionamento eccellente), con intervalli di 10 punti (1-10, 11-20, fino a 91-100).

La *Psychosocial Remission in Schizophrenia Scale* (PSRS) (Barak et al., 2010) è stata sviluppata attraverso un procedimento simile a quello adoperato per la precedente scala. In particolare, sono state selezionate le aree del funzionamento che gli esperti consideravano rilevanti per la valutazione dell'eventuale remissione psicosociale, in analogia con quanto fatto per la remissione sintomatologica. Sono poi stati selezionati

124 item che descrivevano tali aree e gli esperti hanno valutato la rilevanza di ogni item, selezionando i 20 item che sono stati inclusi nella versione da validare. La versione preliminare quindi includeva 20 item, 10 per la qualità della vita e 10 per le attività della vita quotidiana. Ogni item veniva valutato su una scala a 7 punti come per la Positive and Negative Syndrome Scale (da 1, nessuna compromissione, a 7, compromissione estrema).

La versione finale della PSRS include 8 item: i primi 4 (Q1-Q4) per la valutazione della qualità della vita e gli altri 4 (F1-F4) per la valutazione delle attività strumentali della vita quotidiana. Vengono qui di seguito riportate le definizioni degli 8 item:

* Q1 - *Relazioni familiari*: mantenere relazioni interpersonali continue con la famiglia nucleare (genitori, germani, figli, coniuge). Partecipare a eventi della famiglia estesa (compleanni, matrimoni, festività);
* Q2 - *Autoconsapevolezza e comprensione*: riconoscimento delle capacità e risorse personali vs. consapevolezza delle carenze personali;
* Q3 - *Energia*: sentimento di efficienza e autodeterminazione. La capacità di agire in modo vigoroso e con finalità precise;
* Q4 - *Interesse nella vita quotidiana*: soddisfazione per la propria vita. Mostrare interesse nelle attività e negli eventi quotidiani;
* F1 - *Cura di sé*: essere capaci di mantenere l'igiene personale, un aspetto curato e appropriatamente attraente;
* F2 - *Attività*: capacità di mantenersi attivo. Capacità di pianificare e portare a termine attività finalizzate durante la giornata;
* F3 - *Responsabilità per il trattamento medico*: responsabilità in senso lato; procurarsi le prescrizioni in tempo, mostrare una buona aderenza al trattamento, mantenere un contatto continuo con lo staff;
* F4 - *Usare i servizi sociali*: abilità e capacità di pianificare e mantenere contatti con tutti i servizi necessari per il benessere quotidiano (servizio sanitario, poste, banca, chiesa, club ricreativi).

9.3   Valutazione della capacità funzionale

Come già ricordato, si definisce capacità funzionale l'insieme delle abilità che la persona è in grado di applicare in un contesto protetto e con la guida di un esaminatore (Harvey e Velligan, 2011). La valutazione "ecologica" della capacità funzionale si basa sull'esecuzione di compiti rilevanti per la vita quotidiana e per l'interazione sociale e che richiedono abilità quali la cura di sé e della casa, la comunicazione, la gestione delle proprie spese, l'uso dei mezzi di trasporto, la pianificazione delle attività del tempo libero e l'interazione efficace in situazioni sociali problematiche.

Nell'ambito dell'iniziativa MATRICS sono state raccomandate due misure di capacità funzionale: la University of California Performance-Based Skills Assessment (UPSA) (Patterson et al., 2001), che valuta la capacità funzionale rispetto alle abilità della vita quotidiana, e il Maryland Assessment of Social Competence (MASC) (Bellack et al., 2006), che valuta la capacità funzionale in situazioni interpersonali.

La *University of California Performance-Based Skills Assessment* (UPSA) (Patterson et al., 2001) utilizza dei *role-play* standardizzati per valutare cinque aree di capacità funzionale: (1) la cura della casa, (2) la comunicazione, (3) la gestione delle proprie spese, (4) l'uso dei mezzi di trasporto, (5) la pianificazione delle attività del tempo libero. Qui di seguito vengono forniti alcuni esempi per ognuna delle aree suddette. Per la cura della casa si utilizzano compiti in cui viene fornita una ricetta al soggetto e gli viene chiesto di compilare la lista degli ingredienti da comprare. Per l'abilità di comunicazione si utilizzano compiti in cui si chiede al soggetto di simulare una telefonata per spostare un appuntamento o di chiedere informazioni telefonicamente. La capacità di gestire le proprie spese viene indagata con compiti quale pagare una bolletta, in cui si fornisce al soggetto una bolletta (per esempio, del gas) e gli si chiede di compilarla in tutte le sue parti. Per l'abilità di utilizzare i mezzi di trasporto, si chiede alla persona di organizzare una gita a un vicino zoo, utilizzando i mezzi pubblici (il soggetto deve ottenere informazioni sul tipo di mezzo di trasporto che può utilizzare, sugli orari e i costi). Analogamente per la capacità di organizzare il tempo libero si utilizzano compiti in cui il soggetto deve praticamente organizzare una gita in una località (per esempio, l'acqua park). Si fa leggere al soggetto un articolo in cui si pubblicizza la località e gli si chiede quali sono gli orari di apertura e chiusura, cosa deve portare con sé (per esempio, costume, crema solare, asciuga mano).

La *versione breve dell'UPSA* (UPSA-B) (Mausbach et al., 2007) valuta soltanto le abilità di comunicazione e finanziarie. Per la comunicazione viene valutata la capacità di comporre un numero telefonico, di seguire le indicazioni per presentarsi a una visita medica, di spostare un appuntamento e di chiedere informazioni telefonicamente. Per la gestione delle proprie spese viene valutata la capacità di contare del denaro (monete e banconote di diverso taglio), di contare il resto da avere su un acquisto e di pagare una bolletta.

Il *Maryland Assessment of Social Competence* (MASC) (Bellack et al., 2006) valuta la capacità funzionale di risolvere con la conversazione situazioni interpersonali problematiche. Il MASC impiega tre minuti di role-play da svolgere con un'assistente. Vengono valutate le competenze interpersonali dei partecipanti (quali il comportamento non verbale o la capacità di negoziazione), così come le loro capacità di reagire sul momento per rispondere a segnali sociali o risolvere problemi. L'esecuzione dei compiti è preceduta da una pratica di role-play di 90 secondi per orientare il partecipante. Viene fornita una descrizione dell'interazione prima di ogni role-play su una scheda e si chiede al partecipante chi impersonerà nell'interazione prevista per il role-play, in modo da essere certi che abbia compreso il compito. Se la risposta è corretta, la situazione del role-play da impersonare viene descritta con un messaggio audio, dopo di che l'assistente avvia l'interazione prevista. Dopo 1 e 2 minuti dall'inizio, l'assistente cambia atteggiamento rispetto al problema. Per esempio, in una scena, il partecipante deve parlare con il padrone di casa per riparare una perdita d'acqua. Per il primo minuto, l'assistente che impersona il padrone di casa fornisce risposte interlocutorie ("Cercherò di fare del mio meglio"), al secondo minuto suggerisce al partecipante di fare qualcosa (per esempio, mettere un secchio dove c'è la perdita), e dopo tre minuti assume un atteggiamento prevaricatore (per esempio, "Va bene, ho preso nota, quando

9

avrò tempo me ne occuperò"). Gli atteggiamenti dell'assistente sono standardizzati e forniscono risposte aperte o non impegnative, con una valenza emotiva neutra. In questo modo la conduzione dell'interazione è affidata al partecipante. Le abilità esplorate sono raggruppabili in tre categorie: (1) l'assertività, cioè la capacità di difendere i propri diritti e far valere le proprie richieste; (2) l'abilità di arrivare a un compromesso (per esempio, la capacità di negoziare quando c'è una differenza di opinione); (3) la capacità di avviare la conversazione.

9.4 Conclusioni

L'interesse crescente verso la remissione e il *recovery* nella schizofrenia pone al centro della ricerca la valutazione della capacità funzionale e del funzionamento dei pazienti nella vita reale.

Tuttavia, la valutazione del funzionamento nella vita reale è complessa per la varietà di domini da includere e la difficoltà di reperire fonti affidabili. La selezione degli strumenti dipende da diversi fattori e nessuno strumento è oggi sufficientemente validato come misura di esito in tutti i contesti. La conoscenza dei principali strumenti a disposizione e dei loro punti di forza e di debolezza è pertanto essenziale per scegliere di volta in volta quelli più appropriati.

La valutazione sistematica di tali aspetti può far progredire la nostra conoscenza sulle disabilità dei pazienti affetti da schizofrenia e sui fattori che le condizionano, per orientare la ricerca finalizzata all'individuazione di trattamenti personalizzati e rendere più efficace e razionale la pianificazione e il monitoraggio degli interventi farmacologici e riabilitativi.

Bibliografia

Barak Y, Bleich A, Aizenberg D (2010) Psychosocial remission in schizophrenia: developing a clinician-rated scale. Compr Psychiatry 51:94-98

Bellack AS, Brown CH, Thomas-Lohrman S (2006) Psychometric characteristics of role-play assessments of social skill in schizophrenia. Behav Ther 37: 339-352

Birchwood M, Smith J, Cochrane R et al (1990) The Social Functioning Scale. The development and validation of a new scale of social adjustment for use in family intervention programmes with schizophrenic patients. Br J Psychiatry 157:853-859

Bowie CR, Reichenberg A, Patterson TL et al (2006) Determinants of real-world functional performance in schizophrenia subjects: correlations with cognition, functional capacity, and symptoms. Am J Psychiatry 163:418-425

Buchanan RW, Davis M, Goff D et al (2005) A summary of the FDA-NIMH-MATRICS workshop on clinical trial design for neurocognitive drugs for schizophrenia. Schizophr Bull 31:5-19

Castle DJ, Morgan VA (2008) Epidemiology. In: Mueser KT, Jeste DV (eds) Clinical handbook of schizophrenia. The Guildford Press, New York

Dickerson FB (1997) Assessing clinical outcomes: the community functioning of persons with serious mental illness. Psychiatr Serv 48:897-902

Galderisi S, Rocca P, Rossi A (2012) Real world functioning of people with schizophrenia: new research perspectives. Journal of Psychopathology 18:1-4

Green MF, Nuechterlein KH, Kern RS et al (2008) Functional co-primary measures for clinical trials in schizophrenia: results from the MATRICS Psychometric and Standardization Study. Am J Psychiatry 165:221-228

Harvey PD, Raykov T, Twamley EW et al (2011) Validating the measurement of real-world functional outcomes: phase I results of the VALERO study. Am J Psychiatry 168:1195-1201

Harvey PD, Velligan DI (2011) International assessment of functional skills in people with schizophrenia. Innov Clin Neurosci 8:15-18

Heinrichs DW, Hanlon TE, Carpenter WT Jr (1984) The Quality of Life Scale: an instrument for rating the schizophrenic deficit syndrome. Schizophr Bull 10:388-398

Kleinman L, Lieberman J, Dube S et al (2009) Development and psychometric performance of the schizophrenia objective functioning instrument: an interviewer administered measure of function. Schizophr Res 107:275-285.

Leifker FR, Bowie CR, Harvey PD (2009) Determinants of everyday outcomes in schizophrenia: the influences of cognitive impairment, functional capacity, and symptoms. Schizophr Res 115: 82-87

Leifker FR, Patterson TL, Heaton RK et al (2011) Validating measures of real-world outcome: the results of the VALERO expert survey and RAND panel. Schizophr Bull 37:334-343

Llorca PM, Lançon C, Lancrenon S et al (2009) The "Functional Remission of General Schizophrenia" (FROGS) scale: development and validation of a new questionnaire. Schizophr Res 113:218-225

Marder SR, Fenton W (2004) Measurement and Treatment Research to Improve Cognition in Schizophrenia: NIMH MATRICS initiative to support the development of agents for improving cognition in schizophrenia. Schizophr Res 72:5-9

Mausbach BT, Harvey PD, Goldman SR et al (2007) Development of a brief scale of everyday functioning in persons with serious mental illness. Schizophr Bull 33:1364-1372

McKibbin CL, Brekke JS, Sires D et al (2004) Direct assessment of functional abilities: relevance to persons with schizophrenia. Schizophr Res 72:53-67

Morosini PL, Magliano L, Brambilla L et al (2000) Development, reliability and acceptability of a new version of the DSM-IV Social and Occupational Functioning Assessment Scale (SOFAS) to assess routine social functioning. Acta Psychiatr Scand 101:323-329

Naber D (1995) A self-rating scale to measure subjective effects of neuroleptic drugs, relationships to objective psychopathology, quality of life, compliance and other clinical variables. Int Clin Psychopharmacol 10(Suppl):133-138

Patterson TL, Goldman S, McKibbin CL et al (2001) UCSD Performance-Based Skills Assessment: development of a new measure of everyday functioning for severely mentally ill adults. Schizophr Bull 27:235-245

Peuskens J, Gorwood P (2012) EGOFORS Initiative. How are we assessing functioning in schizophrenia? A need for a consensus approach. Eur Psychiatry 27:391-395

Rosen A, Hadzi-Pavlovic D, Parker G (1989) The life skills profile: a measure assessing function and disability in schizophrenia. Schizophr Bull 15:325-237

Sabbag S, Twamley EM, Vella L et al (2011) Assessing everyday functioning in schizophrenia: not all informants seem equally informative. Schizophr Res 131: 250-255

Schneider LC, Struening EL (1983) SLOF: a behavioral rating scale for assessing the mentally ill. Soc Work Res Abstr 19:9-21

Wallace CJ, Liberman RP, Tauber R et al (2000) The Independent Living Skills Survey: a comprehensive measure of the community functioning of severely and persistently mentally ill individuals. Schizophr Bull 26:631-658

World Health Organization (2008) Global burden of disease 2004-Update. WHO Press, Geneva

Wykes T, Sturt E (1986) The measurement of social behaviour in psychiatric patients: an assessment of the reliability and validity of the SBS schedule. Br J Psychiatry 148:1-11

Parte IV
Metodi e tecniche della riabilitazione cognitiva delle psicosi

Il rimedio cognitivo nelle psicosi: principi e metodi

10

A. Vita, S. Barlati, L. De Peri, G. Deste

10.1 Introduzione

I deficit cognitivi vengono attualmente considerati un sintomo fondamentale della schizofrenia (Heinrichs e Zakzanis, 1998). È noto che tali disfunzioni cognitive costituiscono un fattore predittivo negativo del funzionamento sociale e lavorativo del soggetto, oltre che della qualità di vita, e un fattore limitante il successo degli interventi riabilitativi psicosociali (Alptekin et al., 2005; Green et al., 2000; Milev et al., 2005). Per tali considerazioni, il trattamento dei deficit cognitivi è divenuto un target rilevante nella terapia della schizofrenia. Gli interventi di tipo farmacologico si sono dimostrati in grado di migliorare solo parzialmente la componente cognitiva della schizofrenia: in particolare gli antipsicotici di prima generazione hanno dimostrato un impatto per lo più negativo, mentre gli antipsicotici di nuova generazione hanno rivelato una capacità solo modesta di migliorare le funzioni cognitive (Davidson et al., 2009; Mortimer et al., 2007; Woodward et al., 2005).

Tutto ciò ha reso necessario lo sviluppo e l'applicazione clinica di interventi non farmacologici finalizzati al recupero del funzionamento cognitivo. Nel corso degli ultimi anni sono state pertanto proposte ed elaborate differenti strategie e specifiche tecniche non farmacologiche di rimedio cognitivo, volte a migliorare la performance cognitiva dei pazienti e, di conseguenza, l'esito clinico e funzionale del disturbo (Velligan et al., 2006). Tale obiettivo terapeutico si basa sul presupposto che i deficit cognitivi siano in qualche misura modificabili e che nuove abilità, a supporto di quelle perdute, possano essere sviluppate (Wykes e Spaulding, 2011).

A. Vita (✉)
Dipartimento di Scienze Cliniche e Sperimentali, Sezione di Neuroscienze
Università di Brescia, Unità Operativa di Psichiatria 20
Dipartimento di Salute Mentale, Azienda Ospedaliera Spedali Civili di Brescia
e-mail: vita@med.unibs.it

A.Vita (a cura di), *La riabilitazione cognitiva della schizofrenia*,
DOI: 10.1007/978-88-470-2802-9_10, © Springer-Verlag Italia 2013

10.2   Il rimedio cognitivo

10.2.1   Definizione e obiettivi

Il termine "rimedio" (*remediation*) significa correggere un'alterazione di base, ma ciò non stabilisce il processo mediante il quale tale alterazione viene "corretta". La seguente classificazione in categorie si basa su una distinzione proposta da Spaulding et al. (1998). Il processo di "rimedio" può consistere:
1. nello sviluppo di nuove capacità che sostituiscono o compensano quelle perdute;
2. nella riparazione durante la terapia di processi alterati;
3. nella facilitazione di un processo di ripresa che avverrebbe naturalmente.

Il Cognitive Remediation Experts Workshop, tenutosi a Firenze nell'aprile 2010, ha definito come le tecniche di rimedio cognitivo per la schizofrenia siano interventi basati su un training comportamentale che mira a migliorare i processi cognitivi (attenzione, memoria, funzioni esecutive, *social cognition* e metacognizione) con l'obiettivo di ottenere la persistenza dei risultati e la loro generalizzazione (Wykes e Spaulding, 2011). Il cambiamento della performance cognitiva è quindi certamente un obiettivo primario delle tecniche di rimedio cognitivo, ma quello principale (e clinicamente più significativo) è rappresentato dal miglioramento del funzionamento globale e della qualità di vita del paziente. Per raggiungere tale obiettivo, la maggior parte delle tecniche di rimedio cognitivo prendono in considerazione le funzioni che maggiormente si correlano alla disabilità del paziente. Le funzioni esecutive, la memoria e l'attenzione hanno rappresentato aree di particolare interesse nella ricerca sulla schizofrenia durante gli ultimi decenni e si sono dimostrate importanti indicatori di outcome funzionale e rappresentano pertanto alcuni tra i principali target degli interventi di rimedio cognitivo (Genevsky et al., 2010; Wykes, 2000). Lo stesso obiettivo è comunque perseguito da diverse tecniche di rimedio cognitivo, attraverso lo sviluppo di specifiche abilità. È possibile che i diversi approcci di rimedio cognitivo possano essere complementari e sinergici, e che il potenziamento di specifiche funzioni cognitive favorisca l'apprendimento di nuove strategie compensatorie di *problem solving*, da applicare e generalizzare alla vita quotidiana (Medalia e Choi, 2009; Medalia e Lim, 2004; Wykes e Reeder, 2005).

10.2.2   Metodi e tecniche

Le attuali modalità di applicazione della riabilitazione cognitiva comprendono un insieme di interventi eterogenei, computerizzati e non, individuali o di gruppo, che utilizzano specifici strumenti ed esercizi (Velligan et al., 2006). Le più recenti strategie si basano sul modello di *recovery* piuttosto che su quello di *deficit* (Lieberman et al., 2008). Gli interventi di rimedio cognitivo si possono distinguere in due principali modelli: "compensatorio" e "riparativo/restorativo".

Gli interventi di tipo compensatorio cercano di eliminare o bypassare il deficit cognitivo, facendo affidamento sulle abilità cognitive residue e/o sulle risorse ambientali. La manipolazione ambientale è una tecnica compensatoria che agisce operando cambiamenti nell'ambiente che facilitino un adeguato funzionamento cognitivo o semplifichino il compito (Velligan et al., 2008).

Gli interventi di tipo riparativo, invece, basandosi sulle conoscenze acquisite nel campo delle neuroscienze, con particolare riferimento alla plasticità neurale, mirano alla correzione dei deficit, attraverso la possibilità di una concreta riparazione dei processi neurali compromessi e la capacità del cervello di svilupparsi ed evolvere per tutta la durata della vita (Medalia e Choi, 2009; Velligan et al., 2000; 2002).

La maggior parte dei paradigmi di rimedio cognitivo in psichiatria impiega il modello di intervento di tipo riparativo, che si avvale a sua volta di un approccio di tipo *bottom-up* o *top-down*. L'approccio *bottom-up* si propone il recupero delle capacità neurocognitive di base per potere poi giungere a livelli più complessi di abilità. Le modalità *top-down* hanno fin dall'inizio come target abilità più complesse, per cercare di migliorare anche singoli e specifici domini neurocognitivi (Wykes et al., 1999). Alcune tecniche di tipo riparativo prevedono, quindi, l'esercizio ripetuto (*drill and practice*) di specifiche abilità, in modo da favorire il ricordo e, possibilmente, la plasticità neurale; altre, nonostante utilizzino l'esercizio ripetuto delle abilità, sono basate sull'implementazione di nuove strategie e tendono a favorirne la generalizzazione in diversi contesti, attraverso l'esecuzione di compiti diversi che prevedono l'utilizzo di strategie simili (Medalia e Choi, 2009; Wykes e Reeder, 2005).

Da un punto di vista puramente teorico, una classificazione troppo schematica e dicotomica, del tipo "tutto o nulla" in *"restorativa"* o *"compensatoria"*, non è comunque possibile, in quanto eccessivamente riduttiva. Non esistono infatti modelli puramente restorativi o modelli puramente compensatori: i protocolli strutturati di rimedio cognitivo definiti restorativi utilizzano anche strategie di apprendimento compensatorie (si veda ad esempio l'*errorless learning*) e protocolli definiti compensatori utilizzano anche approcci e tecniche di apprendimento più tipici dei modelli restorativi (Velligan et al., 2006). Inoltre, si deve considerare il fatto che alcuni autorevoli gruppi di ricerca hanno proposto modelli classificativi differenti, riportando che la maggior parte dei programmi di rimedio cognitivo utilizza le seguenti strategie: compensatorie, adattative e "di istruzione e pratica" (*drill and practice*) (Medalia e Lim, 2004). Come si può notare, in questa suddivisione non compaiono i termini "riparativo/restorativo" e le strategie compensatorie sono distinte e separate da quelle adattative, che agiscono prevalentemente sull'ambiente in modo da modificare e adattare il contesto in cui vive il paziente, per aiutarlo a superare le sue disabilità. In questo capitolo faremo, comunque, riferimento alla classificazione maggiormente utilizzata dalla letteratura scientifica internazionale, che distingue i modelli di rimedio cognitivo in "restorativo" e "compensatorio" secondo la strategia prevalente adottata (Medalia e Choi, 2009; Velligan et al., 2006; Wykes e Reeder, 2005).

Una recente meta-analisi (McGurk et al., 2007) ha evidenziato come i programmi di rimedio cognitivo che includono tecniche di apprendimento basate sull'elaborazione di strategie (ri-apprendimento) e sulla ripetizione di compiti (ri-allenamento) e che insegnano abilità di problem solving basate sull'apprendimento di strategie (*strategy coaching*) da applicare nella vita quotidiana, hanno avuto effetti più marcati sul funzionamento di quelli focalizzati solo su esercizi di tipo istruzione e pratica. Lo *strategy coaching* è rivolto prevalentemente a migliorare memoria e funzioni esecutive, inse-gnando metodi di scomposizione delle informazioni per facilitare le abilità di richiamo e di problem solving. Non è tuttavia chiaro se lo *strategy coaching* sia più efficace perché le persone sono maggiormente in grado di trasferire le competenze dall'ambito in cui le hanno apprese alla vita di tutti i giorni (Wykes e Reeder, 2005), o perché tali strategie aiutano i pazienti a compensare gli effetti della compromissione cognitiva sul funzionamento (McGurk et al., 2005) o per entrambe le ragioni. Considerazioni simili sul ruolo di un approccio basato sull'elaborazione e apprendimento di strategie (*strategy coaching*) sono ulteriormente proposte in una seconda e più recente meta-analisi (Wykes et al., 2011). Gli autori affermano che gli effetti più significativi e marcati sul funzionamento sociale siano evidenziabili quando la terapia di rimedio cognitivo viene somministrata insieme ad altri programmi di riabilitazione psicosociale e quando viene adottato un approccio basato sull'apprendimento di strategie.

10.2.3   Potenziali moderatori di efficacia

Per individuare i moderatori di efficacia dei diversi metodi di rimedio cognitivo è opportuno considerare tali interventi come attività nelle quali i partecipanti vengono addestrati a prestare attenzione, risolvere problemi complessi, elaborare rapidamente le informazioni e a ricordare meglio (Medalia e Choi, 2009). Questo apprendimento non è correlato solamente alle abilità cognitive come si riteneva in passato (Cronbach e Snow, 1977), ma dipende anche dall'interazione di più fattori legati al paziente, al rimedio cognitivo stesso e alle modalità di somministrazione. In particolare, un'in-terazione tra tecniche d'istruzione, abilità cognitive di base e motivazione potrebbe influenzare l'apprendimento nella riabilitazione cognitiva (Schunk e Zimmerman, 2008).

10.2.3.1   Tecniche d'istruzione

Le tecniche di rimedio cognitivo si distinguono in base agli approcci metodologici utilizzati. Come accennato in precedenza, gli approcci di tipo riparativo/restorativo tentano di migliorare i deficit cognitivi direttamente utilizzando esercizi volti alla pratica ripetuta dei compiti appresi, mentre gli approcci di tipo compensatorio cercano di riequilibrare il deficit o di evitarlo (*bypassarlo*), facendo affidamento sulle abilità residue e sulle risorse ambientali (Medalia e Choi, 2009).

Le strategie di tipo compensatorio si propongono, quindi, di fare apprendere nuove abilità e/o di stimolare l'utilizzo di quelle residue, al fine di raggiungere un determinato obiettivo, agendo anche sull'ambiente, in modo da modificare e adattare il contesto in cui vive il paziente, per aiutarlo a superare le sue disabilità. Rimedi co-gnitivi di tipo compensatorio spesso utilizzano interventi che favoriscono l'adattamento del comportamento alla situazione specifica, utilizzando aiuti quali calendari o con-tenitori personalizzati per le medicine, oppure insegnando strategie per ricordare compiti e oggetti. Questo tipo di intervento mira soprattutto a ottenere un migliora-mento del funzionamento del paziente più che della sua performance neuropsicologica (Velligan et al., 2008).

Al contrario, approcci di tipo riparativo si basano sulla possibilità di una concreta riparazione dei processi neurali compromessi. Questi programmi, di impostazione squisitamente neuroscientifica, richiedono l'apprendimento e l'esercizio ripetuto di compiti che interessano abilità cognitive relativamente isolate, con lo scopo di rinforzare o ripristinare connessioni neuroanatomiche/neurofunzionali correlate ad abilità neuropsicologiche cruciali (Lindenmeyer et al., 2008; Wexler et al., 2000). Anche se i modelli riparativi tengono in considerazione il miglioramento del funzionamento, nella loro forma più pura non è prevista la presenza di concomitanti interventi orientati all'applicazione nel mondo reale delle nuove abilità cognitive sviluppate, dandone per scontata una generalizzazione automatica. L'esito dei rimedi cognitivi basati sul modello riparativo viene valutato mediante il riscontro della normalizzazione della performance in specifici test neuropsicologici e/o dell'attivazione di specifiche regioni cerebrali (Wexler et al., 2000; Wykes et al., 2002).

Un altro modo per distinguere le tecniche di rimedio cognitivo riguarda la modalità di svolgimento del rimedio stesso. Per raggiungere il medesimo obiettivo, diversi approcci prevedono di procedere in modo sequenziale o parallelo (Delahunty et al., 1993; Velligan et al., 2006). Alcuni programmi e modelli di rimedio cognitivo riparativo/restorativo procedono gradualmente dal basso verso l'alto (*bottom-up*) attraverso una serie di abilità da applicare in modo gerarchico, partendo dalle cosiddette abilità cognitive elementari (attenzione di base, tempo di reazione e memoria di lavoro), fino alle funzioni cognitive più complesse (funzioni esecutive, ragionamento astratto, sequenziamento e problem solving) (Kurtz et al., 2007; Rund e Borg, 1999). Questo approccio adotta un intervento di tipo *drill and practice*, che individua le aree cognitive compromesse e, attraverso la ripetizione di esercizi di specifiche abilità, si pone l'obiettivo di migliorare l'attenzione, la memoria di lavoro, la velocità di processazione, il ragionamento astratto, con possibili ricadute positive anche sulle capacità di problem solving (Medalia e Choi, 2009). Altri protocolli di intervento, sempre di tipo riparativo, procedono invece dall'alto verso il basso (*top-down*), affrontando fin dall'inizio compiti di tipo esecutivo, ipotizzando che le funzioni cognitive di base, come l'attenzione, possano essere esercitate simultaneamente ad abilità più complesse (funzioni esecutive frontali) e che l'impegno contemporaneo di più funzioni cognitive possa meglio preparare il paziente all'utilizzo delle proprie abilità in situazioni di vita reale (Medalia e Richardson, 2005).

Ancora, i programmi di rimedio cognitivo si caratterizzano per differenti caratteristiche del trattamento, come ad esempio il fatto che le modalità di presentazione delle istruzioni favorisca la partecipazione e la motivazione all'apprendimento (Medalia e Choi, 2009), o il fatto che gli esercizi vengano svolti mediante supporti computerizzati piuttosto che utilizzando esclusivamente carta e penna (Wykes et al., 2007). Un'ulteriore distinzione può essere fatta tra interventi individuali e di gruppo. Gli interventi basati sull'utilizzo di supporti computerizzati possono essere svolti individualmente o da più pazienti contemporaneamente sotto la supervisione di un unico terapeuta, ottimizzando così le risorse e traendo vantaggio dalle caratteristiche del setting gruppale, quali le interazioni sociali; gli interventi basati sull'utilizzo di carta e penna vengono solitamente condotti individualmente, beneficiando del rapporto terapeutico e di un costante feedback individuale. Esiste una vasta dispo-

10

nibilità di software dedicati sia per l'utilizzo di gruppo che individuale, da impiegare anche a casa. Questi software costituiscono generalmente "pacchetti" integrati, caratterizzati da esercizi specifici presentati in modo progressivo. Ciò permette di applicare adeguati algoritmi di apprendimento per raggiungere gli obiettivi prefissati dal programma. Esistono tuttavia interventi di tipo computerizzato che consentono un maggiore coinvolgimento del paziente e del terapeuta nel caratterizzare il programma. Questo approccio, pur rinunciando all'algoritmo di apprendimento, consente in teoria una maggiore personalizzazione, in base alle caratteristiche individuali o del gruppo dei pazienti.

La maggior parte degli interventi di rimedio cognitivo attualmente disponibili ha caratteristiche che li colloca all'interno dei modelli descritti, integrando diversi approcci e tecniche per pazienti con diversi livelli di deficit cognitivo e per diversi contesti terapeutici.

10.2.3.2 Abilità cognitive di base

In passato si riteneva che le capacità intellettive fossero il principale indice predittivo della misura e della velocità di apprendimento. L'enfasi sul livello di abilità come principale determinante dell'apprendimento cominciò ad affievolirsi con il riconoscimento che le tecniche di istruzione e la motivazione potevano giocare un ruolo significativo sull'esito dell'apprendimento (Schunk, 1989; 2000). Infatti, l'entità dei deficit cognitivi può influenzare la facilità di apprendimento e il tempo impiegato per allenare le abilità richieste, correlandosi alla motivazione del paziente alla partecipazione al programma di rimedio cognitivo. Inoltre i deficit più pervasivi, riscontrati in pazienti con un peggior funzionamento, possono limitare l'apprendimento di strategie compensatorie.

Nei pazienti affetti da schizofrenia, data la variabilità del funzionamento cognitivo, l'impatto della performance di base sulla risposta al rimedio cognitivo costituisce un argomento di notevole interesse. Numerosi sono gli studi che hanno esaminato se e come il livello cognitivo iniziale possa influenzare la possibilità di miglioramento di pazienti affetti da schizofrenia. I ricercatori hanno cercato di identificare sottogruppi di individui con diverso quoziente intellettivo (QI) o con uno specifico profilo cognitivo, al fine di identificare predittori di risposta al rimedio cognitivo. Uno studio ha riportato che mentre la performance di base nei domini della velocità di elaborazione delle informazioni, della memoria di lavoro e della rievocazione immediata non erano predittiva di risposta, la rievocazione ritardata (memoria verbale) al *baseline* permetteva di distinguere i pazienti che miglioravano da quelli che non miglioravano in un trial di rimedio cognitivo (Medalia e Richardson, 2005). Non è solo il tipo di deficit cognitivo al *baseline* a costituire un predittore della risposta al rimedio cognitivo, ma anche l'entità dei deficit. Fiszdon et al. (2006) hanno riportato che i pazienti con deficit cognitivi che limitavano l'attenzione e le funzioni esecutive avevano una diversa risposta al trattamento rispetto ai pazienti con deficit anche a carico della memoria o con deficit globali che comprendevano deficit di linguaggio e di elaborazione delle informazioni visive. Sebbene tutti i pazienti avessero beneficiato di un rimedio cognitivo di tipo ripetitivo (*drill and practice*), i pazienti con deficit cognitivi globali riuscirono a ottenere il maggior beneficio, presentando notevoli miglioramenti nella normalizzazione dei compiti cognitivi. Tuttavia, il gruppo di pazienti con deficit cognitivo globale mostrava maggiori difficoltà a generalizzare questi evidenti miglioramenti in ambiti e compiti nuovi, mentre i pazienti meno compromessi riuscivano più facilmente a generalizzare le abilità esercitate durante il training cognitivo.

Negli studi longitudinali progettati per identificare quali specifiche abilità cognitive di base fossero predittive della possibilità di beneficiare di un intervento di rimedio cognitivo computerizzato, sofisticati modelli statistici hanno permesso di dimostrare come l'attenzione sostenuta, la memoria di lavoro e l'apprendimento verbale siano fondamentali per ottenere un beneficio nell'ambito del funzionamento quotidiano (Kurtz et al., 2008; 2009). Nel loro insieme, questi risultati confermano l'ipotesi di un importante ruolo delle abilità cognitive di base nello sviluppo e nell'applicazione di strategie di rimedio cognitivo.

10.2.3.3 Motivazione

La motivazione e, più specificamente la motivazione intrinseca, si riferisce, in un contesto di apprendimento, al desiderio di impegnarsi in un'attività poiché essa è intrinsecamente interessante e avvincente. Al contrario, la motivazione estrinseca si riferisce alla spinta ad apprendere per ottenere un risultato estrinseco tangibile, per esempio un premio o una somma di denaro. Varie evidenze scientifiche indicano che la motivazione intrinseca è associata a un maggior apprendimento, a una maggiore persistenza della performance, a una maggiore creatività, maggiori autostima e benessere percepiti, maggiore coinvolgimento nel proprio contesto ambientale (Deci e Ryan, 2008; Vansteenkiste et al., 2004). I fattori motivazionali estrinseci, al contrario, possono ridurre la quantità dell'apprendimento e quindi i tecnici della riabilitazione dovrebbero utilizzare tali strumenti con cautela (Dweck, 1986; Dweck et al., 2004; Elliot e Dweck, 2005). In tal senso, il rinforzo monetario ha dato spesso risultati negativi o, comunque, di scarsa durata. Il limite di questa tecnica è che i pazienti possono essere distratti dal rinforzo monetario o possono presentare difficoltà nel senso di un sovraccarico di informazioni quando questo viene applicato insieme ad altre strategie di apprendimento (Vollema et al., 1995).

Due studi hanno evidenziato notevoli differenze nell'*effect size* quando i partecipanti a un rimedio cognitivo erano stati divisi in due gruppi, caratterizzati da un'alta o bassa motivazione intrinseca, in base alla propria adesione volontaria al programma e alla frequenza con la quale partecipavano. Entrambi gli studi hanno riscontrato risultati cognitivi a favore del gruppo di pazienti con elevata motivazione intrinseca (Choi e Medalia, 2005; Medalia e Richardson, 2005). L'impatto della motivazione intrinseca non è limitato alle misure neuropsicologiche, e un recente lavoro ha mostrato come la motivazione intrinseca possa mediare l'impatto della cognitività sull'esito psicosociale (Nakagami et al., 2008).

Dato il ruolo rilevante della motivazione intrinseca nell'apprendimento, diventa importante considerare attentamente le variabili che possono aumentarla o diminuirla, al fine di realizzare specifiche tecniche di istruzione da utilizzare nei programmi di rimedio cognitivo. La schizofrenia si associa a una riduzione della motivazione, sintomo che è presente in vari gradi e che può influenzare la propensione a iniziare e sostenere un percorso di rimedio cognitivo. In un setting riabilitativo, le variabili rilevanti si manifestano nel contesto interpersonale, nelle tecniche d'istruzione e nel contesto generale di apprendimento. La natura del contesto interpersonale si è mostrata in grado di influenzare il raggiungimento di obiettivi di apprendimento (Schunk, 2000; 2001; Schunk e Pajares, 2005): contesti sociali che minimizzano l'importanza degli incentivi esterni, che evitano l'uso di un linguaggio controllante e che riconoscono l'individualità del paziente, possono più facilmente favorire la motivazione intrinseca, la performance ai test e un maggiore apprendimento e benessere soggettivo (Black e Deci, 2000; Vansteenkiste et al., 2004). Questi principi si adattano alle persone affette da schizofrenia e potenzialmente a tutti i pazienti inseriti in programmi riabilitativi (Anthony, 2008; King et al., 2007) ove la relazione tra riabilitatore cognitivo e paziente e la creazione di un contesto supportivo rappresentano un fattore chiave nella risposta al trattamento. Inoltre, i pazienti coinvolti nel loro progetto riabilitativo hanno maggiori possibilità di raggiungere gli obiettivi prestabiliti (Anthony et al., 2002; King et al., 2007). Nei programmi di rimedio cognitivo, i contesti *autonomy-supportive* sono sistemi di apprendimento dove il terapeuta supporta e guida gli interessi e i desideri del paziente anziché somministrare un generico programma di apprendimento. Il ruolo del clinico non è quindi solamente di supervisionare il completamento di un generico schema di compiti, ma di osservare, verificare e guidare i pazienti nell'uso degli esercizi a seconda delle necessità individuali (Medalia et al., 2009).

All'interno del contesto sociale, le tecniche d'istruzione rappresentano un altro mediatore della motivazione intrinseca all'apprendimento: esistono una serie di variabili, come la personalizzazione, la scelta e la contestualizzazione, che possono essere inserite in una specifica attività o nel contesto di un intero trattamento (Cordova e Lepper, 1996). Per contestualizzazione si intende il fatto che le informazioni vengano per esempio collocate in un contesto dove l'utilità pratica e la ricaduta sulle attività della vita quotidiana siano più evidenti al partecipante. Per esempio, nel rimedio dell'attenzione, un focus decontestualizzato potrebbe richiedere che il partecipante prema un pulsante ogni volta che un cerchio giallo appare su uno schermo nero. Un compito con un focus contestualizzato potrebbe invece richiedere che il partecipante assuma il ruolo di un conducente ferroviario, in un compito che simula l'esperienza di rispondere a un segnale. La personalizzazione si riferisce anche all'adattamento di un'attività di apprendimento affinché coincida con le aree di interesse per il paziente. Per esempio, se al partecipante piace viaggiare, è più probabile che apprezzi compiti che implicano la soluzione di problemi che si possono riscontrare alla guida di un furgone piuttosto che compiti che implicano il riconoscimento di forme colorate. La personalizzazione fa riferimento infine anche al fatto che il paziente possa entrare nel compito come un agente identificabile e indipendente, per esempio registrandosi col proprio nome e assumendo un ruolo (agente di borsa, investigatore, musicista) in un compito che simula un'attività del mondo reale.

Il controllo da parte del paziente si riferisce all'offerta di scelte all'interno dell'attività, in modo da favorire l'autodeterminazione. Nei compiti di memoria questo avviene quando il paziente può scegliere alcune caratteristiche come il livello di difficoltà degli esercizi. Il controllo da parte del paziente può essere favorito anche strutturando le sessioni in modo che il partecipante possa scegliere l'attività da svolgere. Le varie attività computerizzate che sono rivolte a specifiche abilità cognitive forniscono molte opportunità di scelta e di personalizzazione nell'esperienza di apprendimento.

Dunque, contestualizzando il compito cognitivo, simile a un gioco, personalizzando le caratteristiche del processo di apprendimento e fornendo scelte durante il compito, individui affetti da schizofrenia acquisiscono maggiori abilità cognitive, sviluppano una maggiore motivazione intrinseca per il compito, riferiscono una maggiore sensazione di auto-competenza e dimostrano una migliore capacità di focalizzare l'attenzione dopo il trattamento rispetto a individui randomizzati a una condizione in cui queste tecniche di istruzione non siano utilizzate (Choi e Medalia, 2009; Choi et al., 2010).

10.2.3.4 Altri potenziali moderatori di efficacia

Esistono ulteriori elementi attivi delle tecniche di rimedio cognitivo in grado di agire su possibili moderatori dell'effetto. Essi sono legati al tipo e allo svolgimento del rimedio cognitivo (frequenza e durata delle sedute, presenza di un terapeuta, setting individuale o di gruppo, utilizzo di strumenti computerizzati), alla modalità di applicazione della stessa (esperienza del terapeuta e sua capacità di instaurarc un'efficace alleanza terapeutica in grado di favorire la motivazione e l'autostima, rinforzo positivo), e alle caratteristiche individuali del paziente (età, profilo specifico di deficit cognitivi, opportunità offerte dal contesto, presenza di interventi riabilitativi abituali concomitanti).

10.2.4   Strategie di apprendimento

La riabilitazione cognitiva delle psicosi si avvale di tecniche di addestramento e di apprendimento che, in studi di laboratorio, si sono mostrate utili nel migliorare la performance cognitiva. Le principali strategie sono l'apprendimento senza errori (*errorless learning*), lo *scaffolding*, la *massed practice*, il rinforzo positivo, mentre altre si inseriscono nel grande capitolo delle strategie di elaborazione dell'informazione (Wykes e Reeder, 2005). Il razionale dell'utilizzo delle tecniche di rimedio cognitivo è quello di coinvolgere i partecipanti nell'impiego di alcune particolari abilità, funzioni esecutive e memoria, in ogni obiettivo che si cerca di raggiungere, al fine di facilitare l'apprendimento e l'uso di strategie strutturate di elaborazione dell'informazione, per compensare i deficit nei diversi domini cognitivi e nelle diverse aree del funzionamento. Queste strategie vengono applicate diversamente e in diversa misura nei differenti metodi di rimedio cognitivo, a seconda che siano prevalentemente basati sull'esecuzione ripetuta di compiti specifici o sull'implementazione di nuove strategie.

Apprendimento senza errori ("errorless learning")

L'apprendimento senza errori fu sviluppato per la prima volta da Baddeley e Wilson (1994) per essere utilizzato in pazienti amnesici nei quali la memoria implicita sembrava intatta, mentre quella esplicita risultava gravemente compromessa. Come

10

ormai noto, questo pattern di deficit si evidenzia anche in pazienti con schizofrenia. L'apprendimento senza errori consiste nell'applicazione di tecniche che limitano la possibilità da parte del paziente di compiere errori. Questo può essere ottenuto fornendo aiuti e suggerimenti, semplificando le richieste o rallentando l'esecuzione dei compiti, che possono essere anche svolti a ritroso. L'apprendimento senza errori risulta essere efficace poiché evita la memorizzazione implicita di errori e la frustra-zione per l'insuccesso (Kern et al., 1996); si è dimostrato inoltre un metodo efficace nel migliorare le prestazioni mnesiche in pazienti affetti da schizofrenia con deficit di memoria da moderato a grave (Mulholland et al., 2008).

"Scaffolding"

Consiste nell'adeguare il livello di difficoltà del compito proposto, in modo che il partecipante incontri un certo livello di difficoltà e utilizzi, applicandolo progressi-vamente, competenze precedentemente apprese. La complessità dei problemi da af-frontare viene attentamente controllata, in modo che il paziente possa avere un'elevata possibilità di successo. Si distingue dall'apprendimento senza errori per il fatto che si focalizza sulla modulazione della difficoltà del compito, piuttosto che sull'ap-prendimento delle istruzioni. Prevede l'implementazione di nuove strategie, utili per affrontare livelli maggiori di difficoltà di uno stesso compito. Il termine *scaffolding* venne utilizzato per la prima volta in ambito psicologico da Wood, Bruner e Ross nel 1976 per indicare l'intervento di una persona più esperta che ne aiuta una meno esperta a svolgere un compito, risolvere un problema o raggiungere un obiettivo. È il sostegno che un esperto (adulto o pari) offre a un apprendista durante la costruzione attiva del suo processo di apprendimento. L'azione di sostegno necessita di una verifica costante, che la renda adeguata e rispondente ai reali bisogni e ai livelli di competenza raggiunti dall'apprendista. Secondo studi effettuati da Collins, Brown e Newman nel 1995, lo *scaffolding* è una delle quattro fasi di un unico processo adottato come strategia per facilitare l'apprendimento di una competenza, definito "apprendistato cognitivo":

1. *modeling* (modellamento);
2. *coaching* (allenamento);
3. *scaffolding* (assistenza): l'apprendista prova a eseguire il compito con la guida dell'esperto;
4. *fading* (allontanamento).

L'utilizzo delle tecniche di apprendimento senza errori e di scaffolding richiede la presenza del terapeuta per assicurare che il successo del paziente sia elevato e che la possibilità di errore sia minima. Diverse tecniche possono essere utilizzate per raggiungere questi risultati:

* semplificare i compiti a un livello che sia alla portata delle abilità del parteci-pante;
* usare richieste dirette per assicurarsi che il partecipante arrivi immediatamente a una risposta corretta o appropriata, piuttosto che incoraggiare un ragionamento erroneo;
* assicurarsi che il partecipante inizi a svolgere il compito a una velocità modula-bile;

- assicurarsi che il partecipante stia usando sufficienti strategie di elaborazione delle informazioni per compensare i deficit;
- ridurre la quantità di informazioni con cui il partecipante si deve confrontare o rendere più breve il compito;
- concedere pause adeguate per assicurarsi che la concentrazione del partecipante non sia gravata da un impegno eccessivo;
- aiutare il partecipante non appena questi manifesti difficoltà a svolgere il compito (non lasciare che il partecipante si blocchi).

"Massed practice"

Consiste nell'esercizio ripetuto di un compito (almeno 2-3 volte a settimana) in modo da favorire la memorizzazione e l'applicazione delle competenze sviluppate. La *massed practice* è utile a:
- permettere al partecipante di imparare da esperienze precedenti, poiché non ha bisogno di ricordare compiti o strategie risalenti a più di qualche giorno prima;
- incoraggiare i partecipanti a monitorare le proprie performance e a notare i miglioramenti;
- mantenere l'alleanza terapeutica.

Rinforzo positivo

Il rinforzo positivo aumenta la probabilità di mettere in atto un determinato comportamento, fornisce informazioni sul miglioramento di alcune abilità e favorisce la motivazione a ottenere tali miglioramenti; l'elogio è anche fondamentale per mantenere l'alleanza terapeutica e per assicurare che la riabilitazione cognitiva sia un'esperienza positiva per il partecipante. È molto importante che il successo sia sottolineato esplicitamente e frequentemente dal terapeuta: i rinforzi devono progressivamente divenire sempre più informativi, i commenti devono essere formulati sempre in termini positivi, e devono essere evitate le critiche, che vanno sostituite con restituzioni che favoriscono la modificazione del comportamento.

Strategie di elaborazione dell'informazione

L'obiettivo di un percorso di rimedio cognitivo è di insegnare una varietà di strategie di elaborazione dell'informazione incoraggiando il paziente ad adottare le abilità apprese a seconda delle richieste del compito e del contesto, con il fine ultimo di applicarle alla vita quotidiana. Strategie utili di elaborazione dell'informazione comprendono:

a. *istruzioni scheda per scheda*: in questo caso, ai pazienti vengono insegnate le regole del compito e, successivamente, vengono date istruzioni didattiche a ogni prova. Gli elementi del compito da tenere in considerazione e quelli da ignorare vengono ripetuti per permettere alla persona di rispondere adeguatamente. L'operatore riferisce sulla correttezza o meno della risposta e, in caso di errore, la corregge. Questa tecnica di apprendimento prevede un sostegno totale al paziente;

b. *addestramento didattico*: nell'addestramento didattico al paziente vengono insegnate le regole alla base del compito da eseguire, con alcuni esempi per ciascuna regola. Viene, poi, chiesto al paziente di completare alcune prove per ciascuna

10

delle regole, mentre l'istruttore fornisce stimoli, sostegno, feedback e correzione degli errori. In seguito, al paziente vengono nuovamente ricordate le regole in tempi ben precisi durante il compito. Questa tecnica di apprendimento differisce dall'istruzione scheda per scheda per due aspetti: si mette in atto solo in momenti ben precisi del compito e prevede l'impiego di prove pratiche in cui vengono corretti gli errori;

c. *verbalizzazione*: il metodo consiste nella verbalizzazione aperta di suggerimenti, istruzioni, regole e specifiche strategie in relazione al compito attuale. Si tratta di un'estensione del lavoro pionieristico condotto da Meichenbaum e Cameron (1973), in cui il terapista ripeteva le istruzioni e, quindi, l'esaminando ripeteva le stesse istruzioni apertamente e infine le ripeteva mentalmente. I suggerimenti verbalizzati sono spesso usati in modo molto ripetitivo e sempre più indipendente man mano che la terapia progredisce, secondo questo schema: il terapeuta mostra l'uso della verbalizzazione; il partecipante verbalizza apertamente con l'aiuto del terapeuta; il partecipante verbalizza apertamente senza l'aiuto del terapeuta; il partecipante verbalizza mentalmente (per esempio, silenziosamente fra sé e sé) con o senza l'aiuto del terapeuta. Questo procedimento, fornendo un sostegno mnesico e chiarendo la prova da eseguire, può essere utile soprattutto in quei pazienti con difficoltà nell'iniziare il compito (Morris et al., 1995), facilitando il riconoscimento dell'errore e stimolando l'autocontrollo e l'auto-monitoraggio. Questi problemi sono ulteriormente ridotti quando il compito viene svolto seguendo un ritmo (cioè la risposta non viene iniziata fino a quando il piano non è esplicito) e gli errori possono essere riconosciuti prima di dare la risposta. Secondo alcuni autori, l'uso della verbalizzazione potrebbe stimolare l'utilizzo della metacognizione (vedi oltre in questo capitolo) per il monitoraggio e il controllo della propria performance cognitiva (Rossi et al., 2006; Stratta et al., 1994);

d. *auto-monitoraggio*: consiste nel monitoraggio delle istruzioni e dell'esecuzione del compito attraverso l'uso di suggerimenti. La verbalizzazione delle istruzioni rappresenta una tecnica di auto-monitoraggio che può essere applicata dapprima esplicitamente e poi mentalmente da parte del paziente;

e. *chunking (suddivisione in blocchi)*: consiste nel suddividere il compito in parti, in modo da ridurre la quantità di informazioni da ricordare, ripetere ed elaborare. Le informazioni da ricordare possono essere elaborate più facilmente se vengono raggruppate;

f. *semplificazione del compito*: le istruzioni del compito o le richieste possono essere semplificate a un livello adeguato al partecipante e i compiti possono essere semplificati rendendoli più brevi, scomponendoli in parti più piccole, includendo aiuti verbali o scritti e incoraggiando l'uso di strategie. Questo metodo consiste, quindi, nel ridurre la complessità del compito per ottenere un aumento dell'apprendimento;

g. *scomposizione del compito*: i compiti possono essere suddivisi in base alle parti che li compongono, in modo che i partecipanti completino il compito solo parzialmente, o un passo alla volta. Questa strategia può essere utile per compiti complessi, o quando i partecipanti risultano facilmente sovraccaricati, o sono particolarmente disorganizzati;

h. *riduzione dell'informazione*: nei compiti in cui i partecipanti si confrontano con grandi quantità di informazioni, il rischio di sovraccarico può essere ridotto nascondendo una parte del materiale. La quantità di informazioni presentate può aumentare gradualmente man mano che l'esercizio progredisce;

i. *organizzazione*: questa tecnica può rendere più gestibili le informazioni e aiutare la memoria. Può includere strategie come ordinare le informazioni o riformulare il compito;

j. *pianificazione*: prima della maggior parte dei compiti, ai partecipanti può essere chiesto di pianificare alcune strategie per far sì che il compito venga affrontato efficacemente. In seguito si può richiedere di valutare i piani, di svilupparli e di verificarne il successo;

k. *categorizzazione*, *ripetizione* e uso di *strategie di memoria*: rappresentano strategie utili nel ricordare nuove informazioni, agevolandone la memorizzazione.

10.2.5   Rimedio cognitivo, metacognizione e "social cognition"

Numerose evidenze dimostrano come i deficit cognitivi siano modificabili con interventi di rimedio cognitivo e come gli effetti di tali interventi non siano limitati esclusivamente all'area cognitiva, ma abbiano importanti e durevoli ricadute sul funzionamento, a livello di importanti aree della vita quali le abilità sociali e lavorative (McGurk et al., 2007; Wykes et al., 2011). Non necessariamente però un miglioramento del funzionamento nella vita reale può essere ottenuto attraverso un miglioramento cognitivo aspecifico. Il miglioramento dei processi cognitivi potrà avere effetti su azioni abituali, migliorando l'efficienza degli schemi cognitivi, ma minore sarà l'effetto su azioni non abituali in quanto per queste sono necessarie anche capacità metacognitive.

La capacità metacognitiva permette di pensare e controllare il proprio pensiero per portare avanti azioni non-routinarie (Stratta et al., 2008). Per metacognizione si intende, quindi, la capacità di avere consapevolezza delle proprie abilità cognitive e degli stati di conoscenza: una "conoscenza della conoscenza" (Shimamura e Metcalfe, 1994). La metacognizione comprende la capacità di selezionare risposte appropriate, il modo in cui valutiamo e ponderiamo le informazioni e il modo in cui affrontiamo le limitazioni cognitive. Il monitoraggio soggettivo del funzionamento cognitivo (cioè la valutazione soggettiva del proprio funzionamento cognitivo) e il relativo controllo (cioè la modalità con cui il proprio comportamento viene guidato da tale valutazione) sono i due elementi essenziali della metacognizione, e sono fondamentali per fornire appropriate performance nel mondo reale (Nelson e Narens, 1990). Un adeguato funzionamento nel mondo reale può avvenire anche in presenza di scarse capacità cognitive se la persona è in grado di avere consapevolezza delle proprie abilità, potendo così supplire a quelle mancanti. In tali situazioni vengono utilizzate abilità di monitoraggio e controllo delle funzioni cognitive utilizzate.

Diversi studi hanno confermato che molte persone affette da schizofrenia presentano difficoltà nel percepire i propri pensieri (metacognizione) e quelli degli altri (*social cognition*) (Freeman, 2007; Moritz e Woodward, 2005; Penn et al., 1997) (Per una trattazione più approfondita del concetto di social cognition si vedano i capitoli 3 e 11). Alcuni studi mostrano inoltre come le capacità metacognitive e le abilità cognitive possano essere correlate: migliori abilità metacognitive sono associate a migliori performance alle prove di memoria verbale e visiva, intelligenza, funzioni esecutive e capacità di apprendimento (Lysaker et al., 2005). Si può, quindi, presupporre che alcuni elementi della metacognizione richiedano un certo livello di funzionamento cognitivo, ovvero che alcune disfunzioni nei domini cognitivi potrebbero rappresentare un ostacolo al corretto funzionamento metacognitivo. Per esempio, deficit nella flessibilità cognitiva e nell'astrazione potrebbero sottintendere alterazioni in fenomeni complessi che richiedono capacità metacognitive, quali la mancanza di consapevolezza di malattia, la social cognition e lo sviluppo di capacità sociali.

Le competenze che caratterizzano la *social cognition* sono rappresentate dalla capacità di comprendere intenzioni o pensieri altrui (Theory of Mind) (Frith e Corcoran, 1996); dal riconoscimento di emozioni su volti umani (Johnston et al., 2006); dalla capacità di fare previsioni; dalle abilità di automonitoraggio e di autocontrollo; dalla comprensione di concetti sociali; dall'acquisizione della capacità di problem solving; dalla capacità di formulare giudizi di natura morale e di mantenere adeguate relazioni interpersonali (Sullivan e Allen, 1999). Esistono prove sempre più convincenti che la compromissione nel funzionamento sociale di persone affette da schizofrenia è associata a un deficit nella *social cognition* (Brüne, 2005). Gli interventi mirati al rimedio della social cognition si focalizzano sulle abilità fondamentali quali il riconoscimento delle emozioni (in particolare quelle espresse dai volti), la percezione sociale, gli *attributional bias* (capacità di attribuire nessi causali agli eventi positivi e negativi) e la mentalizzazione (Theory of Mind) (Penn et al., 1997; 2007). Le strategie applicate comprendono la scomposizione di processi cognitivi sociali in abilità più semplici, l'apprendimento progressivo di abilità sociali di base, dalle più semplici alle più complesse, e l'esercizio ripetuto di queste abilità in modo da renderle di abituale applicazione (Horan et al., 2011).

Le metodiche di rimedio cognitivo devono tener conto di questi aspetti per poter ottenere una generalizzazione nella vita reale e diversi gruppi di ricerca hanno sviluppato modelli strutturati di rimedio cognitivo che prendono in considerazione metacognizione e *social cognition* (Moritz et al., 2010; Horan et al., 2011) (per una trattazione più approfondita si veda il capitolo specifico).

10.3   Considerazioni conclusive e orientamenti futuri

I pazienti affetti da schizofrenia presentano profili individuali di impairment cognitivo. Diversi trattamenti di rimedio cognitivo influenzano presumibilmente questi profili neuropsicologici in modi differenti, coinvolgendo diversi meccanismi neurofisiologici, neurocognitivi e comportamentali. I modelli teorici che verranno sviluppati in futuro dovranno tenere conto di questa complessità. Tuttavia, in questo momento, vi è la necessità di stabilire e standardizzare procedure specifiche che siano rivolte a deficit specifici in protocolli di trattamento personalizzato (Wykes e Spaulding, 2011). Si dovranno meglio distinguere gli effetti specifici e non-specifici del trattamento, identificare mediatori e moderatori degli effetti, come ad esempio la motivazione estrinseca e intrinseca, l'auto-percezione e la metacognizione, e si dovranno chiarire alcuni aspetti controversi, come la persistenza e la generalizzazione dei miglioramenti osservati (Genevsky et al., 2010). Tutte queste informazioni andranno, infine, utilizzate per progettare trattamenti che uniscano efficacia, efficienza e personalizzazione, con un rapporto costo-beneficio favorevole.

Bibliografia

Alptekin K, Akvardar Y, Kivircik Akdede BB et al (2005) Is quality of life associated with cognitive impairment in schizophrenia? Prog Neuropsychopharmacol Biol Psychiatry 29:239-244

Anthony WA (2008) Cognitive remediation and psychiatric rehabilitation. Journal of Psychiatric Rehabilitation 32:87-88

Anthony WA, Cohen MR, Farkas MD, Gagne C (2002) Psychiatric rehabilitation, 2 edn. Boston University, Center for Psychiatric Rehabilitation, Boston

Baddeley AD, Wilson BA (1994) When implicit learning fails: Amnesia and the problem of error elimination. Neuropsychologia 32:53-68

Black A, Deci E (2000) The effects of instructors' autonomy support and students' autonomous motivation on learning organic chemistry: a self-determination theory-perspective. Science Education 84:740-756

Brüne M (2005) "Theory of Mind" in schizophrenia: review of the literature. Schizophr Bull 31:21-42

Choi J, Medalia A (2005) Factors associated with a positive response to cognitive remediation in a community psychiatric sample. Psychiatr Serv 56:602-604

Choi J, Medalia A (2009) How to enhance intrinsic motivation within the setting of a cognitive remediation program. Schizophr Bull 35(Suppl 1):284

Choi J, Mogami T, Medalia A (2010) Intrinsic motivation inventory: an adapted measure for schizophrenia research. Schizophr Bull 36:966-976

Collins A, Brown JS, Newman SE (1995) L'apprendistato cognitivo. In: Pontecorvo C, Ajello AM, Zucchermaglio C (eds) I contesti sociali dell'apprendimento. LED, Milano, pp 181-231

Cordova DI, Lepper, MR (1996) Intrinsic motivation and the process of learning: beneficial effects of contextualization, personalization, and choice. J Educ Psychol 88:715-730

Cronbach LJ, Snow RE (1977) Aptitudes and instructional methods. Irvington/Naiburg, New York

Davidson M, Galderisi S, Weiser M et al (2009) Cognitive effects of antipsychotic drugs in first episode schizophrenia and schizophreniform disorder: a randomized, open-label clinical trial. (EUFEST) Am J Psychiatry 166:675-682

Deci EL, Ryan RM (2008) Facilitating optimal motivation and psychological well-being across life's domains. Can Psychol 49:14-23

Delahunty A, Morice R, Frost B (1993) Specific cognitive flexibility rehabilitation in schizophrenia: Preliminary results. Psychol Med 23:221-227

Dweck CS (1986) Motivational processes affecting learning. Am Psychol 41:1040-1048

Dweck CS, Mangels JA, Good C (2004) Motivational effects on attention, cognition, and performance. In: Dai DY, Sternberg RJ (eds) Motivation, emotion, and cognition: Integrative perspectives on intellectual functioning and development. Erlbaum, New Jersey, pp 41-56

Elliot AJ, Dweck CS (2005) Handbook of competence and motivation. Guilford, New York

Fiszdon JM, Choi J, Bryson GJ, Bell MD (2006) Impact of intellectual status on response to cognitive task training in patients with schizophrenia. Schizophr Res 87:261-269

Freeman D (2007) Suspicious minds: the psychology of persecutory delusions. Clin Psychol Rev 27:425-457

Frith CD, Corcoran R (1996) Exploring "Theory of Mind" in people with schizophrenia. Psychol Med 26:521-530

Genevsky A, Garrett CT, Alexander PP, Vinogradov S (2010) Cognitive training in schizophrenia: a neuroscience-based approach. Dialogues Clin Neurosci 12:416-421

Green M, Kern R, Braff D, Mintz J (2000) Neurocognitive deficits and functional outcome in schizophrenia: Are we measuring the right stuff? Schizophr Bull 26:119-136

Heinrichs RW, Zakzanis KK (1998) Neurocognitive deficit in schizophrenia: a quantitative review of the evidence. Neuropsychology 12:426-445

Horan WP, Kern RS, Tripp CJ et al (2011) Efficacy and specificity of social cognitive skills training for outpatients with psychotic disorders. J Psychiatr Res 45:1113-1122

Johnston PJ, Devir H, Karayanidis F (2006) Facial emotion processing in schizophrenia: no evidence for a deficit specific to negative emotions in a differential deficit design. Psychiatr Res 143:51-61

Kern RS, Wallace CJ, Hellman SG et al (1996) A training procedure for remediating WCST deficits in chronic psychotic patients: an adaptation of errorless learning principles. J Psychiatr Res 30:283-294

King R, Lloyd C, Meehan T (2007) Handbook of psychosocial rehabilitation. Blackwell, Oxford

Kurtz MM, Seltzer JC, Fujimoto M et al (2009) Predictors of change in life skills in schizophrenia after cognitive remediation. Schizophr Res 107:267-274

Kurtz MM, Seltzer JC, Shagan DS et al (2007) Computer-assisted cognitive remediation in schizophrenia: what is the active ingredient? Schizophr Res 89:251-260

Kurtz MM, Wexler BE, Fujimoto M et al (2008) Symptoms versus neurocognition as predictors of change in life skills in schizophrenia after outpatient rehabilitation. Schizophr Res 102:303-311

Lieberman JA, Drake RE, Sederer LI et al (2008) Science and recovery in schizophrenia. Psychiatr Serv 59:487-496

Lindenmayer J, Kaushik S, Branch C et al (2008) Does computerized cognitive remediation change brain activation patterns in schizophrenia: fMRI pilot data. Eur Psychiatry 23:S127-S128

Lysaker PH, Carcione A, Dimaggio G et al (2005) Metacognition amidst narratives of self and illness in schizophrenia: associations with neurocognition, symptoms, insight and quality of life. Acta Psychiatr Scand 112:64-71

McGurk SR, Mueser KT, Pascaris A (2005) Cognitive training and supported employment for persons with severe mental illness: one year results from a randomized controlled trial. Schizophr Bull 31:898-909

McGurk SR, Twamley EW, Sitzer DI et al (2007) A meta-analysis of cognitive remediation in schizophrenia. Am J Psychiatry 164:1791-1802

Medalia A, Choi J (2009) Cognitive remediation in schizophrenia. Neuropsychol Rev 19:353-364

Medalia A, Lim R (2004) Treatment of cognitive dysfunction in psychiatric disorders. J Psych Practice 10:17-25

Medalia A, Revheim N, Herlands T (2009) Cognitive remediation for psychological disorders, therapist guide. Oxford University Press, New York

Medalia A, Richardson R (2005) What predicts a good response to cognitive remediation interventions? Schizophr Bull 31:942-953

Meichenbaum D, Cameron R (1973) Training schizophrenics to talk to themselves: A means of developing attentional controls. Behavior Therapy 4:515-534

Milev P, Ho BC, Arndt S, Andreasen NC (2005) Predictive values of neurocognition and negative symptoms on functional outcome in schizophrenia: a longitudinal first-episode study with 7-year follow-up. Am J Psychiatry 162:495-506

Moritz S, Vitzthuma F, Randjbara S et al (2010) Detecting and defusing cognitive traps: metacognitive intervention in schizophrenia. Curr Opin Psychiatry 23:561-569

Moritz S, Woodward TS (2005) Jumping to conclusions in delusional and non-delusional schizophrenic patients. Br J Clin Psychology 44:193-207

Morris RG, Rushe T, Woodruffe PWR, Murray RM (1995). Problem-solving in schizophrenia: A specific deficit in planning ability. Schizophr Res 14:235-246

Mortimer AM, Joice E, Balasubramaniam K et al (2007) Treatment with amisulpride and olanzapine improves neuropsychological function in schizophrenia. Human Psychopharmacol Clin Exp 22:445-454

Mulholland CC, O'Donoghue D, Meenagh C, Rushe TM (2008) Errorless learning and memory performance in schizophrenia. Psychiatry Res 159:180-188

Nakagami E, Xie B, Hoe M, Brekke JS (2008) Intrinsic motivation, neurocognition, and psychosocial functioning in schizophrenia: testing mediator and moderator effects. Schizophr Res 105:95-104

Nelson TO, Narens L (1990) Metamemory: a theoretical framework and new findings. In: Bower GH (ed) The psychology of learning and motivation. Academic Press, New York, pp 125-173

Penn DL, Corrigan PW, Bentall RP et al (1997) Social cognition in schizophrenia. Psychol Bull 121:114-32

Penn DL, Roberts DL, Combs D, Sterne A (2007) The development of the Social Cognition and Interaction Training program for schizophrenia spectrum disorders. Psychiatr Serv 58:449-451

Rossi A, Daneluzzo E, Tomassini A et al (2006) The effect of verbalization strategy on Wisconsin Card Sorting Test performance in schizophrenic patients receiving classical or atipical antipsychotics. BMC Psychiatry 6:3

Rund BR, Borg NE (1999) Cognitive deficits and cognitive training in schizophrenic patients: a review. Acta Psychiatr Scand 100:85-95

Schunk DH (1989) Self-efficacy and cognitive achievement: implications for students with learning problems. J Learn Disabil 22:14-22

Schunk DH (2000) Coming to Terms with Motivation Constructs. Contemp Educ Psychol 25:116-119

Schunk DH (2001) Social cognitive theory and self-regulated learning. Erlbaum, New Jersey

Schunk DH, Pajares F (2005) Competence perceptions and academic functioning. Guilford, New York

Schunk DH, Zimmerman BJ (2008) Motivation and selfregulated learning: Theory, research, and applications. Erlbaum, New Jersey

Shimamura AP, Metcalfe J (1994) Metacognition: knowing about knowing. MIT Press, Cambridge

Spaulding W, Reed D, Storzbach D et al (1998) The effects of remediational approach to cognitive therapy for schizophrenia. In: Wykes T, Tarrier N, Lewis S (eds) Outcome and innovation in psychological treatment of schizophrenia. Wiley, Chichester, pp 145-160

Stratta P, Bustini M, Daneluzzo E, Rossi A (2008) La valutazione della capacità metacognitiva nel disturbo schizofrenico: dalla funzione cognitiva al mondo reale. Giorn Ital Psicopat 14:75-79

Stratta P, Mancini F, Mattei P et al (1994) Information processing strategy to remediate Wisconsin Card Sorting Test performance in schizophrenia: a pilot study. Am J Psychiatry 151:915-918

Sullivan RJ, Allen JS (1999) Social deficits associated with schizophrenia defined in terms of interpersonal Machiavellianism. Acta Psychiatr Scand 99:148-154

Vansteenkiste M, Simons J, Lens W et al (2004) Motivating learning, performance, and persistence: the synergistic effects of intrinsic goal contents and autonomy-supportive contexts. J Pers Soc Psychol 87:246-260

Velligan DI, Bow-Thomas CC, Huntzinger CD et al (2000) A randomized-controlled trial of the use of compensatory strategies to enhance adaptive functioning in outpatients with schizophrenia. Am J Psychiatry 157:1317-1323

Velligan DI, Diamond PM, Mintz J et al (2008) The use of individually tailored environmental supports to improve medication adherence and outcomes in schizophrenia. Schizophr Bull 34:483-493

Velligan DI, Kern RS, Gold JM (2006) Cognitive rehabilitation for schizophrenia and the putative role of motivation and expectancies. Schizophr Bull 32:474-485

Velligan DI, Prihoda TJ, Ritch JL et al (2002) A randomized single-blind pilot study of compensatory strategies in schizophrenia outpatients. Schizophr Bull 28:283-292

Vollema MG, Geurtsen GJ, van Voorst AJ (1995) Durable improvements in Wisconsin Card Sorting

Test performance in schizophrenic patients. Schizophr Res 16:209-215

Wexler BE, Anderson M, Fulbright RK, Gore JC (2000) Preliminary evidence of improved verbal working memory performance and normalization of task-related frontal lobe activation in schizophrenia following cognitive exercises. Am J Psychiatry 157:1694-1697

Wood D, Bruner JS, Ross G (1976) The role of tutoring in problem solving. J Child Psychol Psychiatry 17:89-100

Woodward ND, Purdon SE, Meltzer HY, Zald DH (2005) A meta-analysis of neuropsychological change to clozapine, olanzapine, quetiapine, and risperidone in schizophrenia. Int J Neuropsychopharmacol 8:457-472

Wykes T (2000) Cognitive rehabilitation and remediation in schizophrenia. In: Sharma T, Harvey P (eds) Cognition and schizophrenia: Impairments, importance and treatment strategies. Oxford University Press, Oxford, pp 332-351

Wykes T, Brammer M, Mellers J et al (2002) Effects on the brain of a psychological treatment: cognitive remediation therapy: functional magnetic resonance imaging in schizophrenia. Br J Psychiatry 181:144-152

Wykes T, Huddy V, Cellard C et al (2011) A meta-analysis of cognitive remediation for schizophrenia: Methodology and effect sizes. Am J Psychiatry 168:472-485

Wykes T, Reeder C (eds) (2005) Cognitive remediation therapy for schizophrenia. Theory and practice. Routledge, London

Wykes T, Reeder C, Corner J et al (1999) The effects of neurocognitive remediation on executive processing in patients with schizophrenia. Schizophr Bull 25:291-307

Wykes T, Reeder C, Landau S et al (2007) Cognitive remediation therapy in schizophrenia: randomised controlled trial. Br J Psychiatry 190:421-427

Wykes T, Spaulding WD (2011) Thinking about the future cognitive remediation therapy – what works and could we do better? Schizophr Bull 37(Suppl 2):S80-90

Tecniche di rimedio cognitivo nella schizofrenia: ambiti di intervento ed evidenze di efficacia

11

A. Vita, S. Barlati, L. De Peri, G. Deste

11.1 Introduzione

Il rimedio cognitivo si pone l'obiettivo di migliorare e/o ripristinare le funzioni cognitive utilizzando un ampio spettro di strategie. Le più recenti strategie si basano sul modello di *recovery* piuttosto che su quello di *deficit* (Lieberman et al., 2008). Gli interventi di rimedio cognitivo possono essere classificati secondo due principali modelli: compensatorio e riparativo/restorativo (Medalia e Choi, 2009). Gli interventi di tipo compensatorio cercano di eliminare o bypassare il deficit cognitivo, facendo affidamento sulle abilità cognitive residue e/o sulle risorse ambientali (Velligan et al., 2000; 2002), mentre gli interventi di tipo ripartivo/restorativo si basano sulle conoscenze acquisite nel campo delle neuroscienze, con particolare riferimento alla plasticità neurale, alla possibilità di una concreta riparazione dei processi neurali compromessi e alla capacità da parte del cervello di svilupparsi ed evolvere per tutta la durata della vita (Lindenmayer et al., 2008; Wexler et al., 2000).

La maggior parte dei paradigmi di rimedio cognitivo in psichiatria impiega un modello di intervento di tipo riparativo/restorativo, che si avvale di approcci di tipo *bottom-up* e/o *top-down*. Gli approcci di tipo *bottom-up* partono dal recupero delle capacità neurocognitive di base, come l'attenzione, per poi giungere a livelli più complessi di abilità, come il problem solving, mentre gli approcci di tipo *top-down* utilizzano fin dall'inizio abilità più complesse per cercare di migliorare indirettamente singoli e specifici domini neurocognitivi (Wykes e Reeder, 2005).

11.2 Background storico delle tecniche di rimedio cognitivo nella schizofrenia

Le tecniche di rimedio cognitivo sono state applicate fin dal 1915 in pazienti con lesioni traumatiche dell'encefalo. A partire dalla seconda metà degli anni '80 sono

A. Vita (✉)
Dipartimento di Scienze Cliniche e Sperimentali, Sezione di Neuroscienze
Università di Brescia, Unità Operativa di Psichiatria 20
Dipartimento di Salute Mentale, Azienda Ospedaliera Spedali Civili di Brescia
e-mail: vita@med.unibs.it

A. Vita (a cura di), *La riabilitazione cognitiva della schizofrenia*,
DOI: 10.1007/978-88-470-2802-9_11, © Springer-Verlag Italia 2013

11

stati sviluppati programmi integrati di rimedio cognitivo anche per pazienti con schizofrenia. Negli Stati Uniti, Spaulding e Sullivan (1991), Yozawitz (1986), Heinssen e Victor (1994) e Jaeger et al. (1992) hanno lavorato al rimedio cognitivo in soggetti con schizofrenia. In Europa, la Terapia Psicologica Integrata (Brenner et al., 1992) e il programma di Van der Gaag et al. (1992) sono due tra i primi esempi di intervento. Nell'approccio individualizzato proposto da Spaulding e Sullivan (1991) e da Yozawitz (1986), il funzionamento cognitivo di ogni partecipante è valutato individualmente e, in seguito, vengono ideati specifici interventi per rimediare alle aree cognitive disfunzionali del soggetto. Spaulding e Sullivan (1991) hanno riscontrato miglioramenti a livello di funzionamento cognitivo e sociale in studi su singoli casi. Vi sono pochi dati sulla specifica natura o sugli esiti dell'intervento di training di Yozawitz (1986). Altri programmi derivano da pratiche riabilitative utilizzate in soggetti con trauma cranico, sono spesso basati sulla presentazione computerizzata di stimoli e si affidano generalmente all'esercizio ripetuto per ottenere il cambiamento.

Inizialmente l'obiettivo della maggior parte degli interventi di rimedio cognitivo era il miglioramento delle funzioni cognitive compromesse nei pazienti affetti da schizofrenia, ovvero l'attenzione, la memoria e le funzioni esecutive (Bellack et al., 1990; Hogarty e Flesher, 1992; Spring e Ravdin, 1992). In una prima meta-analisi sull'argomento, Kurtz et al. (2001) concludono, affermando che: (a) gli studi di training cognitivo sull'attenzione mostrano risultati controversi; (b) i limitati studi sulla memoria dimostrano che l'allenamento a utilizzare strategie di codifica semantica e affettiva delle informazioni migliora la capacità di apprendere liste di parole; (c) l'impiego di istruzioni più esplicite e di un approccio più interattivo tra esaminatore ed esaminato produce un miglioramento nelle funzioni esecutive (performance al Wisconsin Card Sorting Test, WCST). Una seconda meta-analisi condotta da Twamley et al. (2003) ha confermato l'impatto positivo delle tecniche di rimedio cognitivo sui sintomi, sul funzionamento cognitivo e sul funzionamento sociale in pazienti affetti da schizofrenia.

Nonostante alcune differenze, gli interventi di rimedio cognitivo nella schizofrenia si basano sull'utilizzo di alcune tecniche comuni alla maggior parte di essi, quali:

- l'*apprendimento senza errori* (*errorless learning*): consiste nell'adeguare i compiti richiesti in modo che il paziente possa completarli senza commettere errori, riducendo la difficoltà o la lunghezza dei compiti, fornendo aiuti e suggerimenti e modificando la velocità di esecuzione. Consente di evitare la frustrazione del paziente e l'apprendimento implicito di errori (Kern et al., 1996). In diversi studi, Kern et al. (2002; 2005; 2009) hanno documentato l'efficacia di un intervento di training cognitivo e psicosociale, fondato sul principio dell'apprendimento senza errori, nel migliorare la capacità di risoluzione dei problemi in ambito sociale e la performance lavorativa in pazienti affetti da schizofrenia. L'apprendimento senza errori si è anche dimostrato un metodo efficace nel migliorare le prestazioni mnesiche in tali pazienti (Mulholland et al., 2008);

- lo *scaffolding*: consiste nel modificare la difficoltà del compito in base all'abilità del paziente, che deve sviluppare nuove capacità utilizzando quelle apprese in precedenza. Questa tecnica tende a favorire la partecipazione e la motivazione e a ridurre la frustrazione del paziente. Lo scaffolding si è dimostrato efficace nel migliorare la performance al WCST in pazienti affetti da schizofrenia, anche per quanto concerne persistenza e generalizzazione dell'effetto (Young e Freys-linger, 1995);

- l'*auto-monitoraggio*: consiste nel verificare ripetutamente gli obiettivi richiesti dal compito e l'adeguatezza del comportamento attuato per raggiungerli. I pazienti sono invitati più volte a verbalizzare esplicitamente le richieste del compito, o a ripeterle in modo implicito. Consente di migliorare l'accuratezza nei compiti più difficili (Harvey et al., 2009) e potrebbe stimolare l'utilizzo della metacognizione (Rossi et al., 2006).

Quindi, sebbene tecniche specifiche per il rimedio cognitivo nella schizofrenia siano state sviluppate e applicate sin dalla metà degli anni '80, è solo nel 2010 che il Cognitive Remediation Experts Workshop ha definito il rimedio cognitivo per la schizofrenia come un intervento basato su un training comportamentale che mira a migliorare i processi cognitivi (attenzione, memoria, funzioni esecutive, *social cognition* e metacognizione) con l'obiettivo della persistenza e della generalizzazione (Wykes e Spaulding, 2011).

11.3   Protocolli strutturati di rimedio cognitivo nella schizofrenia

Nel corso degli ultimi anni sono stati proposti ed elaborati differenti protocolli strutturati di rimedio cognitivo, che si possono distinguere per la modalità di applicazione (individuale o di gruppo, computerizzata o carta e penna, presenza costante del terapeuta) o per il fatto che prevalgano l'esercizio ripetuto di una specifica abilità o un approccio più complesso basato sullo sviluppo e apprendimento di strategie. Le diverse tecniche si distinguono anche per la possibilità di essere più o meno adattabili alle esigenze individuali del paziente, personalizzando l'intervento anche in base al profilo specifico di disabilità cognitiva.

Nel complesso, i dati riportati in letteratura evidenziano gli effetti favorevoli delle tecniche di rimedio cognitivo sulla performance cognitiva e sulle abilità di problem solving, con una persistenza dell'effetto anche successiva all'interruzione del trattamento e una generalizzazione al funzionamento sociale e lavorativo (Genevsky et al., 2010; Kern et al., 2009; Pfammatter et al., 2006). Due recenti meta-analisi (McGurk et al., 2007; Wykes et al., 2011) hanno dimostrato che le tecniche di rimedio cognitivo sono efficaci nel favorire il funzionamento cognitivo in diverse aree (compresa la *social cognition*) e il decorso dei sintomi e nel migliorare il funzionamento psicosociale e lavorativo dei pazienti con schizofrenia. Gli effetti del rimedio cognitivo sul funzionamento psicosociale sono stati significativamente più marcati negli studi che prevedevano l'attuazione di una riabilitazione psicosociale aggiuntiva rispetto a quelli che prevedevano il solo rimedio cognitivo. Di seguito verrà presentata una descrizione dei principali protocolli strutturati di rimedio cognitivo specifici per la schizofrenia, sviluppati e utilizzati nei diversi studi rando-

11

Tabella 11.1 Protocolli strutturati di rimedio cognitivo per la schizofrenia

Rimedio cognitivo	Target	Durata	Setting (individuale/gruppo)
IPT (Brenner et al., 1994)	Funzioni cognitive, abilità sociali e problem solving	Sessioni di 60 minuti 2-3 volte a settimana (circa 12 mesi)	Gruppo (6-8)
INT (Roder e Mueller, 2006)	Funzioni cognitive e *social cognition*	30 sessioni bisettimanali di 90 minuti ciascuna	Gruppo (6-8)
CRT (Wykes et al., 1999)	Funzioni cognitive	40 sessioni almeno 3 volte la settimana di 45-60 minuti ciascuna	Individuale
Cogpack (www.marker software.com)	Funzioni cognitive	Sessioni di durata e frequenza variabili (da 2-3 settimane)	Individuale
CET (Hogarty e Greenwald, 2006)	Funzioni cognitive e *social cognition*	Sessioni bisettimanali (circa 2,5 ore la settimana) per 24 mesi	Gruppo (coppie e poi gruppi di 3-4 coppie)
NEAR (Medalia et al., 2002)	Funzioni cognitive e problem solving	Sessioni bisettimanali di 60 minuti (circa 4 mesi)	Individuale/ Gruppo (3-10)
NET (Bell et al., 2001)	Funzioni cognitive e *social cognition*	Sessioni di 45 minuti fino a 5 volte la settimana (circa 6 mesi)	Individuale/ Gruppo

CAT, Cognitive Adaptation Training; *CET*, Cognitive Enhancement Therapy; *CRT*, Cognitive Remediation Therapy; *INT*, Integrated Neurocognitive Therapy; *IPT*, Integrated Psychological Therapy; *MCT*, Metacognitive Training; *NEAR*, Neuropsychological Educational Approach to Remediation; *NET*, Neurocognitive Enhancement Therapy; *P*, personalizzazione; *SCET*,

Computerizzato/ Non computerizzato	Restorativo/ compensatorio	Top-down	Bottom-up	Drill and practice	Strategy coaching	P
Non computerizzato	Restorativo	+	+	+	+	-
Sessioni computerizzate e sessioni non computerizzate	Restorativo	+	+	+	+	-
Non computerizzato	Restorativo	+	+	+	+	+
Computerizzato	Restorativo	-	+	+	-	+
Sessioni computerizzate e sessioni non computerizzate di gruppo	Restorativo	+	+	+	+	-
Sessioni computerizzate e sessioni non computerizzate di gruppo	Restorativo	+	-	-	+	+
Sessioni computerizzate e sessioni non computerizzate di gruppo	Restorativo	-	+	+	-	+

Social Cognition Enhancement Training; *SCIT*, Social Cognition and Interaction Training; *SCST*, Social Cognitive Skills Training; *SSANIT*, Social Skills and Neurocognitive Individualized Training; *SST*, Social Skills Training; *TAR*, Training of Affect Recognition; *TCC*, training cognitivo computerizzato; *ToM*, theory of mind.

(*continua*→)

11

Tabella 11.1 (continua)

Rimedio cognitivo	Target	Durata	Setting (individuale/gruppo)
CAT (Velligan et al., 2000)	Funzioni cognitive	Variabile (brevi visite domiciliari settimanali della durata di circa 30 minuti)	Individuale
TAR (Wölwer et al., 2005)	*Social cognition*	12 sessioni bisettimanali di 45 minuti ciascuna	Piccoli gruppi di due pazienti e uno psicoterapeuta
SCIT (Penn et al., 2005)	*Social cognition*	24 sessioni settimanali di 50 minuti ciascuna (circa 6 mesi)	Gruppo (6-8)
SCST (Horan et al., 2011)	*Social cognition*	12 sessioni settimanali di 60 minuti ciascuna (circa 3 mesi)	Gruppo (6 pazienti)
SCET (Choi e Kwon, 2006)	*Social cognition*, ToM	36 sessioni di 90 minuti, 2 volte la settimana (circa 6 mesi)	Gruppo
MCT (Moritz et al., 2010a)	Metacognizione	8 sessioni bisettimanali di 45-60 minuti (un ciclo in un mese)	Gruppo (3-10)
SSANIT (Galderisi et al., 2010)	Funzioni cognitive, *social cognition* e abilità sociali	TCC: sessioni bisettimanali di 1 ora SST: sessioni settimanali di 2 ore Durata: 6 mesi	Individuale (Gruppo)

CAT, Cognitive Adaptation Training; *CET*, Cognitive Enhancement Therapy; *CRT*, Cognitive Remediation Therapy; *INT*, Integrated Neurocognitive Therapy; *IPT*, Integrated Psychological Therapy; *MCT*, Metacognitive Training; *NEAR*, Neuropsychological Educational Approach to Remediation; *NET*, Neurocognitive Enhancement Therapy; *P*, personalizzazione; *SCET*,

Computerizzato/ Non computerizzato	Restorativo/ compensatorio	Top-down	Bottom-up	Drill and practice	Strategy coaching	P
Non computerizzato	Compensatorio	-	-	-	-	+
Sessioni computerizzate e sessioni non computerizzate	Restorativo/ compensatorio	-	+	+	+	+
Sessioni computerizzate e sessioni non computerizzate di gruppo	Restorativo	-	+	+	+	-
Sessioni computerizzate e sessioni non computerizzate di gruppo	Restorativo	-	+	+	+	-
Non computerizzato	Restorativo	-	+	+	+	-
Non computerizzato	Restorativo	+	-	-	+	-
Sessioni di TCC computerizzate/ sessioni di SST non computerizzate	Restorativo	+	+	+	+	+

Social Cognition Enhancement Training; *SCIT*, Social Cognition and Interaction Training; *SCST*, Social Cognitive Skills Training; *SSANIT*, Social Skills and Neurocognitive Individualized Training; *SST*, Social Skills Training; *TAR*, Training of Affect Recognition; *TCC*, training cognitivo computerizzato; *ToM*, theory of mind.

11

mizzati controllati pubblicati nella letteratura scientifica internazionale. Come già riportato nel precedente capitolo sui principi e metodi della riabilitazione cognitiva, si farà riferimento alla distinzione che vede gli interventi di rimedio cognitivo differenziati, in base al tipo di approccio prevalente, in metodi "restorativi" o "compensatori" (Tabella 11.1) (Medalia e Choi, 2009; Velligan et al., 2006; Wykes e Reeder, 2005).

11.3.1   Terapia Psicologica Integrata (IPT)

L'IPT (*Integrated Psychological Therapy*) è stata uno dei primi interventi di riabilitazione cognitiva per la schizofrenia a essere sviluppato (Brenner et al., 1992; 1994). Il programma terapeutico IPT è stato sviluppato in modo tale da favorire inizialmente il miglioramento delle funzioni cognitive di base (livello attentivo e percettivo) e degli aspetti cognitivi più complessi (livello cognitivo) e in un secondo momento l'acquisizione di abilità sociali progressivamente più complesse (livello micro- e macrosociale). Comprende cinque sotto-programmi gerarchicamente ordinati: la differenziazione cognitiva, la percezione sociale, la comunicazione verbale, le abilità sociali e le abilità di problem solving. Il trattamento è condotto in gruppo, in sessioni di circa un'ora, con una frequenza di circa tre volte la settimana; lo svolgimento completo richiede mediamente 12 mesi con una variabilità connessa alla frequenza delle sedute e alle caratteristiche dei partecipanti. Le evidenze riguardo l'efficacia dell'IPT mostrano significativi miglioramenti nel funzionamento cognitivo e nelle abilità sociali (Roder et al., 2011). Inoltre, un miglioramento a livello cognitivo e sul funzionamento sociale può essere attribuito già agli effetti dei primi due sotto-programmi del metodo (Vita et al., 2011a), specificamente volti al rimedio cognitivo, rispetto agli altri sotto-programmi, più specifici per le abilità sociali. Una trattazione più estesa del metodo IPT e delle prove di efficacia è riportata nei capitoli 16 e 17.

11.3.2   Integrated Neurocognitive Therapy (INT)

Lo stesso gruppo di ricerca che ha sviluppato l'IPT ha recentemente proposto un programma integrato di intervento di rimedio cognitivo di gruppo, denominato *Integrated Neurocognitive Therapy* (INT) (Mueller e Roder, 2010). L'INT rappresenta un ulteriore sviluppo dell'IPT, in particolare dei primi due sotto-programmi, e integra una serie di interventi finalizzati al miglioramento di specifici deficit cognitivi, tra cui la *social cognition*, indicati come centrali nella schizofrenia dal progetto NIMH-MATRICS (National Institute of Mental Health - Measurement and Treatment Research to Improve Cognition in Schizophrenia) (Nuechterlein et al., 2004).

L'INT è composto da quattro moduli, ognuno dei quali si focalizza su differenti domini cognitivi e sulla *social cognition*: il "modulo A" prende in considerazione la velocità di processazione, l'attenzione e la percezione delle emozioni, il "modulo B" l'apprendimento e la memoria verbali e visivi, la percezione sociale e la Theory of Mind, il "modulo C" il ragionamento, il problem solving e gli "schemi sociali", il "modulo D" la memoria di lavoro e l'attribuzione di significati. Come nel programma IPT, i gruppi sono formati da 6-8 pazienti, da un terapeuta principale e da un coterapeuta. L'INT è composto da 30 sessioni, somministrate con frequenza bisettimanale, ognuna della durata di 90 minuti. Alcuni esercizi all'interno delle sessioni nei quattro moduli si avvalgono dell'utilizzo del computer, in particolare del programma computerizzato Cogpack (www.markersoftware.com, vedi oltre). Durante ciascuna sessione di 90 minuti, gli esercizi computerizzati occupano circa 45 minuti (Roder e Mueller, 2006). Inizialmente viene proposto materiale terapeutico più semplice e neutro sotto il profilo emotivo in modo da ridurre la probabilità che i partecipanti possano trovare difficoltà nello svolgere con successo gli esercizi assegnati. Solo quando i partecipanti raggiungono una certa padronanza nello svolgimento degli esercizi sarà possibile proporre materiale cognitivamente più complesso o con un contenuto emotivo più rilevante e coinvolgente. Roder e Mueller (2009) in uno studio randomizzato multicentrico, in cui sono stati arruolati 145 soggetti con diagnosi di schizofrenia, hanno mostrato una superiorità del metodo INT, rispetto a un trattamento riabilitativo abituale, su alcuni indici di outcome neurocognitivi, clinici e funzionali, con una persistenza dell'effetto a distanza di un anno dal termine dell'intervento (Roder e Mueller, 2009; Mueller e Roder, 2010).

11.3.3   Cognitive Remediation Therapy (CRT)

La CRT (*Cognitive Remediation Therapy*) è un programma di training cognitivo strutturato composto da tre moduli elaborati per lo sviluppo di funzioni quali flessibilità cognitiva, memoria di lavoro e pianificazione, con l'obiettivo di indurre la persona a sviluppare strategie proprie per risolvere i problemi, con il supporto di un terapista che guida il soggetto nella risposta adeguata alle richieste dell'ambiente (Wykes e Reeder, 2005). La CRT utilizza un approccio prevalentemente, ma non solo, di tipo ripartivo-restorativo sia *top-down*, sia *bottom-up*, e si avvale di tecniche di apprendimento basate sull'elaborazione di strategie (ri-apprendimento) e sulla ripetizione di compiti (ri-allenamento) (Velligan et al., 2006; Wykes e Reeder, 2005). Si avvale di tecniche ritenute utili dalla ricerca sperimentale nel contribuire a modificare le funzioni cognitive nella schizofrenia, in particolare: l'apprendimento senza errori, lo *scaffolding*, la verbalizzazione e il rinforzo positivo (Wykes, 2000).

La CRT è strutturata in una serie ripetitiva di compiti "carta e penna" che partono da un livello molto semplice per facilitare l'apprendimento senza errori e lo *scaffolding*, ma che possono aumentare di difficoltà e possono essere adattati *in itinere* al livello raggiunto dal singolo paziente. È articolata in sessioni individuali della durata complessiva di 40 ore, che si tengono di regola tre giorni a settimana. Numerosi studi randomizzati controllati hanno dimostrato l'efficacia della CRT nel migliorare le performance cognitive e il funzionamento sociale (Wykes et al., 1999; Wykes et al., 2007). Una trattazione più estesa della CRT e delle prove di efficacia è riportata nei capitoli 14 e 15.

11.3.4 Rimedio computerizzato Cogpack

Il Cogpack (Marker, 1987-2007) è un rimedio cognitivo computerizzato (www.markersoftware.com). Il software su cui si basa è costituito da 64 esercizi, ciascuno dei quali richiede l'impiego di diverse abilità come la velocità visuomotoria, la comprensione, la vigilanza, il linguaggio, la memoria e altre funzioni cognitive. Gli esercizi possono essere presentati in forma randomizzata e presentano un livello di difficoltà in grado di adattarsi automaticamente alle capacità del paziente evitando così sia l'esecuzione di compiti troppo semplici, sia la frustrazione dovuta a compiti troppo complessi.

Gli esercizi del Cogpack si raggruppano a seconda del dominio cognitivo esercitato: abilità visuomotorie, vigilanza, linguaggio, memoria, logica e calcoli matematici, abilità quotidiane, cultura e orientamento, elementi speciali (quest'ultimo gruppo include diversi esercizi difficilmente classificabili all'interno di uno specifico dominio cognitivo). Il Cogpack si è dimostrato efficace nel migliorare le funzioni esecutive, la velocità di processazione dell'informazione, l'apprendimento e la fluenza verbale (Sartory et al., 2005) e, se somministrato insieme a un programma di riabilitazione psicosociale abituale, si è rivelato efficace anche nelle misure di esito funzionale (Cavallaro et al., 2009). Studi condotti anche nel nostro Paese (Cavallaro et al., 2009; Vita et al., 2011b) hanno confermato l'efficacia del Cogpack su misure cliniche, neuropsicologiche e di funzionamento. Una trattazione più estesa del rimedio cognitivo Cogpack e delle prove di efficacia è riportata nei capitoli 12 e 13.

11.3.5 Altri programmi di rimedio cognitivo computerizzati

Attualmente sono disponibili e acquistabili sul web numerosi software e sistemi integrati computerizzati per il rimedio cognitivo. Oltre al già menzionato metodo Cogpack (www.markersoftware.com), vengono qui ricordati alcuni tra i programmi computerizzati di rimedio cognitivo più utilizzati e studiati dai diversi gruppi di ricerca nella riabilitazione cognitiva della schizofrenia:
- RehaCom System (www.hasomed.de);
- PSSCogRehab (www.neuroscience.cnter.com) (Bracy, 1995);
- Sci-Learn (www.hypomania.scilearn.com/alp);
- Maryland Computer Assisted Cognitive Remediation Program (CACR) (Bellack et al., 2005);
- Computered Interactive Remediation of Cognition – Training for Schizophrenia (www.kcl.ac.uk) (CIRCuiTS) (Reeder e Wykes, 2011);
- Captain's Log Software (www.braintrain.com).

Tali programmi si avvalgono dell'utilizzo del computer (personal computer corredati, in alcuni casi, di hardware specifico come joystick e pad per l'interazione col software) e fanno uso delle caratteristiche multimediali dell'hardware per presentare informazioni verbali e non verbali, di tipo visivo e uditivo. Alcuni di questi software, derivati da programmi sviluppati inizialmente per la riabilitazione di lesioni neurologiche, si basano sulla sollecitazione ripetuta di specifiche funzioni cognitive, attraverso l'esecuzione di compiti che coinvolgono specifiche abilità. Questo tipo di programmi, generalmente applicati intensivamente (una sessione al giorno) per un breve periodo (2-3 settimane), adottano quindi un metodo di tipo restorativo e mirano al miglioramento della performance cognitiva applicando un approccio *drill and practice*. Altri metodi di rimedio cognitivo utilizzano invece il computer per presentare, anche attraverso approcci strategici, diversi compiti che coinvolgono una serie di abilità diverse, nonché esercizi basati su situazioni di vita reale. La maggior parte di questi software utilizza il rinforzo positivo come strumento motivazionale, oltre a consentire di modificare la durata e la difficoltà dei compiti presentati e di adeguare il tipo di intervento in base alle caratteristiche individuali del paziente. Gli studi sui programmi di rimedio cognitivo assistito da computer riportano il fatto che i compiti sono ben accettati e che i pazienti si sono mostrati motivati nello svolgimento degli stessi.

I dati sull'efficacia dei programmi di rimedio cognitivo assistito da computer disponibili in letteratura nella schizofrenia sono preliminari e controversi: i pazienti hanno dimostrato un miglioramento nell'esecuzione degli esercizi, ma non sempre si è assistito a un miglioramento generalizzato della performance cognitiva (attenzione, memoria di lavoro, memoria verbale, *social cognition*) e non si è sempre ottenuta una generalizzazione dell'effetto alle misure di esito funzionale (Bellack et al., 2005; Dickinson et al., 2010; Grynszpan et al., 2011; Rass et al., 2012).

11.3.6 Cognitive Enhancement Therapy (CET)

La CET (*Cognitive Enhancement Therapy*) è un intervento di rimedio cognitivo integrato che impegna i pazienti per circa 24 mesi (Hogarty e Greenwald, 2006). Durante il corso della CET i pazienti partecipano a sessioni settimanali di rimedio cognitivo computerizzato per un totale di 60 ore, specificamente volto all'attenzione, alla memoria e al problem solving. Contestualmente, vengono eseguite 45 sessioni settimanali di gruppo volte al miglioramento della *social cognition*. I pazienti partecipano in coppia al training cognitivo computerizzato, in presenza di un terapeuta, utilizzando un training attentivo tratto dal programma sviluppato da Ben-Yishay (Ben-Yishay et al., 1985) ed esercizi di memoria e *problem solving* adottati dal programma PSSCogReHab (www.neuroscience.cnter.com) (Bracy, 1995). Dopo circa 3 mesi di rimedio computerizzato, vengono formati gruppi composti da 3-4 coppie di pazienti per il rimedio della *social cognition*. Questi gruppi si focalizzano sulla socializzazione e sulle opportunità di apprendimento esperienziali necessarie a sviluppare vaste abilità specifiche di *social cognition*, quali il prendere una posizione, la capacità di giungere al significato centrale delle informazioni, valutare i contesti sociali, percezione e gestione delle emozioni, pianificazione. I gruppi di *social cognition* impegnano i pazienti per 1,5 ore la settimana e procedono contemporaneamente alle sessioni settimanali di rimedio computerizzato della durata di un'ora (Hogarty e Greenwald, 2006; Keshavan et al., 2011). Hogarty et al. (2004) hanno dimostrato l'efficacia dell'intervento CET nel migliorare le funzioni cognitive, la *social cognition*, lo stile cognitivo e l'adattamento sociale. In uno studio di Eack et al. (2009), in cui il metodo

CET era stato applicato per un periodo di due anni in pazienti nelle prime fasi della schizofrenia, si sono evidenziati miglioramenti nel dominio delle funzioni cognitive, della *social cognition*, dello stile cognitivo, dell'adattamento sociale e della sintomatologia. Alcuni di questi effetti si sono dimostrati sostanzialmente stabili a un anno di distanza dal completamento dell'intervento (Eack et al., 2010a). Eack et al. (2010b) hanno anche evidenziato come i pazienti che hanno partecipato all'intervento CET mostravano una minore riduzione della materia grigia rispetto a un gruppo di pazienti che aveva partecipato ad altri interventi di supporto, indicando un potenziale effetto neuroprotettivo degli interventi di rimedio cognitivo.

11.3.7   Neuropsychological Educational Approach to Remediation (NEAR)

Il NEAR (*Neuropsychological Educational Approach to Remediation*) è un rimedio cognitivo strutturato sviluppato da Medalia et al. (2002) specificamente rivolto a pazienti con schizofrenia. Il programma consiste in sessioni computerizzate di un'ora, somministrate due volte la settimana, in aggiunta a una sessione di gruppo della durata di 30-60 minuti a cadenza settimanale. Vengono utilizzati software disponibili in commercio, selezionati in modo da sollecitare l'utilizzo di diverse funzioni cognitive. I compiti presentati sono progettati in modo da implementare la motivazione intrinseca e da risultare stimolanti e divertenti. Gli esercizi si focalizzano su diverse aree sensoriali e la loro difficoltà può essere adeguata dal partecipante stesso.

Il NEAR combina tecniche neuropsicologiche ed educative, delle quali fa largo uso, in modo da favorire la motivazione intrinseca e la partecipazione attiva. Questo avviene mediante la contestualizzazione degli esercizi in situazioni di vita reale, mediante il controllo da parte del paziente di aspetti non essenziali del contesto di apprendimento e attraverso la presentazione multisensoriale del compito, nonché tramite la personalizzazione del materiale presentato. Tale approccio favorisce l'espressione di uno stile di apprendimento individuale e si distingue dai modelli che utilizzano il rinforzo esterno per favorire la partecipazione. Nonostante il metodo NEAR si avvalga di esercizi che si focalizzano su una sola funzione, il metodo nell'insieme utilizza un approccio di tipo *top-down*, coinvolgendo diverse abilità contemporaneamente, attraverso la presentazione di esercizi contestualizzati (Medalia e Lim, 2004). Il metodo NEAR è stato utilizzato in contesti clinici e di ricerca, con pazienti in fase acuta e cronica di malattia. Evidenze dell'efficacia del metodo NEAR comprendono sia modificazioni della performance a specifici test neuropsicologici, sia miglioramenti osservati mediante misure di esito funzionale *real world* (Medalia e Richardson, 2005). Sono disponibili in letteratura evidenze sulla persistenza dell'effetto dopo 4 mesi dal completamento del programma (Hodge et al., 2010).

11.3.8   Neurocognitive Enhancement Therapy (NET)

Il metodo NET (*Neurocognitive Enhancement Therapy*) è un rimedio cognitivo computerizzato, basato sul modello della neuroplasticità che prevede l'impiego intenso e ripetuto di specifiche abilità per ottenere un miglioramento dei deficit cognitivi. Il programma si compone di sessioni della durata di 45 minuti ciascuna, che hanno luogo fino a 5 volte la settimana. Gli esercizi selezionati derivano dal programma PSSCogRehab (Bracy, 1995), inizialmente sviluppato per soggetti con funzioni cerebrali compromesse e successivamente modificato per essere applicato alla schizofrenia, e dal programma *Sci-Learn* (2003). Una descrizione dettagliata dei compiti presentati è reperibile nel lavoro di Bell et al. (2001). Le funzioni cognitive coinvolte comprendono la memoria, l'attenzione, il linguaggio e le funzioni esecutive. Il tipo di intervento viene deciso in base al profilo individuale di abilità e deficit cognitivi. Durante il programma, la difficoltà dei compiti presentati viene modificata in base a criteri predeterminati: i pazienti possono accedere a esercizi di un livello maggiore di difficoltà solo quando raggiungono una performance migliore, oppure quando ottengono un livello stabile di performance per almeno 8 ore di esercizio. Il programma NET è stato applicato in aggiunta a interventi di gruppo basati sull'elaborazione delle informazioni sociali, nel contesto di un programma lavorativo (ergoterapia), confrontandone l'efficacia rispetto alla sola applicazione del programma lavorativo, utilizzando anche tecniche di motivazione estrinseca (somme in denaro) (Fiszdon et al, 2004; Greig et al., 2007; Bell et al., 2001; 2003; 2007; 2008). I risultati di questi studi hanno evidenziato, oltre all'efficacia del metodo NET nel migliorare la performance cognitiva, un effetto positivo sull'esito lavorativo dopo il completamento del trattamento.

11.3.9 Cognitive Adaptation Training (CAT)

Il metodo CAT (*Cognitive Adaptation Training*) viene definito dagli autori stessi (Velligan et al., 2002) come un programma strutturato di supporto ambientale, volto a bypassare i deficit cognitivi. Il metodo utilizza strategie di tipo compensatorio, si basa su principi della neuropsicologia e della terapia comportamentale e occupazionale, e si avvale di una serie di supporti ambientali quali segnali, allarmi, etichette e suggerimenti, volti a indurre nel paziente comportamenti adattativi, nell'ambito domestico e lavorativo (Velligan et al., 2000). L'applicazione del programma viene preceduta da una valutazione neuropsicologica, del comportamento, del funzionamento quotidiano e dell'ambiente, con lo scopo di evidenziare le aree deficitarie e di pianificare interventi individualizzati. L'intervento si sviluppa in due direzioni: sul piano comportamentale affronta le alterazioni legate all'apatia (povertà del linguaggio e del movimento, limitazione nell'iniziare o nel seguire sequenze comportamentali) e alla disinibizione (distraibilità e comportamento altamente influenzato da indicazioni esterne), mentre sul piano cognitivo lavora sulle funzioni esecutive (in particolare sulla pianificazione, il problem solving e la flessibilità cognitiva), sull'attenzione e sulla memoria. Il metodo prevede l'utilizzo di suggerimenti e istruzioni in sequenza per modificare le alterazioni comportamentali legate all'apatia. In particolare, il terapeuta può utilizzare delle check-list per i compiti che richiedono una sequenza complessa di azioni, oppure può posizionare segnali e strumenti necessari alle attività quotidiane direttamente davanti al paziente (per esempio, può posizionare dei segnali contenenti le istruzioni per lavarsi i denti, lo spazzolino e il dentifricio in un contenitore direttamente attaccato allo specchio del bagno, oppure può utilizzare strumenti elettronici quali riproduttori di materiale audiovisivo per fornire istruzioni e indicazioni). Gli interventi specifici per i comportamenti disinibiti prevedono invece la rimozione degli stimoli distraenti che fungono da *trigger* comportamentale e l'implementazione di strategie per focalizzare e mantenere l'attenzione (per esempio, al fine di favorire l'attenzione sul posto di lavoro, il terapeuta può assistere il paziente nella rimozione del materiale distraente sul posto di lavoro, come poster e telefoni, o utilizzando memo). Il terapeuta può inoltre scoraggiare l'uso inappropriato degli oggetti, organizzandoli e riordinandoli secondo criteri specifici (per esempio, può creare contenitori di diversi colori per gli indumenti puliti e quelli sporchi, oppure contenitori separati, ciascuno contenente un set di abbigliamento per ciascun giorno della settimana, in modo da evitare che il paziente indossi diversi strati di vestiti). Nei casi in cui l'apatia e la disinibizione si presentino nello stesso paziente, il terapeuta può utilizzare una combinazione delle diverse strategie. Nei pazienti in cui sono stati evidenziati deficit rilevanti nel dominio delle funzioni esecutive, il programma prevede un intervento più strutturato e caratterizzato da un maggior grado di assistenza, mediante l'utilizzo di suggerimenti e istruzioni più evidenti e immediati (indicazioni più grandi, più chiare e posizionate più vicino). Nel caso di deficit esecutivi meno marcati, l'intervento è meno strutturato e i suggerimenti più raffinati. In presenza di deficit attentivi, è possibile cambiare spesso il colore dei segnali per favorire l'attenzione, mentre nel caso di difficoltà motorie e di coordinazione viene suggerito l'utilizzo del velcro al posto dei bottoni. Questi tipi di interventi vengono mostrati, sostenuti ed eventualmente modificati da un terapeuta che può svolgere brevi visite domiciliari a cadenza settimanale, coinvolgendo anche i familiari nella partecipazione al programma.

Il metodo CAT è stato confrontato con altri interventi e si è dimostrato efficace nel migliorare il funzionamento quotidiano, il quadro clinico e la qualità della vita (Velligan et al., 2002). Uno studio di Velligan et al. (2008) ha evidenziato l'efficacia di questo metodo nel migliorare l'aderenza alla terapia.

11.3.10 Rimedio cognitivo e social cognition

Gli interventi mirati al rimedio della *social cognition* si focalizzano sulle abilità fondamentali di questa area: riconoscimento delle emozioni (in particolare quelle espresse dai volti), percezione sociale, *attributional bias* (capacità di attribuire nessi causali agli eventi positivi e negativi) e mentalizzazione (*Theory of Mind*, ToM) (Penn et al., 1997; 2007). Le strategie applicate da tali metodi comprendono la scomposizione di processi cognitivi sociali in abilità più semplici, l'apprendimento progressivo di abilità sociali di base, dalle più semplici alle più complesse, l'esercizio ripetuto di queste abilità in modo da renderle di abituale applicazione (Horan et al., 2011).

Il TAR (*Training of Affect Recognition*) (Wölwer et al., 2005) è un intervento strutturato basato sull'utilizzo del computer, che si sviluppa in 12 sessioni e si focalizza primariamente sui deficit di riconoscimento delle espressioni facciali. Le sessioni avvengono in piccoli gruppi (due pazienti e un terapeuta), in cui le tecniche utilizzate variano dalla restituzione alla compensazione (attraverso la pratica ripetuta), allo sviluppo di strategie alternative di elaborazione dell'informazione, attraverso la verbalizzazione, l'auto-istruzione e la generazione di associazioni basate su informazioni situazionali e del contesto. Uno dei principi sui quali si basa il TAR è l'apprendimento senza errori, l'*over-learning* (vale a dire la frequente ripetizione di caratteristiche facciali prototipiche di emozioni di base), il feedback positivo immediato e l'astrazione da espressioni individuali e prototipiche. Inizialmente vengono presentate emozioni prototipiche di base, che vengono descritte con un linguaggio colloquiale, successivamente il partecipante viene invitato a verificare la propria impressione iniziale mediante il ragionamento e a utilizzare eventuali strategie alternative apprese in caso di incertezza. Compiti di elaborazione non verbale prevedono il riconoscimento dell'intensità delle emozioni, mediante la presentazione di immagini di volti che variano progressivamente l'espressione da neutrale a emotivamente rilevante. In seguito, le abilità apprese vengono implementate in modo più complesso, attraverso la richiesta di riconoscere le emozioni in immagini che rappresentano contesti sociali. La crescente complessità dell'elaborazione richiesta al partecipante giunge fino alla presentazione di materiale contenente informazioni non verbali, anche relative al contesto, emozioni miste o ambigue, che vengono interpretate mediante l'integrazione delle abilità apprese precedentemente (Wölver e Frommann, 2011).

Il SCIT (*Social Cognition and Interaction Training*) (Penn et al., 2005; 2007), oltre a esercizi sulla percezione delle emozioni, include esercizi specifici per la sospettosità, per i meccanismi del tipo *jumping to conclusion* (saltare alle conclusioni), per l'*attributional style* (attribuire motivazioni agli eventi negativi), e per la capacità di distinguere i fatti dalle supposizioni.

Un altro gruppo di ricerca (Horan et al., 2011) ha recentemente sviluppato un programma di intervento sulla *social cognition* integrando esercizi tratti dal metodo TAR e dal metodo SCIT. Tale programma, denominato SCST (*Social Cognitive Skills Training*) si articola in 24 sessioni bisettimanali (con una durata di 12 settimane) ed è composto da quattro moduli di crescente complessità:

1. elaborazione delle emozioni, mediante il riconoscimento di sei emozioni di base (felicità, tristezza, rabbia, disgusto, paura, sorpresa) nei volti o nelle voci e mediante la valutazione di situazioni che possono associarsi a tali emozioni. Questo modulo si avvale dell'utilizzo di materiale audiovisivo e dell'esecuzione di esercizi di imitazione facciale e vocale;
2. percezione sociale, nel quale, attraverso l'utilizzo di fotografie, vignette rappresentanti situazioni sociali, materiale audiovisivo tratto da programmi televisivi e film inglesi e stranieri, vengono presentate ai partecipanti situazioni e contesti sociali che tipicamente inducono nelle persone l'esperienza di diverse emozioni (per esempio, norme sociali, postura, contatto oculare, gestualità, differenze di status tra le persone che interagiscono, intensità delle emozioni, suoni comunicativi);
3. *attributional bias*: il modulo deriva dal programma SCIT e coinvolge il concetto di sospettosità come emozione, distinguendo la sospettosità utile da quella dannosa, i fatti dalle supposizioni e dalle sensazioni, evitando il *jumping to conclusions* attraverso la verifica delle credenze individuali. Il materiale utilizzato

comprende brevi storie e video, che i partecipanti vengono invitati a descrivere, elaborando le loro esperienze personali;

4. mentalizzazione: si focalizza sull'integrazione delle informazioni emozionali e sociali affrontate, per favorire la comprensione e la risposta adattativa alle intenzioni e alle credenze delle altre persone. Gli esercizi presentati si basano sulla combinazione delle "5 W" delle situazioni sociali (*who, what, when, where, why*), per valutare se le informazioni raccolte sono congruenti o se discrepanze tra le informazioni possono indicare un uso, non letterale del linguaggio (sarcasmo, umorismo) o ambiguità (bugie). Il materiale utilizzato in questo modulo comprende video complessi, discussioni riguardanti eventi significativi della vita dei partecipanti, esercizi di *role-play* ed esercizi pratici per ottenere informazioni aggiuntive in situazioni socialmente ambigue.

Il SCST è stato confrontato con interventi di rimedio cognitivo computerizzato e altri interventi di *skills training*, mostrandosi superiore nel migliorare alcuni domini specifici della *social cognition*, ma non altri deficit cognitivi o variabili sintomatologiche (Horan et al., 2011).

Il SCET (*Social Cognition Enhancement Training*) (Choi e Kwon, 2006) è un intervento di gruppo specifico per le abilità legate alla ToM, come la valutazione dei contesti sociali e dei punti di vista. Il programma si sviluppa in 36 sessioni bisettimanali della durata di 90 minuti ciascuna, che implicano l'implementazione di abilità quali la percezione sociale, il riconoscimento delle emozioni e la percezione delle informazioni sociali, progredendo da un livello elementare a un livello avanzato. Il materiale utilizzato comprende fumetti da riordinare e prevede la discussione e l'applicazione di strategie per affrontare situazioni simili a quelle presentate nel fumetto. L'efficacia del metodo SCET è stata evidenziata nell'ambito della *social cognition*. Una trattazione più estesa degli interventi mirati al rimedio della social cognition e delle loro prove di efficacia è riportata nel capitolo 3.

11.3.11 Metacognitive Training (MCT)

Le funzioni metacognitive riguardano la capacità di automonitoraggio e di controllo delle conoscenze sulla propria conoscenza e le proprie reali abilità cognitive, indispensabili per un appropriato ed efficiente funzionamento nel mondo reale. Moritz et al. (2010a) hanno ideato un programma di training metacognitivo (MCT Metacognitive training) per persone affette da schizofrenia (www.uke.de/mkt). Il metodo ha lo scopo di rendere i pazienti consapevoli dei propri deficit cognitivi così da poter correggere ed evitare la formazione e il mantenimento di credenze patologiche (Moritz et al., 2010b). I pazienti, una volta consapevoli dei propri deficit e delle competenze cognitive limitate, possono ripensare le decisioni sul futuro, divenendo più cauti nelle azioni e aperti al parere degli altri (Rossi et al., 2006; Stratta et al., 2008). Tutto ciò ha un effetto benefico sulla sintomatologia, in quanto migliora specificatamente i sintomi deliranti, le distorsioni e i deficit cognitivi che caratterizzano il pensiero psicotico (Moritz et al., 2011a; 2011b). L'MCT non include attività del tipo *drill and practice* ed è organizzato in due cicli paralleli, ciascuno di otto moduli, incentrati sui comuni errori cognitivi e sulle tendenze nella risoluzione dei problemi presenti nella schizofrenia. Tali errori e tendenze, presi singolarmente o abbinati, possono culminare nell'instaurarsi di false credenze fino al punto di diventare deliri (Freeman, 2007; Moritz e Woodward, 2007). Le sessioni sono volte a sensibilizzare il paziente su tali distorsioni, indurlo a riflettere criticamente, oltre a integrare e cambiare il suo attuale repertorio di risoluzione dei problemi. Ciascun modulo comincia con elementi psicoeducazionali e normativi: i pazienti familiarizzano con un dominio bersaglio (per esempio, *attributional style*, *jumping to conclusion*, *ToM*). Essi sono dapprima incoraggiati alla discussione del dominio considerato, quindi vengono loro mostrati esempi reali e quotidiani, dove, per esempio, un inadeguato stile di attribuzione di significati o il saltare rapidamente a conclusioni compromette le scelte nelle decisioni importanti. Prima di iniziare il protocollo, viene presentata una serie di diapositive che riassume le scoperte scientifiche attuali rispetto alla relazione tra psicosi e funzioni cognitive considerate. In questo modo l'MCT intende operare una "trasformazione della conoscenza" attraverso la presentazione in forma accessibile delle informazioni più aggiornate sulla cognitività e sulla schizofrenia. Tra gli stili di pensiero problematici riconosciuti quali potenziali fattori che contribuiscono allo sviluppo dei sintomi psicotici si annoverano una maggiore tendenza al pregiudizio del sé (*self-serving bias*) (Modulo 1), una tendenza a saltare alle conclusioni (Moduli 2 e 7), un pregiudizio a non prestare attenzione alle prove non-confermanti (*Bias Against Disconfirmatory Evidence, BADE*) (Modulo 3), carenze nella ToM (Moduli 4 e 6), un'eccessiva sicurezza negli errori di memoria (Modulo 5) e modelli cognitivi depressivi (Modulo 8). La somministrazione di due moduli alla settimana è preferibile (un modulo per sessione). Ciascuna sessione dura tra 45 e 60 minuti. In questo modo, la maggior parte dei pazienti può completare un ciclo intero nell'arco di un mese. Le dimensioni del gruppo variano da 3 a 10 pazienti. Il programma è disponibile in molte lingue e può essere scaricato dal link: http://www.uke.de/mkt.

11.3.12 Social Skills and Neurocognitive Individualized Training (SSANIT)

Il SSANIT (*Social Skills and Neurocognitive Individualized Training*) è un programma riabilitativo integrato, strutturato e individualizzato, per pazienti affetti da psicosi cronica, messo a punto da Galderisi et al. (2007). Questo programma integra un Training Cognitivo Computerizzato (TCC) e un intervento di *Social Skills Training* (SST) (Galderisi et al., 2007; Piegari et al., 2009). I due aspetti vengono affrontati parallelamente e non in sequenza, poiché si assume l'esistenza di una relazione biunivoca tra il dominio cognitivo e quello delle abilità sociali. Il TCC individualizzato utilizza il programma RehaCom (www.hasomed.de), che è composto da diversi moduli. Nel SSANIT vengono utilizzati i moduli per allenare l'attenzione (Attenzione e Concentrazione), la memoria a breve e lungo termine, verbale e non verbale (Memoria Verbale e Memoria di Volti), e le funzioni esecutive (Pensiero Logico, Acquisti e Pianificazione di una Giornata). In tutti i moduli del programma RehaCom gli esercizi proposti al paziente presentano un livello di difficoltà in grado di adattarsi automaticamente alle capacità del paziente, evitando così sia l'esecuzione di compiti troppo semplici, sia la frustrazione dovuta a compiti troppo complessi. Il TCC è articolato in sessioni bisettimanali di un'ora ciascuna, della durata complessiva di 6 mesi. L'intervento di SST ha come target primario le abilità di comunicazione e l'assertività, utilizza le tecniche del *modeling*, dell'iperapprendimento e del rinforzo, del *problem solving* e del *role play* ed enfatizza la personalizzazione dell'intervento. Il SST è organizzato in sessioni settimanali di 2 ore ciascuna, della durata complessiva di 6 mesi. Il SSANIT prende in considerazione il funzionamento cognitivo e sociale di ogni soggetto, privilegia la gratificazione, rispetto alla frustrazione dell'insuccesso, e tende ad aumentare la motivazione intrinseca, attraverso l'interazione con i terapeuti e l'attingere dalla realtà quotidiana del paziente (Piegari et al., 2009). Uno studio randomizzato controllato ha mostrato come, dopo 6 mesi di trattamento, il programma SSANIT fosse più efficace nel migliorare il funzionamento personale e sociale in pazienti con psicosi cronica rispetto a un intervento riabilitativo abituale. Non sono stati invece osservati vantaggi dei due programmi riabilitativi negli indici di esito psicopatologico e cognitivo (Galderisi et al., 2010).

11.3.13 Altri interventi di rimedio cognitivo

Esistono tecniche di rimedio cognitivo che si focalizzano su un solo dominio cognitivo o si caratterizzano per l'utilizzo di una sola strategia di apprendimento. Tra questi l'*Attention Process Training* (APT), sviluppato da Sohlberg e Mateer (1987) per pazienti con danni cerebrali, è un programma di training cognitivo finalizzato a migliorare diversi domini dell'attenzione quali: l'attenzione sostenuta, l'attenzione selettiva, l'attenzione suddivisa e la capacità di spostare l'attenzione. Pochi e controversi sono i dati disponibili in pazienti con schizofrenia (Kurtz et al., 2001; Lopez-Luengo e Vazquez, 2003).

Sempre il dominio dell'attenzione è l'obiettivo dell'*Attention Shaping* (AS) (Menditto et al., 1991; Spaulding et al., 1986), un metodo comportamentale che utilizza il rinforzo positivo per favorire l'apprendimento di comportamenti desiderati e di abilità sociali. Tale metodo, pur applicando un approccio simile all'apprendimento senza errori, se ne discosta in quanto non è specificamente progettato per prevenire gli errori dei pazienti. Alcuni studi hanno dimostrato l'efficacia dell'AS in pazienti affetti da schizofrenia, anche resistenti alle terapie e gravemente compromessi, nel dominio dell'attenzione e nell'acquisizione di abilità sociali (Silverstein et al., 1998; 1999; 2001; 2005; 2009).

11.4 Considerazioni conclusive e orientamenti futuri

Negli ultimi anni sono stati sviluppati interventi riabilitativi integrati con l'obiettivo di migliorare sia i deficit delle funzioni cognitive sia quelli della competenza sociale. Numerosi studi hanno dimostrato come gli interventi di rimedio cognitivo abbiano

importanti e durevoli ricadute non solo sulla sfera cognitiva, ma anche sulla sintomatologia e sulle abilità sociali e lavorative (McGurk et al., 2007; Wykes et al.,
2011). Tuttavia, la ricerca futura dovrà provare a fare luce su numerose questioni,
che attualmente restano aperte e/o controverse: gli effetti specifici e aspecifici del
trattamento, gli elementi attivi del rimedio cognitivo, i mediatori e moderatori di
efficacia, il ruolo della motivazione, della metacognizione, della *social cognition*,
la persistenza e la generalizzazione dei miglioramenti (Genevsky et al., 2010; Wykes
e Spaulding, 2011). Sarà, inoltre, utile capire le caratteristiche demografiche, cliniche,
cognitive e funzionali dei pazienti che possono trarre beneficio da un percorso di
rimedio cognitivo e individuare eventuali predittori di risposta (Vita et al., 2012).
Si dovranno, infine, precisare alcune modalità in merito alla somministrazione del-
l'intervento: indicazioni, tempi e durata, frequenza di partecipazione al programma,
intensità delle sessioni di addestramento, tipologia delle strategie di istruzione da
adottare. I nuovi modelli teorici che verranno sviluppati dovranno tenere conto di
questa complessità e le informazioni acquisite andranno, poi, utilizzate per progettare
trattamenti che uniscano efficacia, efficienza e personalizzazione, con favorevole
rapporto costo-beneficio.

Bibliografia

Bell M, Bryson G, Greig T et al (2001) Neurocognitive Enhancement Therapy with work therapy:
    effects on neuropsychological test performance. Arch Gen Psychiatry 58:763-768
Bell M, Bryson G, Wexler BE (2003) Cognitive remediation of working memory deficits: durability
    of training effects in severely impaired and less severely impaired schizophrenia. Acta Psychiatr
    Scand 108:101-109
Bell M, Fiszdon J, Greig T et al (2007) Neurocognitive Enhancement Therapy with work therapy
    in schizophrenia: 6-month follow-up of neuropsychological performance. J Rehabil Res Dev
    44:761-770
Bell MD, Zito W, Greig T, Wexler BE (2008) Neurocognitive Enhancement Therapy with vocational
    services: work outcomes at two-year follow-up. Schizophr Res 105:18-29
Bellack AS, Dickinson D, Morris SE, Tenhula WN (2005) The development of a computer-
    assisted cognitive remediation program for patients with schizophrenia. Isr J Psychiatry Relat
    Sci 42:5-14
Bellack AS, Mueser KT, Morrison RL et al (1990) Remediation of cognitive deficits in schizophrenia.
    Am J Psychiatry 147:1650-1655
Ben-Yishay Y, Piasetsky EB, Rattok J (1985) A systematic method for ameliorating disorders in
    basic attention. In: Meir MJ, Benton AL, Diller L (eds) Neuropsychological rehabilitation.
    Guilford Press, New York, pp 165-181
Bracy O (1995) PSSCogRehab Software. Psychological Software Services, Indiana. Available at:
    http://www.neuroscience.cnter.com
Brenner HD, Hodel B, Roder V, Corrigan P (1992) Treatment of cognitive dysfunctions and
    behavioral deficits in schizophrenia. Schizophr Bull 18:21-26
Brenner HD, Roder V, Hodel B et al (1994) Integrated psychological therapy for schizophrenic pa-
    tients. Hogrefe & Huber, Seattle
Captain's Log Software (1988) Sandford and Brown. Available at: http://www.braintrain.com
Cavallaro R, Anselmetti S, Poletti S et al (2009) Computer-aided neurocognitive remediation as an
    enhancing strategy for schizophrenia rehabilitation. Psychiatry Res 169:191-196
Choi KH, Kwon JH (2006) Social Cognition Enhancement Training for schizophrenia: a preliminary
    randomized controlled trial. Community Ment Health J 42:177-187

Dickinson D, Tenhula W, Morris S et al (2010) A randomized, controlled trial of computer-assisted cognitive remediation for schizophrenia. Am J Psychiatry 167:170-180

Eack SM, Greenwald DP, Hogarty SS et al (2009) Cognitive Enhancement Therapy for early-course schizophrenia: effects of a two-year randomized controlled trial. Psychiatr Serv 60:1468-1476

Eack SM, Greenwald DP, Hogarty SS, Keshavan MS (2010a) One-year durability of the effects of Cognitive Enhancement Therapy on functional outcome in early schizophrenia. Schizophr Res 120:210-216

Eack SM, Hogarty GE, Cho RY et al (2010b) Neuroprotective effects of Cognitive Enhancement Therapy against gray matter loss in early schizophrenia: results from a 2-year randomized controlled trial. Arch Gen Psychiatry 67:674-682

Fiszdon JM, Bryson GJ, Wexler BE, Bell MD (2004) Durability of cognitive remediation training in schizophrenia: performance on two memory tasks at 6-month and 12-month follow-up. Psychiatry Res 125:1-7

Freeman D (2007) Suspicious minds: the psychology of persecutory delusions. Clin Psychol Rev 27:425-457

Galderisi S, Piegari G, Mucci A et al (2010) Social Skills and Neurocognitive Individualized Training in schizophrenia: comparison with structured leisure activities. Eur Arch Psychiatry Clin Neurosci 260:305-315

Galderisi S, Piegari G, Mucci A et al (2007) Social skills training and computerized cognitive training in patients with schizophrenia. Eur Psychiatry 22(Suppl 1):S13-S14

Genevsky A, Garrett CT; Alexander PP, Vinogradov S (2010) Cognitive training in schizophrenia: a neuroscience-based approach. Dialogues Clin Neurosci 12:416-421

Greig TC, Zito W, Wexler BE et al (2007) Improved cognitive function in schizophrenia after one year of cognitive training and vocational services. Schizophr Res 96:156-161

Grynszpan O, Perbal S, Pelissolo A et al (2011) Efficacy and specificity of computer-assisted cognitive remediation in schizophrenia: a meta-analytical study. Psychol Med 41:163-173

Harvey KE, Galletly CA, Field C, Proeve M (2009) The effects of verbalisation on cognitive performance in schizophrenia: a pilot study using tasks from the Delis Kaplan Executive Function System. Neuropsychol Rehabil 19:733-741

Heinssen RK, Victor BL (1994) Cognitive-behavioural treatment for schizophrenia: evolving rehabilitation techniques. In: Spaulding WD (ed) Cognitive technology in psychiatric rehabilitation. University of Nebraska Press, Lincoln, pp 159-181

Hodge MA, Siciliano D, Withey P et al (2010) A randomized controlled trial of cognitive remediation in schizophrenia. Schizophr Bull 36:419-427

Hogarty GE, Flesher S (1992) Cognitive remediation in schizophrenia: proceed… with caution! Schizophr Bull 18:51-57

Hogarty GE, Flesher S, Ulrich R et al (2004) Cognitive Enhancement Therapy for schizophrenia: effects of a 2-year randomized trial on cognition and behavior. Arch Gen Psychiatry 61:866-876

Hogarty GE, Greenwald DP (2006) Cognitive Enhancement Therapy: the training manual. University of Pittsburgh Medical Center. Available at: http://www.CognitiveEnhancementTherapy

Horan WP, Kern RS, Tripp CJ et al (2011) Efficacy and specificity of social cognitive skills training for outpatients with psychotic disorders. J Psychiatr Res 45:1113-1122

Jaeger J, Berns S, Tigner A, Douglas E (1992) Remediation of neuropsychological deficits in psychiatric populations: rationale and methodological considerations. Psychopharmacol Bull 28: 367-390

Kern RS, Glynn SM, Horan WP, Marder SR (2009) Psychosocial treatments to promote functional recovery in schizophrenia. Schizophr Bull 35:347-361

Kern RS, Green MF, Mitchell S et al (2005) Extensions of errorless learning for social problem-solving deficits in schizophrenia. Am J Psychiatry 162:513-519

Kern RS, Liberman RP, Becker DR et al (2009) Errorless learning for training individuals with schizophrenia at a community mental health setting providing work experience. Schizophr Bull 35:807-815

Kern RS, Liberman RP, Kopelowicz A et al (2002) Applications of errorless learning for improving work performance in persons with schizophrenia. Am J Psychiatry 159:1921-1926

Kern RS, Wallace CJ, Hellman SG et al (1996) A training procedure for remediating WCST deficits in chronic psychotic patients: an adaptation of errorless learning principles. J Psychiatr Res 30:283-294

Keshavan MS, Eack SM, Wojtalik JA et al (2011) A broad cortical reserve accelerates response to Cognitive Enhancement Therapy in early course schizophrenia. Schizophr Res 130:123-129

Kurtz MM, Moberg PJ, Gur RC, Gur RE (2001) Approaches to cognitive remediation of neuropsychological deficits in schizophrenia: a review and meta-analysis. Neuropsychol Rev 11: 197-210

Kurtz MM, Moberg PJ, Mozley LH et al (2001) Effectiveness of an attention- and memory-training program on neuropsychological deficits in schizophrenia. Neurorehab Neural Repair 15:23-28

Lieberman JA, Drake RE, Sederer LI et al (2008) Science and recovery in schizophrenia. Psychiatr Serv 59:487-496

Lindenmayer J, Kaushik S, Branch C et al (2008) Does computerized cognitive remediation change brain activation patterns in schizophrenia: fMRI pilot data. Eur Psychiatry 23:S127-S128

Lopez-Luengo B, Vazquez C (2003) Effects of Attention Process Training on cognitive functioning of schizophrenic patients. Psychiatr Res 119:41-53

Marker KR (1987-2007) COGPACK. The cognitive training package manual. Marker Software: Heidelberg & Ladenburg. Available at: http://www.markersoftware.com

McGurk SR, Twamley EW, Sitzer DI et al (2007) A meta-analysis of cognitive remediation in schizophrenia. Am J Psychiatry 164:1791-1802

Medalia A, Choi J (2009) Cognitive remediation in schizophrenia. Neuropsychol Rev 19:353-364

Medalia A, Lim R (2004) Treatment of cognitive dysfunction in psychiatric disorders. J Psych Practice 10:17-25

Medalia A, Revheim N, Herlands T (2002) Remediation of cognitive deficits in psychiatric outpatients: a clinician's manual. Montefiore Medical Center Press, New York

Medalia A, Richardson R (2005) What predicts a good response to cognitive remediation interventions? Schizophr Bull 31:942-953

Menditto AA, Baldwin LJ, O'Neal LG, Beck NC (1991) Social learning procedures for increasing attention and improving basic skills in severely regressed institutionalized patients. J Behav Ther Exp Psychiatry 22:265-269

Metacognitive Training for psychosis (MCT). Available at: http://www.uke.de/mkt

Moritz S, Kerstan A, Veckenstedt R et al (2011a) Further evidence for the efficacy of a metacognitive group training in schizophrenia. Behav Res Ther 49:151-157

Moritz S, Veckenstedt R, Randjbar S et al (2011b) Antipsychotic treatment beyond antipsychotics: metacognitive intervention for schizophrenia patients improves delusional symptoms. Psychol Med 41:1823-1832

Moritz S, Vitzthuma F, Randjbara S et al (2010b) Detecting and defusing cognitive traps: metacognitive intervention in schizophrenia. Curr Opin Psychiatry 23:561-569

Moritz S, Woodward TS (2007) Metacognitive training in schizophrenia: from basic research to knowledge translation and intervention. Curr Opin Psychiatry 20:619-625

Moritz S, Woodward TS, Di Michele V (2010a) Training metacognitivo per pazienti con schizofrenia (MCT), IV vol, versione 4.0. Van Ham Campus Press, Hamburg

Mueller DR, Roder V (2010) Integrated psychological therapy and integrated neurocognitive therapy. In: Roder V, Medalia A (eds) Neurocognition and social cognition in schizophrenia patients. Comprehension and treatment. Karger, Basel, pp 118-144

Mulholland CC, O'Donoghue D, Meenagh C, Rushe TM (2008) Errorless learning and memory performance in schizophrenia. Psychiatry Res 159:180-188

Nuechterlein KH, Barch DM, Gold JM et al (2004) Identification of separable cognitive factors in schizophrenia. Schizophr Res 72:29-39

Penn DL, Corrigan PW, Bentall RP et al (1997) Social cognition in schizophrenia. Psychol Bull 121:114-32

Penn DL, Roberts DL, Combs D, Sterne A (2007) The development of the Social Cognition and Interaction Training program for schizophrenia spectrum disorders. Psychiatr Serv 58:449-451

Penn D, Roberts DL, Munt ED et al (2005) A pilot study of Social Cognition and Interaction Training (SCIT) for schizophrenia. Schizophr Res 80:357-359

Pfammatter M, Junghan UM, Brenner HD (2006) Efficacy of psychological therapy in schizophrenia: conclusions from meta-analyses. Schizophr Bull 32(Suppl 1):S64-S80

Piegari G, Galderisi S, Mucci A, Maj M (2009) La riabilitazione cognitiva e psicosociale nei pazienti affetti da schizofrenia. Nóos Aggiornamenti in Psichiatria 15:223-238

Rass O, Forsyth JK, Bolbecker AR et al (2012) Computer-assisted cognitive remediation for schizophrenia: a randomized single-blind pilot study. Schizophr Res 139:92-98

Reeder C, Wykes T (2011) Computered Interactive Remediation of Cognition – Training for Schizophrenia (CIRCuiTS). Institute of Psychiatry, King's College London. Available at: http://www.kcl.ac.uk

RehaCom System (2003) HASOMED GmbH Inc Ltd, Magdeburg, Germany. Available at: http://www.hasomed.de

Roder V, Mueller DR (2006) Integrated Neurocognitive Therapy (INT) for schizophrenia patients (unpublished manual). University Psychiatric Hospital, Bern

Roder V, Mueller DR (2009) Remediation of neuro- and social cognition: results of an international randomized multi-site study. Schizophr Bull 35(Suppl 1):S353-S354

Roder V, Mueller DR, Schmidt SJ (2011) Effectiveness of integrated psychological therapy (IPT) for schizophrenia patients: a research update. Schizophr Bull 37(Suppl 2):S71-S79

Rossi A, Daneluzzo E, Tomassini A et al (2006) The effect of verbalization strategy on Wisconsin Card Sorting Test performance in schizophrenic patients receiving classical or atipical antipsychotics. BMC Psychiatry 6:3

Sartory G, Zorn C, Groetzinger G, Windgassen K (2005) Computerized cognitive remediation improves verbal learning and processing speed in schizophrenia. Schizophr Res 75:219-223

Sci-Learn (2003) Scientific learning. Available at: http: //www.Hypomania.Scilearn.Com/alp

Silverstein SM, Hatashita-Wong M, Solak BA et al (2005) Effectiveness of a two-phase cognitive rehabilitation intervention for severely impaired schizophrenia patients. Psychol Med 35:829-837

Silverstein SM, Menditto AA, Stuve P (2001) Shaping attention span: an operant conditioning procedure to improve neurocognition and functioning in schizophrenia. Schizophr Bull 27:247-257

Silverstein SM, Pierce DL, Saytes M et al (1998) Behavioral treatment of attentional dysfunction in chronic, treatment-refractory schizophrenia. Psychiatr Quar 69:169-191

Silverstein SM, Spaulding WD, Menditto AA et al (2009) Attention shaping: a reward-based learning method to enhance skills training outcomes in schizophrenia. Schizophr Bull 35:222-232

Silverstein SM, Valone C, Jewell TC et al (1999) Integrating shaping and skills training techniques in the treatment of chronic, treatment-refractory individuals with schizophrenia. Psychiatr Rehab Skills 3:41-58

Sohlberg MM, Mateer CA (1987) Effectiveness of an attention-training program. J Clin Exp Neuropsychol 9:117-130

Spaulding WD, Storms L, Goodrich V, Sullivan M (1986) Applications of experimental psychopathology in psychiatric rehabilitation. Schizophr Bull 12:560-577

Spaulding WD, Sullivan M (1991) From the laboratory to the clinic: psychological methods and principles in psychiatric rehabilitation. In: Liberman RP (ed) Handbook of psychiatric rehabilitation. Pergamon Press, Elmsfrod, pp 30-50

Spring BJ, Ravdin L (1992) Cognitive remediation in schizophrenia: should we attempt it? Schizophr Bull 18:15-20

Stratta P, Bustini M, Daneluzzo E, Rossi A (2008) La valutazione della capacità metacognitiva nel disturbo schizofrenico: dalla funzione cognitiva al mondo reale. Giorn Ital Psicopat 14:75-79

Twamley EW, Jeste DV, Bellack AS (2003) A review of cognitive training in schizophrenia. Schizophr Bull 29:359-382

Van der Gaag M (1992) The results of cognitive training in schizophrenia patients. Eburon, Delft

Velligan DI, Bow-Thomas CC, Huntzinger CD et al (2000) A randomized-controlled trial of the use of compensatory strategies to enhance adaptive functioning in outpatients with schizophrenia.

Am J Psychiatry 157:1317-1323

Velligan DI, Diamond PM, Mintz J et al (2008) The use of individually tailored environmental supports to improve medication adherence and outcomes in schizophrenia. Schizophr Bull 34:483-493

Velligan DI, Kern RS, Gold JM (2006) Cognitive rehabilitation for schizophrenia and the putative role of motivation and expectancies. Schizophr Bull 32:474-485

Velligan DI, Prihoda TJ, Ritch JL et al (2002) A randomized single-blind pilot study of compensatory strategies in schizophrenia outpatients. Schizophr Bull 28:283-292

Vita A, De Peri L, Barlati S et al (2011a) Psychopathologic, neuropsychological and functional outcome measures during cognitive rehabilitation in schizophrenia: a prospective controlled study in a real-world setting. Eur Psychiatry 26:276-283

Vita A, De Peri L, Barlati S et al (2011b) Effectiveness of different modalities of cognitive remediation on symptomatological, neuropsychological, and functional outcome domains in schizophrenia: a prospective study in a real-world setting. Schizophr Res 133:223-231

Vita A, De Peri L, Barlati S et al (2012) Predictors of cognitive improvement and normalization under cognitive remediation in patients with schizophrenia. 3rd Biennial Schizophrenia International Research Conference, 2012 April 14-18, Florence, Italy. Schizophr Res 136(Suppl 1): S76

Wexler BE, Anderson M, Fulbright RK, Gore JC (2000) Preliminary evidence of improved verbal working memory performance and normalization of task-related frontal lobe activation in schizophrenia following cognitive exercises. Am J Psychiatry 157:1694-1697

Wölwer W, Frommann N (2011) Social-cognitive remediation in schizophrenia: generalization of effects of the Training of Affect Recognition (TAR). Schizophr Bull 37 (Suppl 2):S63-S70

Wölwer W, Frommann N, Halfmann S et al (2005) Remediation of impairments in facial affect recognition in schizophrenia: efficacy and specificity of a new training program. Schizophr Res 80: 295-303

Wykes T (2000) Cognitive rehabilitation and remediation in schizophrenia. In: Sharma T, Harvey P (eds) Cognition and schizophrenia: impairments, importance and treatment strategies. Oxford University Press, Oxford, pp 332-351

Wykes T, Huddy V, Cellard C et al (2011) A meta-analysis of cognitive remediation for schizophrenia: methodology and effect sizes. Am J Psychiatry 168:472-485

Wykes T, Reeder C (eds) (2005) Cognitive remediation therapy for schizophrenia. Theory and practice. Routledge, London

Wykes T, Reeder C, Corner J et al (1999) The effects of neurocognitive remediation on executive processing in patients with schizophrenia. Schizophr Bull 25:291-307

Wykes T, Reeder C, Landau S et al (2007) Cognitive remediation therapy in schizophrenia: randomised controlled trial. Br J Psychiatry 190:421-427

Wykes T, Spaulding WD (2011) Thinking about the future cognitive remediation therapy – what works and could we do better? Schizophr Bull 37(Suppl 2):S80-S90

Young DA, Freyslinger MG (1995) Scaffolded instruction and the remediation of Wisconsin Card Sorting Test deficits in chronic schizophrenia. Schizophr Res 16:199-207

Yozawitz A (1986) Applied neuropsychology in a psychiatric center. In: Grant I, Adams KM (eds) Neuropsychological assessment of psychiatric disorders. Oxford University Press, New York, pp 121-146

Parte V
Metodi computerizzati di rimedio cognitivo: il Cogpack®

Cogpack®: presupposti, descrizione e metodi a confronto

12

F. Fresi, S. Poletti, R. Cavallaro

12.1   Introduzione

Le difficoltà di trattamento dei deficit cognitivi hanno portato a un crescente interesse per gli approcci sperimentali basati sulla riabilitazione neurocognitiva dei deficit neuropsicologici evidenti nei pazienti affetti da schizofrenia. Basandosi sull'ipotesi che ridurre i deficit aumenterebbe il funzionamento globale (Wykes et al., 1999), negli ultimi anni diversi studi hanno investigato gli effetti di programmi di riabilitazione cognitiva standardizzati su un'ampia gamma di deficit neurocognitivi nella schizofrenia. I risultati concordano tutti nell'affermare che tali deficit possono essere modificati grazie all'impiego di tecniche riabilitative neurocognitive; le più recenti affiancano alla pratica ripetuta un supporto computerizzato.

Rispetto alla riabilitazione tradizionale *pen and paper*, la CACR (*Computer-Assisted Cognitive Rehabilitation*) presenta numerosi vantaggi, quali la flessibilità dei compiti, la possibilità di individualizzare set di esercizi diversificati a seconda della specificità della funzione cognitiva a cui si rivolgono, la progressione nelle richieste di performance modulata sulla risposta individuale e la possibilità per il paziente di avere un feedback immediato della propria prestazione. La specificità della tecnica CACR ha mostrato che, al di là degli effetti legati alla pratica degli esercizi eseguiti al computer sulle performance neuropsicologiche dei pazienti (Cavallaro et al., 2009; Fisher et al., 2009) e su memoria (Hogarty e Flesher, 1999; Bell et al., 2001), attenzione (Benedict et al., 1994; Hogarty e Flesher, 1999; Cavallaro et al., 2009), vigilanza (Medalia et al., 1998), problem solving (Hogarty e Flesher, 1999) e funzioni esecutive (Bell et al., 2001; Cavallaro et al., 2009), l'organizzazione e la strutturazione della terapia nella forma *computer-assisted* genera dei miglioramenti sia sulla componente motivazionale sia sull'autostima (McGurk et al., 2005; Wykes et al., 2002), con un effetto indiretto anche sulla sintomatologia negativa (Bellucci et al., 2003, Klingberg et al., 2011).

F. Fresi (✉)
Dipartimento di Neuroscienze Cliniche
IRCCS Universitario Ospedale San Raffaele
Milano
e-mail: fresi.francesco@hsr.it

A. Vita (a cura di), *La riabilitazione cognitiva della schizofrenia*,
DOI: 10.1007/978-88-470-2802-9_12, © Springer-Verlag Italia 2013

I risultati sopra descritti sono stati ottenuti attraverso l'applicazione di esercizi prodotti da software diversi tra loro per la forma grafica, per l'eterogeneità e la completezza degli esercizi potenzialmente mirati ai domini di interesse della schizofrenia e per l'accento sulla tipologia di esercizio di pratica e ripetizione o strategico. Alcuni, sebbene validi, allo stato attuale non presentano ancora dati di efficacia clinica, mentre altri, come il Cogpack®, seppur non privi di limiti, risultano essere ormai mezzi collaudati nella pratica clinica e riabilitativa della schizofrenia.

12.2   I software maggiormente diffusi

12.2.1   Captain's Log Software

Il *Captain's Log Software* (Sandford e Browne, 1985) comprende cinque moduli, ognuno dei quali contiene tra i 3 e gli 8 compiti riguardanti l'attenzione, la concentrazione, la memoria, l'abilità visuospaziale, l'abilità visuomotoria e la concettualizzazione. Dei 33 compiti possibili ne sono stati scelti 13 per l'allenamento. Il programma inizia con una fase di valutazione e solo successivamente viene impostato l'allenamento, con lo stesso livello di difficoltà per tutte le persone. La progressione è basata sul livello di abilità e di velocità di apprendimento del soggetto (è richiesto un aumento del punteggio del 50% prima di raggiungere il livello successivo).

12.2.2   Psychological Software Services CogReHab Software

Questo software, noto con l'acronimo PSSCogReHab-2012 (Bracy, 1995), è un sistema di riabilitazione cognitiva professionale creato per psicologi e terapeuti che si occupano di linguaggio e di terapia occupazionale e riabilitazione. È specifico per pazienti che mostrano difficoltà di funzionamento cognitivo in seguito a traumi cerebrali, infarto, sclerosi multipla e altre anomalie cerebrali con base neurologica. Si tratta di un sistema terapeutico globale che esplora con un formato semplice e intuitivo svariate funzioni cognitive quali attenzione, funzioni esecutive e visuospaziali, memoria, problem solving e capacità comunicative. Ognuno dei 67 esercizi è corredato di varie schermate: una introduttiva, una per le modifiche, una per l'esercizio, una per i risultati. Viene inoltre fornito un grafico che riporta i dati attuali e quelli ottenuti in passato.

12.2.3   Where in the USA is Carmen Sandiego?

Questo software (Broderbund Software, Version 2.0) è un programma educativo che ha avuto numerosi riconoscimenti. Viene utilizzato nelle scuole e in particolari programmi educativi, nonché in una tecnica chiamata NEAR (*Neuropsychological Educational Approach to Remediation*) (Medalia e Freilich, 2008) che enfatizza una forma di allenamento individuale piuttosto che di gruppo, e che per trattare i deficit neuropsicologici associa la tradizionale riabilitazione neurocognitiva a modelli educazionali.

Il programma insegna il ragionamento deduttivo, la pianificazione, l'organizzazione e la geografia. Viene chiesto di risolvere un caso criminale simulato interpretando le informazioni disponibili per identificare e rintracciare il sospetto e portare al suo arresto. I soggetti entrano nel programma come reclute e vengono promossi a cariche più alte man mano che risolvono casi sempre più difficili.

12.2.4 RehaCom®

RehaCom® (Schuhfried, 2003) è un pacchetto di software con il quale è possibile esercitare diversi campi cognitivi. L'utilizzo di questo software è semplice e può essere appreso con facilità grazie a un'identica interfaccia per tutte le procedure e a dettagliati manuali d'uso. Pazienti con problematiche nell'uso di una classica tastiera possono usufruire di una tastiera speciale con pochi bottoni grandi.

Una volta iniziato il percorso riabilitativo il programma funziona in modo adattivo. Tutte le procedure si adattano automaticamente come livello di difficoltà alle possibilità prestazionali del soggetto. In questo modo il training continua a essere interessante e mai troppo o troppo poco esigente. Al termine di ogni esercitazione è possibile esaminare le valutazioni sia per ogni singolo compito che dell'intero percorso terapeutico.

Le funzioni esercitate sono: attenzione, memoria, rappresentazione spaziale, pensiero logico, problem solving, capacità visuomotorie e costruttive.

12.2.5 Circuits

Circuits (Reeder e Wykes) è un nuovo software disegnato per rendere l'allenamento delle funzioni cognitive facilmente accessibile alle persone e per affrontare in modo specifico i problemi di pensiero associati alla schizofrenia. Il programma consiste in 40 ore di sessioni da effettuare 3 volte alla settimana utilizzando un ambiente di realtà virtuale in cui sono presenti alcuni edifici all'interno dei quali vengono presentati diversi scenari che mostrano situazioni e attività di tutti i giorni. I soggetti sono incoraggiati a effettuare gli esercizi ripetutamente e a provare diverse strategie per trovare quella che funziona meglio.

12.2.6 Cogpack®

Il software Cogpack® (Marker Software), sviluppato in Germania, comprende 64 test componibili in un programma riabilitativo definibile attraverso 540 variabili. Il programma di training riabilitativo, componibile grazie al Cogpack®, offre la possibilità di personalizzare set di esercizi individuali e adattativi sulla base del deficit neurop-

12

sicologico riscontrato nel paziente. Il corretto svolgimento di ciascun esercizio si basa su una pratica massiva e ripetuta.

Questo software presenta ambiti d'applicazione differenti, come per esempio la clinica, la riabilitazione, la ricerca e l'istruzione (nella Tabella 12.1 a fine capitolo sono riportati i pro e i contro dei vari ambiti).

12.3 Caratteristiche e dettagli d'uso del software Cogpack®

I materiali utilizzati per la composizione del software sono connessi alle possibili problematiche della vita quotidiana (come, per esempio, la perdita di memoria) e questo li rende pratici, fruibili e motivanti. Il software è basato più su strumenti di training riabilitativo che su quelli diagnostici, e gli esercizi svolgono una funzione d'apprendimento e di sostegno diagnostico più che di differenziazione psicopatologica. Inoltre, gli autori hanno preferito dare a questo programma un taglio eterogeneo: ovvero può essere utilizzato in strutture riabilitative psichiatriche, neurologiche e occupazionali.

Cogpack® permette di creare set di esercizi specifici per le funzioni cognitive da riabilitare (Fig. 12.1). Le funzioni che possono essere "allenate" tramite questo software, pertinenti ai più comuni deficit osservati nella schizofrenia, sono: attenzione sostenuta, attenzione selettiva, memoria di lavoro, memoria verbale, funzioni esecutive, fluenza verbale, coordinazione psicomotoria, oltre a molte altre meno specifiche per l'uso nella schizofrenia. Dopo un'adeguata valutazione neuropsicologica iniziale è possibile realizzare un training cognitivo individualizzato per ogni soggetto al fine di riabilitarne eventuali deficit. Vi sono, infatti, otto differenti funzioni selezionabili per realizzare un training (Fig. 12.1a: concentrazione, reazione, visuomotricità, com-

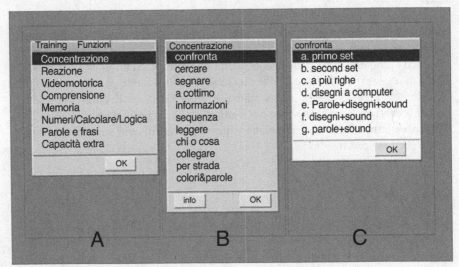

Fig. 12.1 Esempio della struttura del Cogpack® per un esercizio tipo

prensione, memoria, numeri/calcolare/logica, parole e frasi e capacità extra). Inoltre, ciascuna funzione è costituita da un numero di esercizi differenti, che varia da cinque a quindici (Fig. 12.1b), talvolta sovrapponibili, ciascuno dei quali presenta diverse varianti e diversi livelli di difficoltà (Fig. 12.1c).

Gli esercizi possono essere modulati in modo programmato o auto-modulati dal software (funzione adattativa) in base ai risultati ottenuti dal soggetto alle prove precedenti.

Questa variabilità permette di scegliere esercizi diversi all'interno di una stessa categoria e quindi di riabilitare la stessa funzione neurocognitiva utilizzando compiti nuovi man mano che il soggetto riesce a risolvere con successo tutti i livelli di un esercizio (nel paragrafo dedicato agli esercizi sono ripostati alcuni esempi).

Ogni esercizio è accompagnato, inoltre, da sessioni di prova iniziali finalizzate a favorire la confidenza con il mezzo ed elementi di aiuto on-line a richiesta. Gli esercizi forniscono un feedback visivo e sonoro immediato e al termine dello svolgimento il computer restituisce il feedback sulla prestazione attuale, rendendo possibile un confronto sia con i punteggi medi del sito di somministrazione, sia con i punteggi registrati precedentemente dal programma sul singolo individuo.

Nella riabilitazione tramite Cogpack® (come peraltro in tutte le pratiche *pen and paper* e ancor di più in quelle computerizzate) è particolarmente importante la relazione terapeutica, in quanto il terapeuta è tenuto a spiegare al paziente gli esercizi con prove iniziali e a monitorare l'andamento delle performance, così da poter modificare, se necessario, il livello di difficoltà degli esercizi anche manualmente, soprattutto all'inizio. L'intervento del terapeuta è alla base della tecnica dell'apprendimento senza errori. Se, infatti, i soggetti sani hanno la capacità di auto-correggere la propria performance e utilizzare gli errori compiuti per guidare il comportamento futuro, i pazienti affetti da schizofrenia hanno scarse abilità di apprendimento per prove ed errori e tendono a marcare più significativamente gli insuccessi. È importante che inizialmente il terapeuta suddivida il compito in più parti e faccia partire ciascun compito dal livello di difficoltà in cui si presuppone che sia più alta la possibilità di successo.

Il compito procede poi attraverso una serie di livelli a difficoltà crescente e, in caso di incapacità da parte del paziente a procedere, l'operatore fornisce gli aiuti necessari per arrivare alla soluzione.

È inoltre necessario un continuo rinforzo positivo da parte del terapeuta, che deve aiutare il paziente a comprendere i motivi di eventuali insuccessi e incoraggiarlo a migliorare. Inoltre, al termine di ogni esercizio, il programma restituisce al paziente un feedback dandogli la possibilità di confrontare la sua prestazione attuale con quelle precedenti e di essere consapevole di eventuali miglioramenti.

Di fatto il software ha come caratteristiche principali la possibilità di variare gli esercizi in termini di differenti stimoli evocativi per ciascuna dimensione, differenti tempi di somministrazione, difficoltà dell'esercizio, complessità e tipo di stimolo, rendendolo ampiamente plastico alle esigenze individuali.

Di seguito vengono descritti alcuni degli esercizi (che in totale, escluse le varianti, sono 64) contenuti nel software Cogpak® suddivisi nelle principali funzioni del training, rimandando al manuale operativo per i dettagli.

12

12.3.1   Esercizi del software Cogpack®

Concentrazione

- *Collegare* (funzioni esecutive): sullo schermo compaiono dei numeri o delle lettere, o una combinazione di entrambi, che il soggetto deve collegare tra loro secondo una regola specifica. Il software prevede otto varianti dei tipi di stimoli da collegare: numeri crescenti (dall'1 al 30), numeri decrescenti (dal 30 all'1), alfabeto crescente (dalla a alla z), alfabeto decrescente (dalla z alla a), numeri e lettere crescenti (1a, 2b, 3c...) e decrescenti (za, yb, xc ...), e così via.

Reazione

- *Stelle* (capacità visuomotorie): il soggetto deve prendere al volo delle stelle che cadono con tempi e posizioni randomizzati. Il compito richiede velocità, precisione e un riconoscimento rapido del posizionamento corretto. Il software permette di variare la difficoltà del compito in quattro modi: modificabile automaticamente (adattativo) o in base alla scelta del terapeuta (facile, medio, difficile).
- *Ufo* (capacità visuomotorie): il soggetto deve utilizzare il mouse per prendere degli Ufo (pallini rossi sullo schermo) che si muovono in direzioni randomizzate. Le dimensioni e la velocità degli Ufo variano in relazione alle abilità del soggetto. Il software consente cinque tipi di varianti: modificabili automaticamente (adattativo) o in base alla scelta del terapeuta (Ufo lenti e grandi; veloci e piccoli; iperveloci; ultraveloci).

Visuomotricità

- *Ufo* (vedi sopra).
- *Stelle* (vedi sopra).
- *Labirinti* (funzioni esecutive): il soggetto ha il compito di uscire, muovendo il cursore, da dei labirinti nel minor tempo possibile e facendo il minor numero di errori. Il software permette nove tipi di varianti: otto modificabili per intensità e presenza di suggerimenti in base alla scelta del terapeuta (facile, medio, difficile ed estremo con aiuto o senza aiuto) e una modificabile automaticamente (adattativa: se il labirinto presentato è troppo difficile, il programma ne propone uno semplificato).

Comprensione

- *Chi o cosa* (linguaggio): il soggetto legge sullo schermo una serie di informazioni riguardanti oggetti, nomi di cose, persone e/o luoghi. Il compito affidato è quello di identificare la parola e associarla alla corrispondente descrizione. Vi sono a disposizione diverse categorie di soggetti e/o oggetti da identificare. Il software offre, inoltre, sedici tipi di varianti, come ad esempio: stringhe di parole limitate *versus* frasi lunghe che descrivono un oggetto che il soggetto deve riconoscere; nomi e foto di città; nomi e foto di animali; nomi e foto di frutta da associare in seguito a un tempo distraente e così via.
- *Cercare* (attenzione, reazione e comprensione): il soggetto deve localizzare delle parole, dei numeri, dei simboli o dei colori visualizzati in una schermata insieme a distrattori. Il software presenta diciotto tipi di varianti: tre sono modificabili per

intensità di distrattore (facile, medio e difficile), mentre le restanti quindici si differenziano per colore (rosso, bianco, blu, giallo), per numero (1, 2, ...) o per simbolo da individuare (@, § ecc.).

Memoria

- *Per strada* (orientamento, conoscenze e capacità di tutti i giorni): il soggetto si trova a vestire i panni di un automobilista. Assumendone la prospettiva, il soggetto viaggia su una strada schematizzata sulla quale incrocia cartelli stradali e automezzi. La scena si interrompe improvvisamente e al paziente vengono poste domande circa il limite di velocità, i divieti ecc. apparsi precedentemente mentre guidava. Il terapeuta può variare la difficoltà del compito (traffico lento e traffico veloce).
- *Nuovo o meno* (memoria): una serie di stimoli in successione, seguita da un tempo distrattorio, viene somministrata al soggetto che, al termine di tale tempo, dovrà premere un pulsante per indicare se ha visto e/o letto in precedenza lo stimolo presentato. Il software dispone di venti tipi di varianti modificabili dal terapeuta in base alla difficoltà, allo stimolo (foto di città, lettere, figure, foto di animali, foto di paesaggi ec) o alla complessità (ricordare un nome associato a un paesaggio).

Numeri/Calcolare/Logica

- *Denaro* (orientamento, conoscenze e capacità di tutti i giorni): sono dei compiti realistici che richiedono l'uso di denaro di vari Paesi per pagare e contare il resto. Il software offre venti tipi di varianti modificabili dal terapeuta in base alla difficoltà (riordinare cinque monete in ordine crescente o decrescente; prendere o dare il resto; somme o sottrazioni; avere i soldi giusti per pagare un oggetto; monete estere; mettere l'importo giusto ecc.).
- *Collegare* (vedi sopra).

Parole e frasi

- *Anagrammi* (linguaggio): il soggetto deve formare una parola che abbia un senso utilizzando le lettere date. Questo test mette alla prova l'utilizzo del materiale linguistico. Il software prevede quattro tipi di varianti con quattro differenti liste di parole.
- *Cambia numero* (logica e numeri): sullo schermo compaiono dei numeri espressi in diverse forme (numeri romani, binari, esadecimali, in parole o in diverse lingue). Il soggetto deve associarli alla numerazione araba o viceversa. Diciassette tipi di varianti sono selezionabili dal terapeuta: trasformare dei numeri romani in numeri arabi e viceversa; trasformare un numero binario in uno decimale e viceversa; trasformare un numero scritto in inglese sia in lingua italiana che in numero decimale e viceversa; ecc.

Capacità extra

- *Bussola* (orientamento, conoscenze e capacità di tutti i giorni): il soggetto deve riconoscere dei punti cardinali (nord-sud-ovest ed est) muovendo una rosa dei venti, presente sullo schermo e ruotabile tramite il mouse. Il software permette di

12

Tabella 12.1 Pro e contro del programma Cogpack®

	Pro	Contro*
Utenti	• Il software è avvincente e accattivante • Aumenta la possibilità di accedere a una terapia psicologica • Aumenta il senso di empowerment e autoefficacia per la possibilità di poter svolgere il lavoro in maniera indipendente	• Possibilità che si riduca il contatto con il terapeuta che è di fondamentale importanza • Ansia legata all'utilizzo del computer (attenuata dalla capacità di utilizzare il mouse e dal contatto con il terapeuta) • Accesso limitato ai computer
Clinici	• Ridotta preparazione del materiale • Alti livelli di supporto terapeutico durante l'utilizzo programma • Assicura un focus terapeutico particolare sulla metacognizione grazie al ruolo del terapeuta all'interno del programma • Vi è una registrazione dettagliata delle prestazioni del paziente	• Vi è una certa riluttanza a rinunciare al ruolo di terapeuta e di consentire di lavorare in modo indipendente • Scetticismo nel considerarla considerare una "vera" terapia" • Rischio di poter ridurre il ruolo del terapeuta facendo affidamento solo sul computer
Ricercatori	• Accessibilità a enormi quantità di dati che vengono raccolti con modalità automatica • I dati sono affidabili, consistenti e specifici • C'è un'alta visibilità per quanto riguarda il metodo • I dati vengono riportati in formati utilizzabili che possono essere specificati a priori • Accesso globale ai dati di una singola terapia	• Sovraccarico di dati • Il coinvolgimento del terapeuta può influire sui cambiamenti e i risultati del paziente • A volte gli errori vengono identificati a metà del processo • Gli utilizzatori necessitano di un supporto costante (sia clinico che per il software)

*Comuni a tutti i mezzi *computer-assisted*.

scegliere quattro tipi di varianti selezionabili dal terapeuta in base alla difficoltà (indicazione facile, indicazione difficile con o senza suggerimento grafico).

12.3.2 Utilizzo del Cogpack® in ambito clinico e in ambito di ricerca

• *Cogpack® a scopo di training*: la maggior parte dei programmi di training prodotti dal software forniscono dimostrazioni per l'apprendimento, aiuti per arrivare alle soluzioni, spiegazione dei risultati. Presentano inoltre il vantaggio di poter variare la difficoltà del compito in base ai risultati ottenuti in precedenza.

• *Cogpack® come test*: il programma può essere utilizzato con la configurazione standard derivata da dati normativi di cui sono provvisti alcuni degli esercizi. Sono inoltre disponibili le norme sia per la popolazione non-clinica sia per diversi gruppi diagnostici. Tali norme vengono continuamente aggiornate utilizzando dati multicentrici.

Il Cogpack® può essere utilizzato in diversi ambiti, innanzitutto nella pratica clinica per il trattamento di disturbi di performance e di motivazione, quindi nel contesto di psicosi funzionali o di sindromi cerebrali organiche. In secondo luogo è un valido supporto per la riabilitazione delle funzioni cognitive deficitarie. Infine può esser applicato anche in ambito di ricerca tramite la creazione di programmi di intervento ripetibili. Nella 12.1 sono esposti i pro e i contro dell'utilizzo di questo software dal punto di vista dei potenziali fruitori del programma: clinici, pazienti e ricercatori.

Bibliografia

Bell M, Bryson G, Greig T, Wexler BE (2001) Neurocognitive enhancement therapy with work therapy. Effects on neuropsychological performance. Archives of General Psychiatry 58:763-768

Bellucci DM, Glaberman K, Haslam N (2003) Computer-assisted cognitive rehabilitation reduces negative symptoms in the severely mentally ill. Schizophr Res 59:225-232

Benedict RHB, Harris AE, Markow T et al (1994) Effects of attention training on information-processing in schizophrenia. Schizophr Bull 20:537-546

Bracy O (1995) CogReHab Software. Psychological Software Services, Indianapolis

Cavallaro R, Anselmetti S, Poletti S, Bechi M et al (2009) Computer-aided neurocognitive remediation as an enhancing strategy for schizophrenia rehabilitation. Psychiatry Research 169: 191-1966.

Fisher M, Holland C, Merzenich MM et al (2009) Using neuroplasticity-based auditory training to improve verbal memory in schizophrenia. Am J Psychiatry 166:805-811

Cogpack®, Version 5.1. Ladenburg, Germany, Marker Software. Available at: www.Cogpack.com/USA/frames.htm

Hogarty GE, Flesher S (1999) Developmental theory for a cognitive enhancement therapy of schizophrenia. Schizophrenia Bulletin 25:677-692

Klingberg S, Wolwer W, Engel C et al (2011) Negative symptoms of schizophrenia as primary target of cognitive behavioral therapy: Results of the randomized clinical TONES Study. Schizophr Bull 2(Suppl):S98-S110

Medalia A, Aluma M, Tryon W et al (1998) Effectivness of attention training in schizophrenia. Schizophrania Bulletin 24:147-152

Medalia A, Freilich B (2008) The Neuropsychological Educational Approach to Cognitive Remediation (NEAR) Model: Practice, principles and outcome studies. American Journal of Psychiatric Rehabilitation 11:123-143

McGurk SR, Mueser KT, Pascaris A (2005) Cognitive training and supported employment for persons with severe mental illness: one-year results from a randomized controlled trial. Schizophr Bull 31:898-909

Sandford JA, Browne RJ (1985) Captain's log: Cognitive Training System (Version 1.3) [Computer program]. Psychological Software Services, Indianapolis

Schuhfried G (2003) RehaCom (Version 5) Basic Manual [Internet]. Hasomed, Magdegurg. Available at: http://www.hasomed.de/fileadmin/user_upload/Rehacom/Manuale/ENG/RehaComEN.pdf

Wikes T, Reeder C, Corner J et al (1999) The effects of neurocognitive remediation on executive processing in patients with schizophrenia. Schizophr Bull 25:291-307

Wykes T, Brammer M, Mellers J et al (2002) Effects on the brain of a psychological treatment: cognitive remediation therapy: functional magnetic resonance imaging in schizophrenia. Br J Psychiatry 181:144-152

Cogpack®: prove di efficacia

13

M. Bechi, A. Zanoletti, R. Cavallaro

13.1 Introduzione

Il Cogpack® è uno dei software maggiormente utilizzati sia in ambito clinico che di ricerca nella riabilitazione cognitiva della schizofrenia. Da un'analisi della letteratura (Pubmed, Google Scholar, con i seguenti termini di ricerca: Cogpack®Marker, Cog-Pack Marker, Schizophrenia) risultano oltre cento pubblicazioni che utilizzano questo software. Dato che il programma è stato sviluppato in Germania, il maggior numero di studi è stato pubblicato sulle principali riviste tedesche a diffusione nazionale e internazionale, ma attualmente il suo impiego è diffuso a livello internazionale. La sua efficacia viene indagata sia come potenziante i domini cognitivi notoriamente deficitari nella schizofrenia sia in associazione ad altri tipi di riabilitazione psichiatrica al fine di verificare il miglioramento del funzionamento quotidiano dei pazienti.

Gli studi presentati in questo capitolo sono stati selezionati dalla letteratura in base ai seguenti criteri:

- utilizzo del software Cogpack® nella riabilitazione di pazienti schizofrenici;
- assegnazione randomizzata dei pazienti a un gruppo di trattamento vs. un gruppo di controllo;
- presenza di una valutazione testale neurocognitiva e funzionale.

13.2 Efficacia degli interventi di rimedio cognitivo Cogpack® e qualità della vita nei pazienti schizofrenici

Nello studio di Cavallaro et al. (2009) è stata valutata l'efficacia della *Computer-Assisted Cognitive Rehabilitation* (CACR) in associazione a una terapia di riabilitazione cognitiva standard, per valutarne l'effetto sugli outcome neurocognitivi e sul funzionamento quotidiano. Il campione di 100 pazienti affetti da schizofrenia, stabilizzati

M. Bechi (✉)
Dipartimento di Neuroscienze Cliniche
IRCCS Universitario Ospedale San Raffaele
Milano
e-mail: Bechi.margherita@hsr.it

A.Vita (a cura di), *La riabilitazione cognitiva della schizofrenia*,
DOI: 10.1007/978-88-470-2802-9_13, © Springer-Verlag Italia 2013

in termini clinici e farmacologici da almeno tre mesi, è stato suddiviso in modo randomizzato in due gruppi: il gruppo di trattamento potenziante attivo ha effettuato 36 sedute di CACR, il gruppo placebo ha effettuato un'ora alla settimana di esercizi aspecifici al computer in aggiunta a due ore di riabilitazione non cognitiva per un totale di 36 ore. Tutti i pazienti hanno partecipato a un programma di riabilitazione standard composto da IPT (Brenner et al.,1994, escludendo il modulo neurocognitivo), *social skills training* (Roder et al., 2002) e psicoeducazione tre volte a settimana, per un totale di 15 mesi, dai tre mesi antecedenti l'arruolamento nello studio. Le valutazioni svolte all'inizio e alla fine del trattamento computerizzato comprendevano una quantificazione della psicopatologia, del funzionamento neuropsicologico e del funzionamento quotidiano. I risultati ottenuti hanno mostrato nel gruppo in trattamento potenziante attivo un miglioramento significativo delle aree di attenzione selettiva e delle funzioni esecutive, e un miglioramento significativo nel funzionamento quotidiano (punteggio globale e autonomia personale della *Quality of life scale* (QLS); Heinrichs et al., 1984) rispetto al gruppo di trattamento placebo.

In uno studio successivo di follow-up (Poletti et al., 2010) lo stesso gruppo di pazienti è stato valutato a 6 e 12 mesi dalla fine del trattamento per verificare se il miglioramento registrato nelle funzioni cognitive al termine del trattamento stesso si mantenesse nel tempo e se tale cambiamento potesse influenzare positivamente la qualità della vita dei pazienti. I risultati hanno mostrato un mantenimento dei progressi ottenuti nelle funzioni esecutive e attentive dopo 6 e 12 mesi dalla fine del trattamento nel gruppo attivo, e un incremento significativo della coordinazione psicomotoria. Un risultato estremamente interessante riguarda il miglioramento, esclusivamente nel gruppo sperimentale, nei punteggi totali della QLS osservato alla fine del trattamento che aumenta progressivamente nel follow-up a 6 e 12 mesi. Un simile andamento si riscontra anche nelle sottoscale di autonomia personale e relazioni interpersonali. Tale risultato è di particolare interesse poiché, in accordo con la letteratura, evidenzia l'efficacia della CACR come strategia di potenziamento della riabilitazione psichiatrica attraverso la riduzione dei "fattori cognitivi limitanti", che vengono trattati efficacemente permettendo alla riabilitazione cognitivo-comportamentale convenzionale e all'esercizio ecologico di migliorare il funzionamento quotidiano più facilmente e con risultati sempre migliori nel tempo. Tali esiti vengono confermati dallo studio di Vita et al. (2011) il cui scopo era confrontare, in un campione di 90 pazienti schizofrenici, l'efficacia di differenti modalità di rimedio cognitivo (CACR vs. IPT-cog per 24 settimane) e gli effetti di tali trattamenti sulla psicopatologia, il funzionamento neuropsicologico e quotidiano rispetto a un gruppo di controllo che effettuava una terapia di gruppo non cognitiva, in un regime di riabilitazione psichiatrica standard. Un miglioramento delle funzioni neurocognitive (*working memory e speed of processing*) e dell'outcome funzionale è riscontrato, in modo comparabile nei due gruppi in trattamento con il rimedio cognitivo, ma non nel gruppo di controllo.

Recentemente Bowie et al. (2012) hanno valutato gli effetti della CACR (Cogpack® per 12 settimane) sulle abilità quotidiane, sia come singolo intervento sia in associazione a una terapia di *Functional Adaptation Skills* (FAST+CACR) comparandoli a un gruppo di controllo che effettuava solo FAST, in un campione di 106 pazienti schizofrenici. Bowie et al. (2012) rilevano che la CACR, per quanto convalidata in termini di efficacia nel potenziare il funzionamento neurocognitivo, non risulta altrettanto efficace nell'implementare il funzionamento quotidiano se somministrata come unico intervento riabilitativo. Contrariamente, se effettuata in associazione a un intervento specifico, risulta efficace come potenziante degli effetti derivanti dall'intervento specifico e permette il mantenimento dei benefici ottenuti nel tempo.

13.3   Efficacia dei trattamenti integrati: Cogpack® e funzionamento sociale

Per quanto riguarda l'*impairment* sociale dei pazienti schizofrenici, è stato appurato che solo il 40% della varianza spiegata è ascrivibile alla componente neurocognitiva, ed è quindi stato attribuito alla *social cognition* un ruolo determinante nella comprensione della disabilità dei pazienti in tale ambito.

La *social cognition* è stata definita come la capacità, multimodale, che comprende i processi coinvolti nel percepire, interpretare e produrre risposte in base al comportamento altrui, e si pone come mediatore tra il funzionamento neurocognitivo e quello relazionale. Pertanto studi recenti si sono occupati di valutare l'efficacia di training riabilitativi mirati al potenziamento dei domini cognitivi sottostanti il funzionamento sociale in associazione a interventi neurocognitivi, paragonandoli a gruppi di controllo che effettuavano solo CACR o CACR e trattamenti aspecifici.

Wölwer et al. (2005) hanno sviluppato un training mirato a incrementare le capacità di riconoscimento delle emozioni nei volti (TAR, *Training of Affect Recognition*), e hanno confrontato la sua efficacia con un gruppo di pazienti che effettuava la CACR e un gruppo di controllo in terapia di gruppo aspecifica (TAU). Scopo dello studio era quello di analizzare l'impatto del deficit cognitivo su una delle principali aree deficitarie della *social cognition*, nonché verificare se un intervento di rimedio cognitivo potesse correggere tale deficit, o fosse necessario un trattamento specifico. I risultati hanno mostrato che, sebbene le abilità neurocognitive fossero incrementate (memoria verbale) nel gruppo CACR, il miglioramento nel riconoscimento delle emozioni era stato riscontrato solo nel gruppo TAR e non nel gruppo TAU. Questo dato, convalidato in uno studio successivo dello stesso gruppo (Wölwer e Fromann, 2011), suggerisce la necessità di trattamenti specifici per potenziare il funzionamento sociale dei pazienti schizofrenici.

Nello studio di Lindenmayer et al. (2012) è stata testata l'efficacia di un training computerizzato mirato al potenziamento delle capacità di riconoscimento delle emozioni (MRIGE, *Mind Reading: An Interactive Guide to Emotions*) abbinato a sedute di CACR rispetto a un gruppo che svolgeva solo CACR. Lo scopo dello studio era valutare l'effetto dei due trattamenti sui domini neurocognitivi, sociocognitivi e in particolar modo sulla percezione/discriminazione delle emozioni. I risultati ottenuti hanno mostrato un miglioramento delle capacità di riconoscimento delle emozioni e una generalizzazione dell'effetto del trattamento ai domini sociocognitivi, non direttamente allenati dal training computerizzato per il gruppo CACR+MRIGE rispetto al gruppo sottoposto solo a CACR. Per quanto riguarda il funzionamento neuroco-

13

gnitivo, è stato osservato un miglioramento delle aree di *working memory*, *speed of processing* e attenzione in tutto il campione in trattamento con CACR, ma, sorprendentemente, paragonando tra loro i due gruppi, si è osservato un incremento significativamente maggiore di tali domini nel gruppo MRIGE+CACR. Questi dati suggeriscono che le abilità neurocognitive possono rappresentare un prerequisito "necessario ma non sufficiente" al funzionamento sociale dei pazienti, e che in trattamento integrato l'esercizio delle funzioni sociocognitive può apportare ulteriori benefici al funzionamento neurocognitivo dei pazienti.

Similarmente, in uno studio di Bechi et al. (2012) è stata verificata la fattibilità e l'efficacia di un trattamento integrato di rimedio cognitivo (secondo il modello di Cavallaro et al., 2009) associato a un training volto al riconoscimento delle emozioni e alla comprensione della "Teoria della Mente" (ToM), rispetto a un gruppo di controllo che svolgeva CACR e IPT (componente sociale e problem solving). A conclusione dell'intervento, il gruppo sperimentale, rispetto al gruppo di controllo, aveva incrementato la comprensione dei compiti di ToM, ma non del riconoscimento delle espressioni facciali, evidenziando e confermando la necessità di un intervento sinergico di potenziamento delle funzioni neurocognitive e sociocognitive.

Il gruppo di Moritz et al. (2007) ha sviluppato un training di potenziamento delle funzioni metacognitive (MCT, *Metacognitive Training*) e ha confrontato l'efficacia di tale trattamento con quella di un training di rimedio neurocognitivo associato a una terapia riabilitativa aspecifica. I dati sembrano confermare la validità e una maggiore specificità del MCT per il trattamento delle funzioni metacognitive rispetto al training di rimedio neurocognitivo (Moritz et al., 2007; Aghotor et al., 2010).

13.4 Efficacia dei trattamenti integrati: Cogpack® e funzionamento lavorativo

Date le difficoltà dei pazienti schizofrenici a svolgere e mantenere un ruolo lavorativo, e l'importanza che il lavoro assume nella vita di tutti i giorni sia in termini di autonomia personale ed economica, sia da un punto di vista psicologico, molti studi si sono occupati di valutare l'efficacia della terapia neurocognitiva integrata con una terapia di supporto lavorativo o vocazionale.

McGurk et al. (2005) hanno condotto uno studio su 23 *outpatients* con una storia di fallimenti lavorativi alle spalle per verificare gli effetti e l'efficacia della CACR (effettuata tramite Cogpack® per 24 sedute in 12 settime) integrata con un intervento di supporto lavorativo (CR+SL) rispetto a un gruppo di controllo che svolgeva solo l'intervento di supporto lavorativo (SL). Le variabili di interesse riguardavano la componente psicopatologica, neurocognitiva e gli outcome lavorativi. A conclusione del trattamento i pazienti appartenenti al gruppo CR+SL hanno ottenuto un miglioramento significativo nella memoria verbale, nella velocità psicomotoria e nelle componeneti psicopatologiche (PANSS; Kay et al., 1987) rispetto al gruppo di controllo. Il dato estremamente interessante proposto da questo studio si presenta nella valutazione di follow-up a un anno dal trattamento: rispetto al gruppo di controllo, i pazienti CR+SL presentavano punteggi significativamente migliori relativamente alla qualità e quantità di lavoro svolto rispetto al gruppo di controllo. Tali effetti si sono mantenuti anche a 2-3 anni dalla conclusione del trattamento (McGurk et al., 2007) e sono stati confermati in studi successivi.

Lindenmayer et al. (2008) hanno confrontato l'effetto di un programma della durata di 3 mesi di *cognitive remediation* combinato con una discussione di gruppo settimanale, con un gruppo di controllo che effettuava un intervento computerizzato placebo, della stessa intensità, in pazienti ricoverati che partecipavano a un programma vocazionale con una retribuzione in denaro. I risultati mostrano un miglioramento delle funzioni cognitive misurate alla fine del trattamento per il gruppo in trattamento con Cogpack® e, al follow-up di un anno, un migliore outcome lavorativo rispetto sempre al gruppo di controllo.

13.5   Altre applicazioni della terapia neurocognitiva mediante Cogpack®

Una recente applicazione della terapia neurocognitiva ha compreso anche i pazienti schizofrenici in fase prodromica. I pazienti ad alto rischio di sviluppare la patologia presentano dei deficit nelle funzioni neurocognitive quali capacità verbali, esecutive e memoria (Pukrop et al., 2006), che pur non essendo associati alla gravità della condizione sintomatologica (Niendam et al., 2006) sembrano agire da trigger all'esordio della malattia (Nuechterlein et al., 2004; Cornblatt e Malhotra, 2001). Pertanto è stato ipotizzato che il trattamento di rimedio cognitivo potrebbe contribuire alla prevenzione dell'esordio del disturbo. Rauchensteiner et al. (2011) hanno comparato, in uno studio pilota, l'efficacia di 10 sedute di Cogpack® tra due gruppi, uno costituito da 10 pazienti in fase prodromica e l'altro da 16 pazienti con diagnosi di schizofrenia. Il miglioramento ottenuto solo nel primo gruppo nelle aree neurocognitive misurate suggerisce la necessità di interventi precoci di rimedio cognitivo mirato, affinché i pazienti possano fruire al meglio e il prima possibile delle opportunità riabilitative. Queste considerazioni vengono comprovate dallo studio multicentrico longitudinale di Bechdolf et al. (2012) nel quale 128 pazienti in fase prodromica sono stati assegnati in modo randomizzato a un intervento psicologico integrato (IPI: psicoterapia individuale, *skills training*, sedute individuali di Cogpack®, psicoeducazione multifamiliare) o a un gruppo di counseling supportivo allo scopo di ritardare la progressione della malattia. Al follow-up di 12 e 24 mesi il trattamento IPI sembra efficace nel rallentare l'*onset* della psicosi nei pazienti in fase prodromica rispetto al gruppo di controllo.

13.6   Conclusioni

Questi dati supportano l'efficacia dei trattamenti neurocognitivi che utilizzano lo strumento Cogpack®, e mettono in luce come, a parità di strumenti (che siano Cogpack® o simili di altrettanta dimostrata efficacia), ormai sia imprescindibile nella cura della schizofrenia l'utilizzo di tali presidi, sia nel potenziare i domini cognitivi danneggiati dalla patologia, sia nell'incrementare gli effetti di interventi riabilitativi mirati al miglioramento delle aree implicate nella vita quotidiana dei pazienti. Sicuramente, come tutti gli strumenti informatici terapeutici il cui utilizzo non è univoco e rigido, ma è plastico e notevolmente adattabile, la competenza degli operatori che lo utilizzano in termini di scelta degli esercizi e delle loro caratteristiche di modulazione è un fattore fortemente influenzante l'esito dei protocolli. Parimenti, lo studio neuropsicologico individuale del singolo caso e il *matching* tra i deficit del paziente e gli esercizi potenzialmente disponibili richiede formazione specifica e competenza. Il programma, inoltre, fornisce i migliori risultati, data la natura di tipo *practice and drill*, quando associato a una conduzione supportata all'inizio, con l'aggiunta di elementi di *cognitive remediation* strategica, e quando inserito in un "*milieu* terapeutico" che comunque consideri in qualsiasi attività terapeutica i deficit cognitivi del paziente e intervenga in modo strategico rispetto alle incapacità di coping dei malati con nuovi e vecchi problemi. A tale proposito l'associazione sperimentata dal nostro gruppo tra CACR, attraverso Cogpack®, e protocolli IPT e CLT appare a nostro parere una valida e affidabile strategia di approccio alla riabilitazione delle disabilità funzionali correlate alla schizofrenia.

Bibliografia

Aghotor J, Pfueller U, Moritz S et al (2010) Metacognitive training for patients with schizophrenia (MCT): feasibility and preliminary evidence for its efficacy. J Behav Ther Exp Psychiatry 41:207-211

Bechdolf A, Wagner M, Ruhrmann S et al (2012) Preventing progression to first-episode psychosis in early initial prodromal states. Br J Psychiatry Jan 200:22-29

Bechi M, Riccaboni R, Ali S, Fresi et al (2012) Theory of mind and emotion processing training for patients with schizophrenia: Preliminary findings. Psychiatry Res 198:371-377

Bowie CR, McGurk SR, Mausbach B et al (2012) Combined cognitive remediation and functional skills training for schizophrenia: effects on cognition, functional competence, and real-world behavior. Am J Psychiatry 169:710-718

Brenner HD, Roder V, Hodel B et al (1994) Integrated psychological therapy for schizophrenic patients. Hogrefe & Huber, Seattle

Cavallaro R, Anselmetti S, Poletti S et al (2009) Computer-aided neurocognitive remediation as an enhancing strategy for schizophrenia rehabilitation. Psychiatry Res 169:191-196

Cornblatt BA, Malhotra AK (2001) Impaired attention as an endophenotype for molecular genetic studies of schizophrenia. Am J Med Genet 105:11-15

Heinrichs DW, Hanlon TE, Carpenter WT (1984) The Quality of Life Scale: an instrument for rating the schizophrenic deficit syndrome. Schizophr Bull 10:388-398

Kay SR, Opler LA, Fiszbein A (1987) The Positive and Negative Syndrome Scale (PANSS) for schizophrenia. Schizophrenia Bull 13:261–276

Lindenmayer J-P, McGurk SR, Khan A et al (2012) Improving social cognition in schizophrenia: a pilot intervention combining computerized social cognition training with cognitive remediation. Schizophr Bull. doi: 1093/schbul/sbs120

Lindenmayer J-P, McGurk SR, Mueser KT et al (2008) A randomized controlled trial of cognitive remediation among inpatients with persistent mental illness. Psychiatr Serv 59:241-247

McGurk SR, Mueser KT, Pascaris A (2005) Cognitive training and supported employment for persons with severe mental illness: one year results from a randomized controlled trial. Schizophr Bull 31:898-909

McGurk SR, Twamley EW, Sitzer DI et al (2007) A meta-analysis of cognitive remediation in schizophrenia. Am J Psychiatry 164:1791-802

Moritz S, Woodward TS (2007) Metacognitive training for schizophrenia patients (MCT): a pilot study on feasibility, treatment adherence, and subjective efficacy. Ger J Psychiatry 10:69-78

Niendam TA, Bearden CE, Johnson JK et al (2006) Neurocognitive performance and functional disability in the psychosis prodrome. Schizophr Res 84:100-111

Nuechterlein KH, Barch DM, Gold JM et al (2004) Identification of separable cognitive factors in schizophrenia. Schizophr Res 72:29-39

Poletti S, Anselmetti S, Bechi M et al (2010) Computer-aided neurocognitive remediation in schizophrenia: durability of rehabilitation outcomes in a follow-up study. Neuropsychol Rehabil 20:659-674

Pukrop R, Schultze-Lutter F, Ruhrmann S et al (2006) Neurocognitive functioning in subjects at risk for a first episode of psychosis compared with first- and multiple episode schizophrenia. J Clin Exp Neuropsychol 28:1388-1407

Rauchensteiner S, Kawohl W, Ozgurdal S et al (2011) Test-performance after cognitive training in persons at risk mental state of schizophrenia andpatients with schizophrenia. Psychiatry Res 185:334-339

Roder V, Brenner HD, Müller D et al (2002) Development of specific social skills training programmes for schizophrenia patients: results of a multicentre study. Acta Psychiatr Scand 105:363-371

Vita A, De Peri L, Barlati S et al (2011) Effectiveness of different modalities of cognitive remediation on symptomatological, neuropsychological, and functional outcome domains in schizophrenia: A prospective study in a real-world setting. Schizophr Res 133:223-231

Wölwer W, Frommann N (2011) Social-cognitive remediation in schizophrenia: generalization of effects of the Training of Affect Recognition (TAR). Schizophr Bull 37:S63-S70

Wölwer W, Frommann N, Halfmann S et al (2005) Remediation of impairments in facial affect recognition in schizophrenia. Efficacy and specificity of a new training program. Schizophr Res 80:295-303

Parte VI
Cognitive Remediation Therapy (CRT)

Cognitive Remediation Therapy (CRT): presupposti e descrizione

14

S. Barlati, G. Deste, A. Vita

14.1 Introduzione

I deficit cognitivi costituiscono una caratteristica centrale e permanente della schizofrenia e hanno un impatto significativo sul funzionamento sociale dei pazienti affetti, sulla loro risposta ai programmi riabilitativi tradizionali e sulla stessa sintomatologia psicotica (Alptekin et al., 2005; Faerden et al., 2009; Green et al., 2000; Heinrichs e Zakzanis, 1998; Milev et al., 2005). In quest'ottica la *Cognitive Remediation Therapy* (CRT) si propone specificamente di riabilitare l'attenzione, la memoria e le funzioni esecutive, cioè le aree particolarmente deficitarie nella schizofrenia (Wykes e Reeder, 2005). La CRT consiste in un programma di *training* cognitivo strutturato costituito da tre moduli elaborati per lo sviluppo di funzioni quali la flessibilità cognitiva, la memoria di lavoro e la pianificazione, con l'obiettivo di indurre la persona a sviluppare strategie proprie per risolvere i problemi, con il supporto di un terapista che guida il soggetto nella risposta adeguata alle richieste dell'ambiente (Wykes e Reeder, 2005).

14.2 Cognitive Remediation Therapy (CRT)

La CRT è una terapia psicologica che ha lo scopo di migliorare il funzionamento cognitivo senza intervenire direttamente sul contenuto del pensiero, sulle convinzioni o sulle emozioni del paziente, ma promuovendo lo sviluppo delle sue abilità cognitive di base, attraverso l'uso di materiale non emotivo, per favorire comportamenti sociali sempre più complessi e adeguati e per implementare le abilità di vita quotidiana. Il programma CRT, sviluppato inizialmente da Delahunty e Morice (1993) e rivisto nel 2001 da Delahunty, Reeder, Wykes, Morice e Newton, cerca di porre rimedio a questi problemi. Per prima cosa, lavora su funzioni cognitive che sono evidentemente deficitarie nella schizofrenia (attenzione, memoria a lungo termine e di lavoro, funzioni esecutive), che potrebbero essere fattori di vulnerabilità per il disturbo, ma anche

S. Barlati (✉)
Unità Operativa di Psichiatria 20, Dipartimento di Salute Mentale,
Azienda Ospedaliera Spedali Civili di Brescia
e-mail: stefano.barlati@spedalicivili.brescia.it

A.Vita (a cura di), *La riabilitazione cognitiva della schizofrenia*,
DOI: 10.1007/978-88-470-2802-9_14, © Springer-Verlag Italia 2013

essere implicati nella formazione dei sintomi, sia positivi che negativi, della schizofrenia. Inoltre, si avvale di tecniche ritenute utili dalla ricerca sperimentale per modificare le funzioni cognitive in tale patologia, in particolare: l'apprendimento senza errori (*errorless learning*), lo *scaffolding*, la verbalizzazione e il rinforzo positivo (Wykes, 2000). Infine, la CRT può essere altamente personalizzata e quindi è ben adattabile a una popolazione altamente eterogenea come quella dei pazienti con schizofrenia.

La CRT viene somministrata in seguito a una valutazione neuropsicologica che indica i punti di forza e di debolezza del partecipante, che possono, quindi, essere utilizzati per guidare il processo terapeutico. La CRT è strutturata in una serie ripetitiva di compiti "carta e penna" che partono da un livello molto semplice per facilitare l'apprendimento senza errori e lo *scaffolding*, ma che possono aumentare di difficoltà ed essere adattati *in itinere* al livello raggiunto dal singolo paziente. È articolata in sessioni individuali della durata complessiva di 40 ore, che si tengono di regola da due a tre giorni alla settimana.

14.2.1 Che cos'è la CRT?

La CRT è un rimedio cognitivo strutturato che utilizza un approccio prevalentemente di tipo riparativo/restorativo sia *top-down*, "dal generale al particolare", sia *bottom-up*, "dal particolare al generale", e si avvale di tecniche di apprendimento basate sull'elaborazione di strategie (ri-apprendimento) e sulla ripetizione di compiti (ri-allenamento) (Medalia e Lim, 2004; Velligan et al., 2006).

Più nello specifico, un intervento di rimedio cognitivo di tipo *top-down* insegna abilità di problem solving basate sull'elaborazione di strategie, da applicare poi nella vita quotidiana. Questo tipo di approccio ha un'influenza positiva sulle capacità cognitive di base e in particolare si apprezzano miglioramenti nell'attenzione sostenuta, nella memoria e nella fluenza verbale. Nella modalità *bottom-up*, invece, i pazienti svolgono esercizi che consistono nell'allenamento di abilità cognitive, utilizzando l'approccio *drill and practice* (istruzione e pratica) e interessa tipicamente compiti ripetitivi che coinvolgono diverse funzioni cognitive, come la presentazione di informazioni da prendere in considerazione o ricordare, o di fronte alle quali si richiede una rapida risposta. L'attivazione intensiva di specifiche funzioni cognitive deficitarie, compito-correlata, può portare a miglioramenti generalizzati e durevoli (Medalia e Choi, 2009).

La CRT utilizza una varietà di tecniche di apprendimento quali lo *scaffolding* e l'apprendimento senza errori, che sono risultate efficaci nell'incrementare le prestazioni cognitive in studi di laboratorio (Wykes e Reeder, 2005). Sono state incluse anche altre tecniche come la pratica sui compiti, l'istruzione su tecniche mnemoniche e l'incoraggiamento all'automonitoraggio degli errori. La CRT viene somministrata individualmente in seguito a una valutazione neuropsicologica, che indaga le funzioni oggetto d'intervento, così come il funzionamento intellettivo globale del soggetto. In questo modo, nonostante tutti i partecipanti seguano un protocollo terapeutico simile, la somministrazione del metodo può essere adattata ai punti di forza e di debolezza e al livello cognitivo del singolo individuo.

Per una corretta valutazione neuropsicologica della schizofrenia è necessario utilizzare parametri valutativi e interpretativi differenti da quelli utilizzati dalla neuropsicologia classica, basata sulla correlazione tra disturbo cognitivo e localizzazione lesionale, e tener conto dell'estrema variabilità ed eterogeneità del funzionamento sia cognitivo che comportamentale dei pazienti (Reichenberg, 2010). La valutazione neuropsicologica di funzioni esecutive, memoria e attenzione, così come del livello intellettivo, può fornire importanti informazioni per la terapia, riguardo ai punti di forza e di debolezza del partecipante e per monitorare cambiamenti in seguito alla somministrazione della CRT stessa. I risultati della valutazione neuropsicologica possono inoltre essere discussi con il partecipante per spiegare perché la CRT può essergli utile.

Vi è un'ampia gamma di test neuropsicologici disponibili, ma è utile indirizzarsi verso prove che coprano le aree di interesse della CRT, che non siano soggette a significativo "effetto pratica" quando ripetute. Compiti neuropsicologici ecologicamente validi possono essere utilmente inseriti, così come test sul funzionamento sociale, check-list di sintomi, scale di autostima ecc.

La CRT ha lo scopo di migliorare le capacità cognitive nelle persone affette da schizofrenia e si concentra sulla flessibilità cognitiva, sulla memoria e sulle funzioni esecutive. È composta da tre moduli: "Cambio di Set Cognitivo", "Memoria" e "Pianificazione", ciascuno dei quali lavora appunto su dette aree. Lungo l'intero periodo di somministrazione sono esplicitamente insegnate strategie di elaborazione dell'informazione, quali l'uso della verbalizzazione, tecniche mnemoniche e l'auto-osservazione, con lo scopo di migliorare l'attenzione, la memoria e le funzioni esecutive.

Il modulo "Cambio di Set Cognitivo" comprende compiti che coinvolgono l'impiego, il disimpiego e il re-impiego di un singolo set cognitivo o lo spostamento tra due set cognitivi. In questo modo il partecipante deve utilizzare un set cognitivo alla volta per poi passare all'altro set quando cambia il criterio di ricerca.

Il modulo "Memoria" lavora sia sulla memoria di lavoro, attraverso l'introduzione di due o più set d'informazione da trattenere simultaneamente o da trasformare mentalmente, sia sulla memoria a lungo termine, attraverso richieste di raggruppamento, di organizzazioni semantiche o fonologiche del materiale da ricordare, e di utilizzo di strategie mnemoniche.

Infine, il modulo "Pianificazione" richiede un numero crescente di set d'informazioni da trattenere o trasformare, e favorisce l'organizzazione di set cognitivi per raggiungere un obiettivo. Ciò richiede frequentemente lo sviluppo e l'implementazione di una strategia e la definizione di sotto-obiettivi. Il ruolo del terapeuta è quello di incoraggiare la persona a elaborare proprie strategie per risolvere il compito, utilizzando modalità di elaborazione delle informazioni acquisite in precedenza.

14.2.2　Chi somministra la CRT?

La CRT viene solitamente somministrata da psicologi (anche in formazione, per esempio psicologi neolaureati) selezionati in base alla loro esperienza di lavoro con persone affette da schizofrenia e alla loro abilità nell'utilizzare le proprie competenze psicologiche nell'intervento. Gli autori del metodo hanno iniziato a formare anche gli infermieri dei reparti psichiatrici, i terapisti occupazionali, gli educatori professionali. Non è necessario che gli operatori siano altamente qualificati o particolarmente esperti, ma devono soddisfare una serie di importanti criteri che riguardano:

- l'esperienza lavorativa all'interno dei Servizi di Salute Mentale e, in particolare, con persone affette da schizofrenia;
- la capacità di utilizzare un modello teorico da applicare nella propria pratica clinica;
- l'essere in grado di comprendere e di apprendere modelli psicologici riguardanti aree di funzionamento cognitivo rilevanti (funzioni esecutive, attenzione e memoria);
- l'essere in grado di gestire pazienti "difficili" in un rapporto individualizzato.

Inoltre, tutti i terapisti dovrebbero ricevere supervisione da parte di uno psicologo clinico o di altro professionista della salute mentale che abbia una buona conoscenza dei modelli psicologici implicati e della loro applicazione clinica.

14.2.3   Come si somministra la CRT?

I terapeuti della CRT si avvalgono di tecniche di addestramento che, in studi di laboratorio, si sono mostrate utili nel migliorare le performance cognitive dei pazienti con schizofrenia, incluso l'apprendimento senza errori, lo *scaffolding*, la *massed practice*, il rinforzo positivo. Nell'utilizzo di queste tecniche, lo scopo del terapeuta è quello di coinvolgere i partecipanti e di aiutarli a impiegare particolari abilità, in particolare le funzioni esecutive e la memoria, in ogni obiettivo che si cerca di raggiungere; per i partecipanti lo scopo è quello di apprendere l'uso di strategie ben strutturate di elaborazione dell'informazione, per compensare i deficit in queste aree.

14.2.3.1   Apprendimento senza errori e scaffolding

L'apprendimento senza errori (*errorless learning*) fu sviluppato per la prima volta da Baddeley e Wilson (1994) per essere utilizzato con pazienti amnesici nei quali la memoria implicita sembrava intatta, mentre quella esplicita era gravemente compromessa. Come ormai noto, questo pattern di deficit si evidenzia anche in pazienti con schizofrenia. L'apprendimento senza errori risulta essere efficace poiché evita la codifica implicita di errori che non possono essere distinti dall'informazione corretta attraverso il ricordo esplicito.

Lo *scaffolding* è simile all'apprendimento senza errori nell'assicurare un alto grado di successo per il paziente e nel minimizzare i suoi errori, regolando attentamente la complessità del materiale da imparare alle capacità del paziente di apprendere. Il paziente è incoraggiato a usare aree di competenza precedentemente strutturate, mentre viene fornito aiuto a ogni nuovo momento di apprendimento. Il termine *scaffolding* venne utilizzato per la prima volta in ambito psicologico da Wood, Bruner e Ross nel 1976 per indicare l'intervento di una persona più esperta che ne aiuta una meno esperta a effettuare un compito, risolvere un problema o raggiungere un obiettivo.

È il sostegno che un esperto (adulto o pari) offre a un apprendista durante la costruzione attiva del suo processo di apprendimento. L'azione di sostegno necessita di una verifica costante, che la renda adeguata e rispondente ai reali bisogni e ai livelli di competenza raggiunti dall'apprendista. Secondo studi effettuati da Collins, Brown e Newman nel 1995, lo *scaffolding* è una delle quattro fasi di un unico processo adottato come strategia per facilitare l'apprendimento di una competenza, definito "apprendistato cognitivo":

1. *modeling* (modellamento);
2. *coaching* (allenamento);
3. *scaffolding* (assistenza): l'apprendista prova a eseguire il compito con la guida dell'esperto;
4. *fading* (allontanamento).

In pratica, l'uso dell'apprendimento senza errori e dello *scaffolding* richiede la presenza del terapeuta per assicurare che il successo del paziente sia elevato e che la possibilità di errore sia minima. Diverse tecniche possono essere utilizzate per raggiungere questi risultati:

- semplificare i compiti a un livello che sia alla portata delle abilità del partecipante;
- usare richieste dirette per assicurarsi che il partecipante arrivi immediatamente a una risposta corretta o appropriata, piuttosto che incoraggiare un ragionamento erroneo;
- assicurarsi che il partecipante inizi a svolgere il compito a una velocità modulabile;
- assicurarsi che il partecipante stia usando sufficienti strategie di elaborazione delle informazioni per compensare i deficit;
- ridurre la quantità di informazioni con cui il partecipante si deve confrontare o rendere più breve il compito;
- concedere pause adeguate per assicurarsi che la concentrazione del partecipante non sia gravata da un impegno eccessivo;
- aiutare il partecipante non appena questi manifesti difficoltà a svolgere il compito (non si deve lasciare che il partecipante si blocchi).

14.2.3.2 *Massed practice*

Ogni modulo della CRT consiste in una serie di compiti generalmente ripetuti in ciascuna sessione. Sebbene le sessioni possano essere modificate per adattarsi al singolo individuo, cosa che potrebbe significare l'omissione di alcuni compiti per qualche sessione, in generale i terapeuti dovrebbero fare in modo che gli esercizi siano ripetuti nella maggior parte delle sessioni del modulo, e che le sessioni abbiano luogo almeno due giorni a settimana (e preferibilmente tre). In questo modo, i compiti e le abilità sono soggetti alla cosiddetta *massed practice*, che è utile nel:

- permettere al partecipante di imparare da esperienze precedenti, poiché non ha bisogno di ricordare compiti o strategie risalenti a più di qualche giorno prima;
- incoraggiare i partecipanti a monitorare la propria performance e a notare i miglioramenti;
- mantenere l'alleanza terapeutica.

14.2.3.3 Rinforzo positivo

La CRT è progettata per assicurare il massimo successo dei partecipanti. È molto importante che il successo sia sottolineato esplicitamente e frequentemente dal terapeuta; anche l'elogio è fondamentale per incoraggiare il comportamento desiderato, per mantenere l'alleanza terapeutica e per assicurare che la somministrazione della CRT sia un'esperienza positiva per il partecipante. Spesso, per il terapeuta, è utile riferirsi ad appunti di sessioni precedenti, per fornire un'evidenza tangibile dei miglioramenti del partecipante. Per esempio, nei compiti che utilizzano disegni, gli elaborati delle sessioni precedenti dovrebbero essere conservati e usati come paragone con quelli delle sessioni successive.

14.2.3.4 Strategie di elaborazione dell'informazione

L'obiettivo del terapeuta è di insegnare una varietà di strategie di elaborazione dell'informazione durante l'intero percorso di CRT e di incoraggiare i partecipanti ad adottarle spontaneamente a seconda delle richieste del compito e dei propri punti di forza e di debolezza.

Le strategie dovrebbero essere utilizzate dal partecipante in modo progressivamente più indipendente e autonomo:

1. devono prima essere mostrate dal terapeuta;
2. quindi imitate dal partecipante (con l'aiuto e l'assistenza del terapeuta se necessario);
3. poi utilizzate apertamente dal partecipante seguendo i consigli del terapeuta;
4. alla fine devono essere acquisite dal partecipante, così che questi organizzi l'informazione e utilizzi le strategie per completare i compiti senza l'assistenza del terapeuta.

L'obiettivo, comunque, non è raggiungibile da tutti i partecipanti, e per alcuni possono essere necessari, durante la CRT, consigli e indicazioni per utilizzare una strategia nel completamento di un compito e discussioni sulla strategia più adatta da utilizzare. Strategie utili di elaborazione dell'informazione comprendono:

- *verbalizzazione* di suggerimenti, indicazioni e strategie in relazione al compito attuale. I suggerimenti verbalizzati sono spesso usati in modo ripetitivo e sempre più indipendente man mano che la terapia progredisce, secondo questo schema: il terapeuta mostra l'uso della verbalizzazione; il partecipante verbalizza apertamente con l'aiuto del terapeuta; il partecipante verbalizza apertamente senza l'aiuto del terapeuta; il partecipante verbalizza mentalmente (per esempio, silenziosamente fra sé e sé) con o senza l'aiuto del terapeuta. Alla fine, lo scopo del partecipante è di ripetere mentalmente l'esercizio "pari e dispari" senza aiuti esterni mentre svolge il compito;
- *riduzione dell'informazione*: nei compiti in cui i partecipanti si confrontano con grandi quantità di informazioni, il rischio di sovraccarico può essere ridotto nascondendo una parte del materiale. La quantità di informazioni presentate può aumentare gradualmente man mano che il modulo progredisce;
- *scomposizione del compito* in porzioni più piccole: per compiti complessi, o quando i partecipanti risultano facilmente sovraccaricati o sono particolarmente disorganizzati, i compiti possono essere suddivisi in base alle parti che li com-

pongono, in modo che i partecipanti completino il compito solo parzialmente, ovvero un passo alla volta;

- *semplificazione del compito*: le istruzioni del compito o le richieste possono essere semplificate a un livello adeguato al partecipante. I compiti possono essere semplificati rendendoli più brevi, scomponendoli in parti più piccole, includendo aiuti verbali o scritti, e incoraggiando l'uso di strategie;
- *proposta di aiuti scritti*: possono essere utilizzati per ricordare le istruzioni del compito, per controllare lo stato attuale di un compito, o per cancellare informazioni che sono già state utilizzate;
- *raggruppamento (chunking)*: le informazioni da ricordare possono essere elaborate più facilmente se vengono raggruppate. Per esempio, se si devono ricordare sei colonne di forme diverse, esse possono essere suddivise in due gruppi di tre colonne;
- *ripetizione*: le informazioni sono ricordate più facilmente se sono ripetute più volte;
- *uso di strategie di memoria*: strategie di memoria (come, per esempio, usare la prima lettera di una parola da ricordare per comporre un'altra parola; usare pattern per ricordare sequenze di parole o cifre; inventare storie con le informazioni da ricordare) sono utili nel ricordare nuovo materiale;
- *categorizzazione*: categorizzare le informazioni da ricordare può facilitare la memoria. Per esempio, una lista di parole presentate in ordine casuale può essere organizzata in gruppi come animali, vegetali, giochi ecc.;
- *organizzazione*: può rendere più gestibili le informazioni e aiutare la memoria. Può includere strategie come ordinare informazioni o riformulare il compito;
- *pianificazione*: prima della maggior parte dei compiti, ai partecipanti può essere chiesto di pianificare alcune strategie per far sì che il compito venga affrontato efficacemente. Poi viene richiesto loro di valutare i piani, di svilupparli e di verificarne il successo.

Questa lista di strategie non è esaustiva, e il terapeuta deve prepararsi a essere creativo nell'identificare tecniche che possano essere utili per diversi partecipanti. Per esempio, con un partecipante particolarmente disorganizzato e loquace, il terapeuta potrà fissare un limite di tempo per ciascun compito, monitorato mediante un cronometro che suonerà a tempo scaduto, per aiutarlo a focalizzarsi sul compito attuale. L'insegnamento delle capacità di elaborazione dell'informazione è di massima importanza durante la terapia. Inoltre, il terapeuta deve ricordarsi due regole generali durante il programma:

1. tutti gli esercizi sono orientati all'apprendimento delle abilità target (attenzione, funzioni esecutive e memoria) in quanto sono proprio quelle che risultano particolarmente danneggiate in pazienti con schizofrenia e sono associate all'esito funzionale. Per esempio, nell'esercizio "pari e dispari", dove ai partecipanti è richiesto di contrassegnare i numeri pari o dispari, bisognerebbe insistere sul mantenimento e sul cambiamento del set, piuttosto che sul riconoscimento dei numeri pari e dispari da parte del partecipante. Per evitare che questo problema impedisca l'esercizio di abilità target, il terapeuta potrebbe scrivere un promemoria per il partecipante;

2. è di primaria importanza che i compiti siano svolti in maniera organizzata e ben controllata, in modo che le abilità target siano esercitate e vengano impiegate le tecniche di elaborazione dell'informazione (come l'uso della pianificazione, di auto-istruzioni o della categorizzazione). La precisione dei risultati in ciascun compito è di secondaria importanza.

Per raggiungere questi scopi, il terapeuta deve adattare i singoli compiti e le intere sessioni al livello del partecipante, ed essere creativo nell'identificare tecniche che possano aiutarlo a raggiungere un successo duraturo.

14.2.3.5 Adattare la CRT

I singoli compiti all'interno della CRT possono essere adattati in relazione ai punti di forza e di debolezza di ciascun partecipante utilizzando i metodi suggeriti sopra o qualsiasi altra strategia che si attenga ai principi della terapia. Inoltre le sessioni possono essere adattate per assicurare:

- che abbiano una durata modificabile (per esempio, all'inizio della terapia molti pazienti sopportano solo sedute di mezz'ora), sebbene la durata ottimale della sessione sia di un'ora. Anche partecipanti che hanno avuto un buon progresso nel programma potrebbero richiedere in alcune occasioni sessioni più brevi, in relazione alle proprie condizioni mentali;
- che i compiti presentino un livello di difficoltà bilanciato, in modo da mettere alla prova le capacità del paziente in alcuni e risultare più semplici in altri. Questo aiuterà a mantenere alta la motivazione;
- che vengano evidenziate le particolari abilità e debolezze dei partecipanti, mettendo in evidenza in particolare le aree problematiche;
- che includano una varietà di compiti e abilità: è più importante sperimentare diversi esercizi piuttosto che completarne molto bene solo uno o due.

14.2.4 Coinvolgimento, confini e conclusione della CRT

Benché le questioni legate al coinvolgimento, ai confini e alla conclusione non siano specifiche della relazione terapeutica nella CRT, vi sono alcuni fattori che rendono non convenzionale la relazione e che possono diventare fonte di potenziali difficoltà:

- le sessioni terapeutiche sono assai frequenti, per una durata complessiva di 40 ore. Ciò porta a un incremento significativo di contatto e di frequenza dello stesso, rispetto a tradizionali relazioni terapeutiche;
- la terapia ha contenuto non-emotivo, il che porta a una relazione di tipo insegnante-studente, che solitamente richiede di stabilire un confine terapeuta-paziente meno rigido rispetto alle relazioni che prevedono la condivisione di contenuti sensibili di tipo emotivo;
- la CRT si basa saldamente sul rinforzo positivo da parte del terapeuta, con l'intento di attenuare la tensione, i conflitti o i vissuti di difficoltà. Ciò spesso porta a una visione positiva del terapeuta da parte del paziente;
- dato l'impatto della patologia, i pazienti sono spesso fortemente isolati a livello

sociale, il che può favorire in essi una sentita valorizzazione della relazione instaurata col terapeuta; pazienti con schizofrenia frequentemente hanno scadenti abilità sociali, il che può portare a fraintendimenti all'interno della relazione terapeutica.

È importante che tali questioni siano esplicitate e discusse, specie se i terapeuti sono ancora poco esperti, e che essi siano supervisionati.

14.2.4.1 Coinvolgere i partecipanti nella CRT

La CRT è stata appositamente ideata per fornire ai partecipanti un'esperienza positiva e gratificante, in cui ricevano frequenti feedback sulla propria performance e ogni successo venga evidenziato. Le richieste si pongono inoltre a un livello molto semplice, così che anche i partecipanti più compromessi possano trovarle accessibili, anche se i terapeuti possono rendere più stimolanti le sessioni per i pazienti più abili. Questi fattori permettono un maggiore coinvolgimento dei partecipanti. Vi è tuttavia una serie di strategie che il terapeuta può mettere in atto per incrementare la probabilità di un maggior coinvolgimento:

*   spiegare gli obiettivi della CRT al partecipante e in che modo questa terapia può essergli utile;
*   discutere insieme le difficoltà cognitive che sperimenta nella vita quotidiana (per esempio, riguardo alla concentrazione, al ricordo di informazioni importanti, al seguire una conversazione con altre persone, gestire mansioni quali fare la spesa, cucinare ecc.);
*   se il partecipante è stato valutato a livello neuropsicologico prima della CRT, discutere i punti di forza e di debolezza emersi, spiegando come eventuali difficoltà cognitive possano ostacolare la quotidianità e come la CRT possa aiutare a superarle;
*   usare molti rinforzi positivi ed evidenziare immediatamente ogni miglioramento, rinforzando anche strategie che il paziente adotta spontaneamente;
*   adattare la lunghezza delle sessioni e includere una varietà di compiti, selezionando tra quelli più impegnativi e tra quelli più semplici per il partecipante;
*   prevedere frequenti pause durante la sessione, e permettere anche piccole conversazioni informali;
*   accogliere con cura i timori del paziente: ad esempio, alcuni partecipanti temono che si stia loro somministrando un compito per bambini o non tollerano di dover seguire le istruzioni date.

14.2.4.2 Supervisione dei terapeuti

Ogni terapeuta della CRT dovrebbe avere una supervisione da parte di uno psicologo clinico o uno psichiatra. Alcuni dei temi che sarebbe utile affrontare in supervisione sono:

*   come adattare compiti e sessioni al livello di ogni partecipante;
*   come superare o gestire particolari difficoltà dei partecipanti;
*   come somministrare i compiti in modo disinvolto ed efficace;
*   come mantenere il coinvolgimento del partecipante, gestire il desiderio del partecipante di terminare prematuramente la terapia o il mancato rispetto del numero

prefissato di sessioni settimanali;
- come gestire le difficoltà nella relazione tra terapeuta e partecipante;
- come affrontare la conclusione della terapia con il partecipante.

14.2.4.3 Generalizzazione
Le abilità di elaborazione delle informazioni insegnate durante la CRT possono essere proficuamente spese nella vita quotidiana per migliorare il funzionamento nelle attività di ogni giorno.

Per esempio, può essere utile inserire i principi della CRT in programmi di reinserimento lavorativo. Questi possono essere impiegati secondo i vari contesti ambientali oppure in base ai punti di forza e debolezza dei pazienti.

14.2.5 Materiale necessario

- Manuale CRT (Wykes e Reeder, 2013).
- Trenta gettoni in cinque colori. Ogni set di 6 gettoni dello stesso colore deve contenere tre paia di gettoni di diversa forma. Ogni paio è composto da un gettone grande e uno piccolo della stessa forma (Moduli "Cambio di Set Cognitivo", "Memoria", "Pianificazione").
- Almeno 48 gettoni di uno stesso colore, composti da sei set di 8 gettoni simili tra loro. Ogni set contiene gettoni di una forma diversa (Moduli "Memoria" e "Pianificazione").
- Un mazzo di carte da gioco (Modulo "Cambio di Set Cognitivo").
- Una selezione (10-30) di monete di differente colore, forma e dimensione (Modulo "Cambio di Set Cognitivo").
- Fotocopie di alcuni compiti perché il partecipante possa svolgere l'esercizio (diversi esercizi da ciascuno dei moduli "Cambio di Set Cognitivo", "Memoria" e "Pianificazione").

14.2.5.1 Come usare il manuale della CRT
Il manuale della CRT è composto da tre moduli:
- primo modulo: Cambio di Set Cognitivo (8 sessioni);
- secondo modulo: Memoria A (8 sessioni); Memoria B (8 sessioni);
- terzo modulo: Pianificazione A (12 sessioni); Pianificazione B (4 sessioni).

All'inizio di ciascun modulo vi è una lista degli esercizi seguita dalle istruzioni per ciascun esercizio insieme a un numero di versioni diverse dell'esercizio (sono infatti necessarie diverse versioni dell'esercizio per le diverse sessioni) allo scopo di aumentarne la difficoltà.

Tutte le sessioni dovrebbero essere costituite dalla maggior parte dei compiti previsti per quel modulo. Il numero effettivo e il tipo di esercizi inclusi dovrebbero essere decisi in funzione della velocità del partecipante nel completare i compiti e in base alle sue abilità e difficoltà. È importante che ciascuna sessione sia eterogenea e includa numerosi esercizi dai più semplici a quelli più difficili per il partecipante.

Bibliografia

Alptekin K, Akvardar Y, Kivircik Akdede BB et al (2005) Is quality of life associated with cognitive impairment in schizophrenia? Prog Neuropsychopharmacol Biol Psychiatry 29:239-244

Baddeley AD, Wilson BA (1994) When implicit learning fails: Amnesia and the problem of error elimination. Neuropsychologia 32:53-68

Collins A, Brown JS, Newman SE (1995) L'apprendistato cognitivo. In: Pontecorvo C, Ajello AM, Zucchermaglio C (eds) I contesti sociali dell'apprendimento. LED, Milano, pp 181-231

Delahunty A, Morice R (1993) A training programme for the remediation of cognitive deficits in schizophrenia. Department of Health, Albury

Delahunty A, Reeder C, Wykes T et al (2001) Cognitive remediation therapy manual, 2 edn. Kings College Institute of Psychiatry, London

Faerden A, Vaskinn A, Finset A et al (2009) Apathy is associated with executive functioning in first episode psychosis. BMC Psychiatry 9:1

Green M, Kern R, Braff D, Mintz J (2000) Neurocognitive deficits and functional outcome in schizophrenia: Are we measuring the right stuff? Schizophr Bull 26:119-136

Heinrichs RW, Zakzanis KK (1998) Neurocognitive deficit in schizophrenia: a quantitative review of the evidence. Neuropsychology 12:426-445

Medalia A, Choi J (2009) Cognitive remediation in schizophrenia. Neuropsychol Rev 19:353-364

Medalia A, Lim R (2004) Treatment of cognitive dysfunction in psychiatric disorders. J Psych Practice 10:17-25

Milev P, Ho BC, Arndt S, Andreasen NC (2005) Predictive values of neurocognition and negative symptoms on functional outcome in schizophrenia: a longitudinal first-episode study with 7-year follow-up. Am J Psychiatry 162:495-506

Reichenberg A (2010) The assessment of neuropsychological functioning in schizophrenia. Dialogues Clin Neurosci 12:383-392

Velligan DI, Kern RS, Gold JM (2006) Cognitive rehabilitation for schizophrenia and the putative role of motivation and expectancies. Schizophr Bull 32:474-485

Wood D, Bruner JS, Ross G (1976) The role of tutoring in problem solving. J Child Psychol Psychiatry 17:89-100

Wykes T (2000) Cognitive rehabilitation and remediation in schizophrenia. In: Sharma T, Harvey P (eds) Cognition and schizophrenia: Impairments, importance and treatment strategies. Oxford University Press, Oxford, pp 332-351

Wykes T, Reeder C (eds) (2005) Cognitive remediation therapy for schizophrenia. Theory and Practice. Routledge, London

Wykes T, Reeder C (2013) Terapia di Rimedio Cognitivo (CRT).Traduzione e adattamento italiani a cura di Barlati S e Vita A (eds) in collaborazione con: Deste G, Cella M, Bonomi M, Briganti R, Roselli GM. In pubblicazione

Cognitive Remediation Therapy (CRT): prove di efficacia

15

S. Barlati, G. Deste, M. Bonomi, G. Roselli

15.1 La CRT funziona? Evidenze dalla letteratura

La *Cognitive Remediation Therapy* (CRT) è stata ideata per essere utilizzata in persone affette da schizofrenia che presentano deficit cognitivi e diverse ricerche ne hanno indagato l'efficacia.

Il primo modulo del programma, la flessibilità cognitiva, è stato studiato da Delahunty e Morice (1993a), che hanno mostrato, in seguito al trattamento, riduzioni degli errori perseverativi al Wisconsin Card Sort Test (WCST) e dei sintomi, oltre a un miglioramento del funzionamento sociale dei pazienti trattati. I miglioramenti a livello cognitivo persistevano anche a distanza di sei mesi dalla conclusione dell'intervento terapeutico (Delahunty et al., 1993b). Un'ulteriore indagine, che ha preso in considerazione l'intero programma, ha confermato un incremento delle prestazioni a livello della flessibilità cognitiva (miglioramento e normalizzazione in una serie di punteggi del WCST dopo il trattamento) e della memoria. In questo studio, tuttavia, non è stato preso in considerazione il funzionamento sociale e non è, quindi, possibile chiarire se questi miglioramenti cognitivi fossero generalizzati ad altri compiti (Delahunty e Morice, 1996).

In seguito, il gruppo di Til Wykes dell'Università di Londra ha avviato alcuni studi randomizzati controllati sulla CRT nel Centro per il Recupero delle Psicosi Gravi (CRiSP), presso l'ospedale Maudsley.

Il primo di questi studi ha confrontato un gruppo di pazienti affetti da schizofrenia afferenti al programma di rimedio cognitivo CRT (N = 17) con un gruppo di pazienti sottoposti a un intervento di terapia occupazionale intensiva (N = 16). I soggetti di entrambi i gruppi presentavano una lunga durata di malattia e gravi deficit cognitivi e sociali. Questo studio prevedeva specifici criteri di inclusione: i soggetti dovevano avere una diagnosi di schizofrenia secondo il DSM-IV (American Psychiatric Association, 2000), un'età compresa tra i 18 e i 65 anni, essere in contatto con i servizi psichiatrici da almeno 2 anni, mostrare segni di difficoltà cognitive tali da collocarsi

S. Barlati (✉)
Unità Operativa di Psichiatria 20, Dipartimento di Salute Mentale,
Azienda Ospedaliera Spedali Civili di Brescia
e-mail: stefano.barlati@spedalicivili.brescia.it

A.Vita (a cura di), *La riabilitazione cognitiva della schizofrenia*,
DOI: 10.1007/978-88-470-2802-9_15, © Springer-Verlag Italia 2013

15

al di sotto del 16° percentile per numero di categorie raggiunte al WCST e segni di problematiche di funzionamento sociale, con almeno un problema alla Social Behavior Schedule (Wykes e Sturt, 1986); inoltre non dovevano presentare alcun segno di malattia neurologica o trauma cranico, né avere una diagnosi primaria di disturbo da abuso di sostanze, né un cambio di terapia durante la fase di trattamento dello studio. I risultati di questa prima ricerca hanno evidenziato un'efficacia differenziale a favore del rimedio cognitivo nel migliorare la flessibilità cognitiva e la memoria. Il raggiungimento di una performance normale in tali domini cognitivi è risultato associato a un incremento del funzionamento sociale. La CRT, inoltre, diversamente dalla terapia di controllo, ha portato a miglioramenti in termini di autostima e di riduzione dei sintomi clinici (Wykes et al., 1999).

In un secondo studio esplorativo, lo stesso gruppo di ricerca ha analizzato la persistenza degli effetti della CRT sulle misure di outcome prese in esame nel precedente lavoro: funzionamento cognitivo, flessibilità cognitiva, memoria, sintomi, autostima e funzionamento sociale. A distanza di sei mesi dalla conclusione della CRT, misurazioni di follow-up sul funzionamento cognitivo mostravano che i miglioramenti differenziali ottenuti nel gruppo CRT rispetto a quello di controllo erano mantenuti, in particolare nel dominio cognitivo della memoria. Il funzionamento sociale e i sintomi hanno continuato a migliorare in quei partecipanti in cui la performance cognitiva era migliorata in seguito all'intervento. L'autostima era, invece, ritornata ai livelli iniziali nel gruppo CRT, suggerendo che tale beneficio fosse direttamente attribuibile all'esperienza di partecipazione alla CRT. Infine, i partecipanti alla CRT si sono rivolti com maggior frequenza alle strutture di cura nei sei mesi seguenti all'intervento (Wykes et al., 2003).

In uno studio successivo sono stati confrontati tre gruppi di soggetti affetti da schizofrenia per valutare l'effetto di tre differenti interventi sul loro funzionamento cognitivo e sociale. I partecipanti allo studio venivano assegnati a tre gruppi di intervento: CRT (N = 18), terapia occupazionale (N = 14) e trattamento abituale (N = 19). La CRT è risultata l'unico trattamento in grado di migliorare la performance cognitiva, in particolare la memoria di lavoro verbale. Nessuno dei tre interventi si è, invece, dimostrato efficace nel migliorare altri fattori cognitivi, quali la velocità di inibizione di risposta e la risposta stimolo-guidata. Sebbene la memoria di lavoro verbale fosse risultata significativamente associata al funzionamento sociale e alla gravità dei sintomi tre mesi dopo la valutazione al *baseline*, il suo miglioramento non era tuttavia predittivo di un significativo effetto positivo sul funzionamento sociale. Gli autori, comunque, concludono affermando che il miglioramento dei fattori cognitivi, come la velocità di inibizione di risposta e la risposta stimolo-guidata, può avere ricadute positive sulla gravità dei sintomi (anche quelli negativi) e sul funzionamento psicosociale (Reeder et al., 2004).

In uno studio rivolto alla ricerca di specifici target cognitivi e di possibili moderatori di efficacia del rimedio cognitivo, lo stesso gruppo di ricerca dichiara che, per ottenere un apprezzabile miglioramento del funzionamento sociale, un intervento di rimedio cognitivo nella schizofrenia dovrebbe avere come bersaglio sia i processi cognitivi alterati, sia i sintomi negativi (Greenwood et al., 2005). Il tema dei predittori del miglioramento del funzionamento sociale in seguito all'applicazione della CRT è stato ulteriormente affrontato in uno studio randomizzato controllato in cieco, che ha evidenziato come, sebbene al *baseline* diverse funzioni cognitive (memoria di lavoro, inibizione della risposta, memoria verbale a lungo termine, memoria visuospaziale a lungo termine) risultassero associate al funzionamento sociale, solo il miglioramento nella capacità di creare nuovi schemi risultava essere un predittore del funzionamento sociale, sia nei pazienti che avevano ricevuto l'intervento CRT (N = 43), sia in quelli che erano stati assegnati a interventi riabilitativi abituali (N = 42) (Reeder et al., 2006).

Più recentemente, uno studio randomizzato controllato ha evidenziato miglioramenti nel dominio della memoria di lavoro, con possibili benefici anche a livello della flessibilità cognitiva, in seguito all'applicazione della CRT (N = 43), rispetto a un gruppo di controllo (N = 42). Il miglioramento della performance cognitiva, in particolare nel dominio della memoria, si associava in questo caso a un miglioramento del funzionamento sociale (Wykes et al., 2007a).

La flessibilità cognitiva, misurata mediante il WCST, è risultata migliorata in un gruppo di giovani pazienti (N = 21; età media 18 anni) con diagnosi recente di schizofrenia (esordio prima dei 19 anni e durata di malattia inferiore o uguale ai 3 anni) che avevano ricevuto un intervento di CRT per una durata di circa 3 mesi, rispetto a un gruppo di controllo (N = 19). In questo studio randomizzato controllato le misure di outcome primario erano le abilità cognitive, mentre quelle secondarie erano i sintomi, i contatti sociali e l'autostima. Il miglioramento in tutti i domini cognitivi si associava a un miglioramento del funzionamento e, in particolare, il miglioramento nella flessibilità cognitiva si associava a un generale miglioramento dei sintomi (Wykes et al., 2007b). Se anche i soggetti affetti da schizofrenia maggiormente compromessi da un punto di vista sintomatologico, cognitivo e funzionale possono trarre giovamento dalla CRT (Wykes et al., 1999), sembra dunque che la CRT possa essere altrettanto utile per soggetti più giovani e per persone in condizioni meno croniche o meno gravi (Wykes et al., 2007b).

In un successivo studio randomizzato controllato, lo stesso gruppo (Wykes et al., 2009) ha indagato l'effetto dell'età del paziente sull'efficacia della CRT. Due gruppi di individui affetti da schizofrenia, divisi in base all'età (< 40 anni, N = 55; > 40 anni, N = 30), hanno ricevuto un intervento di CRT e sono stati valutati rispetto alle seguenti misure di outcome primario e secondario: flessibilità cognitiva, memoria, pianificazione, sintomi, autostima, funzionamento sociale. I risultati hanno evidenziato come il gruppo di soggetti più giovani avesse tratto maggiori vantaggi dalla CRT in due dei tre domini cognitivi testati, in particolare la flessibilità cognitiva e la pianificazione. Entrambi i gruppi avevano, invece, beneficiato della CRT nel dominio della memoria. Il gruppo di pazienti più giovani ha mostrato un miglioramento rilevante e durevole del funzionamento sociale, oltre a un miglioramento superiore per quanto riguarda i sintomi negativi. In un'ulteriore sperimentazione randomizzata controllata, la CRT si è dimostrata efficace nel migliorare il dominio cognitivo memoria di lavoro e in generale i deficit cognitivi della schizofrenia, con ricadute positive sul funzionamento sociale, senza costi assistenziali supplementari, mostrando un rapporto costo-efficacia favorevole (Patel et al., 2010).

In un recente studio che mirava a identificare i potenziali mediatori e moderatori di efficacia della CRT, Wykes et al. (2012) hanno evidenziato come un miglioramento nella pianificazione fosse associato a un miglioramento nella qualità dell'attività lavorativa, mentre analoghi miglioramenti nella flessibilità cognitiva e nella memoria di lavoro non conducevano a significative modifiche di questa misura di outcome.

Un altro gruppo di ricerca (Penadés et al., 2006) ha valutato l'efficacia della CRT sul funzionamento cognitivo, sulla sintomatologia e sul funzionamento psicosociale di pazienti con schizofrenia. In questo studio, i pazienti sono stati assegnati in modo randomizzato a due diversi trattamenti: intervento di CRT (N = 20) o intervento cognitivo-comportamentale (N = 20). La CRT ha condotto a un generale miglioramento nelle abilità cognitive (*effect size* = 0,5), in particolare nei domini della memoria, verbale e non verbale, e delle funzioni esecutive. Il gruppo in terapia cognitivo-comportamentale ha mostrato miglioramenti nella psicopatologia generale (ansia e depressione), ma solo un lieve e non specifico miglioramento nelle funzioni cognitive (memoria di lavoro). Inoltre i pazienti che hanno ricevuto la CRT hanno evidenziato un miglioramento nel funzionamento sociale, dimostrando come i progressi nel funzionamento cognitivo abbiano anche effetti clinicamente rilevanti. A distanza di sei mesi questi vantaggi erano ancora presenti.

In un secondo studio, lo stesso gruppo (Penadés et al., 2010) ha valutato soggetti affetti da schizofrenia cronica, con marcata sintomatologia negativa e comprovati deficit neurocognitivi, al fine di identificare quali cambiamenti cognitivi possano portare a miglioramenti nel funzionamento del soggetto nella vita quotidiana. I risultati evidenziano come il miglioramento nelle funzioni esecutive fosse l'unico predittore di un migliore esito funzionale. Gli autori concludono che, nonostante i molteplici deficit cognitivi presenti nella schizofrenia, le funzioni esecutive dovrebbero essere il target principale di un intervento di rimedio cognitivo, al fine di migliorare il funzionamento psicosociale nella vita reale.

15.2   Correlati biologici

Wykes et al. (2002) hanno anche valutato gli effetti della CRT a livello cerebrale attraverso l'utilizzo di tecniche di visualizzazione cerebrale. In uno studio condotto con risonanza magnetica funzionale (fMRI), hanno evidenziato come alle variazioni delle prestazioni cognitive, conseguenti all'applicazione della CRT, corrispondesse un'aumentata attivazione cerebrale nelle regioni cortico-frontali, in particolare nelle aree associate alla memoria di lavoro.

Un recente lavoro (Greenwood et al., 2011) ha valutato infine l'influenza del genotipo dell'enzima catecol-O-metiltransferasi (COMT) sul miglioramento cognitivo determinato dall'intervento CRT in soggetti con schizofrenia. La COMT è associata specificamente alle funzioni cognitive prefrontali e un suo polimorfismo genetico (Val158Met) è noto avere un effetto funzionale sul tasso di degradazione della dopamina ed è stato associato alla risposta al rimedio cognitivo (Bosia et al., 2007). Nello studio di Greenwood et al. (2011), sebbene il funzionamento cognitivo migliorasse nel gruppo di pazienti assegnati alla CRT, non vi era alcuna associazione tra questo miglioramento e il polimorfismo del gene COMT. Gli autori concludono che il polimorfismo del gene COMT non sembra essere un utile indicatore biologico predittivo di un miglioramento cognitivo dopo un intervento di CRT nella schizofrenia.

15.3   Considerazioni conclusive

La CRT è un intervento di rimedio cognitivo di tipo riparativo/restorativo che si avvale di tecniche di apprendimento basate sull'elaborazione di strategie (ri-apprendimento) e sulla ripetizione di compiti (ri-allenamento) e insegna abilità di problem solving basate sull'apprendimento di strategie da applicare nella vita quotidiana (Wykes e Reeder, 2005). Una recente metanalisi (McGurk et al., 2007) ha evidenziato come i programmi di rimedio cognitivo che includevano *strategy coaching* (come appunto la CRT) hanno avuto effetti più marcati sul funzionamento di quelli focalizzati solo su esercizi di tipo istruzione ed esercitazione. Lo *strategy coaching* è rivolto prevalentemente a migliorare memoria e funzioni esecutive, insegnando metodi di scomposizione delle informazioni per facilitare le abilità di richiamo e di problem solving. Non è chiaro se lo *strategy coaching* sia più efficace perché le persone sono maggiormente in grado di trasferire le competenze dall'ambito in cui le hanno apprese alla vita di tutti i giorni (Wykes e Reeder, 2005), o perché tali strategie aiutano i pazienti a compensare gli effetti della compromissione cognitiva persistente sul funzionamento (McGurk et al., 2005) o per entrambe le ragioni. Considerazioni simili sul ruolo di un approccio basato sull'elaborazione e apprendimento di strategie (*strategy coaching*) sono ulteriormente proposte in una seconda e più recente metanalisi (Wykes et al., 2011). Gli autori affermano come effetti più significativi e marcati sul funzionamento sociale siano evidenziabili quando la terapia di rimedio cognitivo viene somministrata insieme ad altri programmi di riabilitazione psicosociale e quando viene adottato un approccio basato sull'apprendimento di strategie.

Bibliografia

American Psychiatric Association (2000) Diagnostic and statistical manual of mental disorders: DSM-IV-TR, 4 edn (text revision). American Psychiatric Publishing, Washington

Bosia M, Bechi M, Marino E et al (2007) Influence of catechol-O-methyltransferase Val158Met polymorphism on neuropsychological and functional outcomes of classical rehabilitation and cognitive remediation in schizophrenia. Neurosci Lett 417:271-274

Delahunty A, Morice R (1993a) A training programme for the remediation of cognitive deficits in schizophrenia. Department of Health, Albury

Delahunty A, Morice R (1996) Rehabilitation of frontal/executive impairments in schizophrenia. Aust NZ J Psychiatry 30:760-767

Delahunty A, Morice R, Frost B (1993b) Specific cognitive flexibility rehabilitation in schizophrenia: Preliminary results. Psychol Med 23:221-227

Greenwood KE, Landau S, Wykes T (2005) Negative symptoms and specific cognitive impairments as combined targets for improved functional outcome within cognitive remediation therapy. Schizophr Bull 31:910-921

Greenwood K, Hung CF, Tropeano M et al (2011) No association between the Catechol-O-Methyltransferase (COMT) val158met plymorphism and cognitive improvement following cognitive remediation therapy (CRT) in schizofrenia. Neurosci Lett 496:65-69

McGurk SR, Mueser KT, Pascaris A (2005) Cognitive training and supported employment for persons with severe mental illness: one year results from a randomized controlled trial. Schizophr Bull 31:898-909

McGurk SR, Twamley EW, Sitzer DI et al (2007) A Meta-analysis of cognitive remediation in schizophrenia. Am J Psychiatry 164:1791-1802

Patel A, Knapp M, Romeo R et al (2010) Cognitive remediation therapy in schizophrenia: Cost-effectiveness analysis. Schizophr Res 120:217-224

Penadés R, Catalán R, Puig O et al (2010) Executive function needs to be targeted to improve social functioning with Cognitive Remediation Therapy (CRT) in schizophrenia. Psychiatry Res 177:41-45

Penadés R, Catalán R, Salamero M et al (2006) Cognitive Remediation Therapy for outpatients with chronic schizophrenia: A controlled and randomized study. Schizophr Res 87:323-331

Reeder C, Newton E, Frangou S, Wykes T (2004) Which executive skills should we target to affect social functioning and symptom change? A study of a cognitive remediation therapy program. Schizophr Bull 30:87-100

Reeder C, Smedley N, Butt K et al (2006) Cognitive predictors of social functioning improvements following cognitive remediation for schizophrenia. Schizophr Bull 32(Suppl 1):S123-S131

Wykes T, Brammer M, Mellers J et al (2002) Effects on the brain of a psychological treatment: cognitive remediation therapy: functional magnetic resonance imaging in schizophrenia. Br J Psychiatry 181:144-152

Wykes T, Huddy V, Cellard C et al (2011) A meta-analysis of cognitive remediation for schizophrenia: methodology and effect Sizes. Am J Psychiatry 168:472-485

Wykes T, Newton E, Landau S et al (2007b) Cognitive remediation therapy (CRT) for young early onset patients with schizophrenia: an exploratory randomized controlled trial. Schizophr Res 94(1-3):221-230

Wykes T, Reeder C (eds) (2005) Cognitive remediation therapy for schizophrenia. Theory and practice. Routledge, London

Wykes T, Reeder C, Corner J et al (1999) The effects of neurocognitive remediation on executive processing in patients with schizophrenia. Schizophr Bull 25:291-307

Wykes T, Reeder C, Huddy V et al (2012) Developing models of how cognitive improvements change functioning: mediation, moderation and moderated mediation. Schizophr Res 138:88-93

Wykes T, Reeder C, Landau S et al (2007a) Cognitive remediation therapy in schizophrenia: randomised controlled trial. Br J Psychiatry 190:421-427

Wykes T, Reeder C, Landau S et al (2009) Does age matter? Effects of cognitive rehabilitation across the age span. Schizophr Res 113:252-258

Wykes T, Reeder C, Williams C et al (2003) Are the effects of cognitive remediation therapy (CRT) durable? Results from an exploratory trial in schizophrenia. Schizophr Res 61:163-174

Wykes T, Sturt E (1986) The measurement of social behaviour in psychiatric patients: An assessment of the reliability and validity of the Social Behaviour Schedule. Br J Psychiatry 157:865-870

Parte VII
Training cognitivo della Terapia Psicologica Integrata (IPT)

Il training cognitivo della Terapia Psicologica Integrata (IPT): presupposti e descrizione

16

G. M. Giobbio, M. Comazzi, A. Vita

16.1 Introduzione

La Terapia Psicologica Integrata (IPT) (Brenner et al., 1997) è un intervento riabilitativo di gruppo per soggetti affetti da schizofrenia e disturbi dello spettro schizofrenico, che riconosce in modo particolare la centralità del deficit cognitivo nella determinazione della disabilità, intesa come compromissione del livello globale di funzionamento (Green et al., 2000; Bowie et al., 2006; Nuechterlein et al., 2012). Le alterazioni cognitive in corso di schizofrenia, analizzate in modo dettagliato e approfondito nei diversi capitoli di questo volume, sembrerebbero essere i principali responsabili delle alterazioni a carico del processo di elaborazione delle informazioni e quindi di quelle funzioni che permettono di identificare, associare e interpretare le informazioni in ingresso (Bachman et al., 2010; Sitnikova et al., 2010). I soggetti affetti da schizofrenia, presentando disturbi nei processi di elaborazione delle informazioni, avrebbero quindi notevoli difficoltà ad acquisire abilità sociali e comportamenti adattivi e funzionali che richiedano buone capacità di percezione e di decodificazione degli stimoli sociali. Questo approccio presuppone che tutti i livelli di comportamento siano correlati tra loro in una progressione gerarchica (Fig. 16.1).

Il rimedio cognitivo, in quest'ottica, costituisce quindi il primo obiettivo che un intervento riabilitativo dovrebbe porsi, proprio perché il raggiungimento di un livello sufficientemente buono di funzionamento cognitivo sarebbe il presupposto necessario all'acquisizione di abilità più complesse e articolate (Roder et al., 2006).

Sulla base di tali presupposti teorici alla fine degli anni '80 è stata concepita e realizzata la Terapia Psicologica Integrata da parte di Hans Brenner e i suoi collaboratori dell'Università di Berna, tra i quali ci preme ricordare Volker Roder, un collega che con entusiasmo e autentica partecipazione ci ha introdotto e successivamente formato al metodo IPT. Ed è stato proprio da questo incontro che è nata una solida collaborazione con il gruppo di Berna, collaborazione che ci ha spinto nel 1996 ad avviare nel Centro Diurno dove lavoravamo tutti insieme un primo gruppo IPT, a

G. M. Giobbio (✉)
Centro Sacro Cuore di Gesù, Fatebenefratelli
San Colombano al Lambro (MI)
e-mail: gmgiobbio@fatebenefratelli.it

A. Vita (a cura di), *La riabilitazione cognitiva della schizofrenia*,
DOI: 10.1007/978-88-470-2802-9_16, © Springer-Verlag Italia 2013

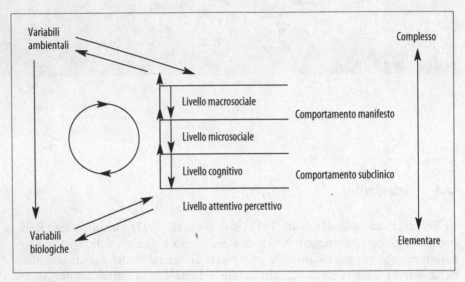

Fig. 16.1 Il modello della pervasività

cui ha fatto seguito la decisione di tradurre e adattare alla realtà italiana il manuale elaborato dagli autori.

L'applicazione del metodo nel corso degli anni nelle diverse realtà e la sua diffusione in quasi tutte le regioni d'Italia, avvenuta attraverso i numerosi corsi di formazione da noi tenuti a operatori della salute mentale, ci hanno permesso progressivamente di cogliere come effettivamente la prima parte di questo metodo – il training cognitivo – costituisse il punto di forza dell'IPT. Questa intuizione, basata sull'evidenza delle nostre personali esperienze applicative nei diversi contesti territoriali, è stata confermata anche da una serie di ricerche clinico-applicative sull'argomento effettuate non solo sul territorio nazionale ma anche in ambito internazionale.

16.2 Sottoprogrammi del metodo IPT

Gli studi che hanno valutato l'efficacia della somministrazione esclusiva dei primi due sottoprogrammi del metodo IPT, ovvero i cosiddetti sottoprogrammi cognitivi (differenziazione cognitiva e percezione sociale) (IPT-cog), hanno fornito risultati molto incoraggianti con evidenze di efficacia nei pazienti sottoposti a IPT-cog sia per quanto riguarda il miglioramento del funzionamento cognitivo sia di quello psicosociale (Penades et al., 2003; Vita et al., 2011a; Vita et al., 2011b). Pertanto, in questo capitolo sarà dedicata particolare attenzione a tale parte del metodo che, anche sulla scorta dei dati di letteratura, riteniamo possa essere applicata a pieno titolo anche in modo indipendente dal training sociale (seconda parte del metodo).

Il metodo IPT è un intervento riabilitativo a impostazione cognitivo-comportamentale che prevede cinque sottoprogrammi (Fig. 16.2), ciascuno dei quali a sua volta si articola in un numero variabile di fasi. La potenzialità di questo metodo risiede nell'approccio pratico garantito anche dalla presenza di un manuale dettagliato di introduzione e spiegazione operativa delle diverse fas, corredato di un background teorico a sostegno di ogni singolo passaggio operato. Il manuale permette infatti ai conduttori, previamente formati, di poter avere una traccia da seguire nella conduzione del gruppo, traccia che deve ovviamente essere adattata alle caratteristiche dei soggetti con cui si sta lavorando. Non è mai il gruppo a doversi adattare al metodo, ma sarà compito imprescindibile dei terapeuti adattare l'IPT fase dopo fase, sotto-programma dopo sottoprogramma, ai partecipanti, in modo tale che essi possano costantemente ricevere dall'esperienza IPT quanto il metodo può dare loro in quella particolare fase del programma.

Sottoprogrammi, fasi e singoli esercizi sono organizzati in modo sequenziale e gerarchico: sono stati concepiti in modo tale da essere in ordine crescente di difficoltà e da rappresentare rispettivamente uno la premessa necessaria all'acquisizione del successivo. Da ciò deriva l'assoluta necessità di rispettare l'ordine proposto dagli autori sia per quanto concerne i sottoprogrammi, sia le fasi, sia gli esercizi di cui sono composti.

Il primo sottoprogramma è di *Differenziazione Cognitiva,* che insieme alla *Percezione Sociale* costituisce la sezione dedicata al training cognitivo. Il sottoprogramma di *Comunicazione Verbale* si pone invece come "ponte" con la funzione di traghettare il gruppo dal training cognitivo a quello sociale costituito a sua volta dalle *Abilità Sociali* e dalla *Soluzione dei Problemi Interpersonali.*

L'IPT prevede la partecipazione di 6-8 pazienti nell'ambito di un gruppo rigoro-samente chiuso. Sarebbe infatti controproducente, sulla base di quanto detto finora,

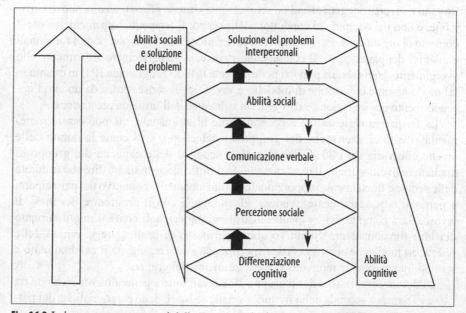

Fig. 16.2 I cinque sottoprogrammi della Terapia Psicologica Integrata (IPT)

inserire un paziente a gruppo avviato, in quanto questo lo porrebbe nella condizione di saltare le fasi iniziali che sono necessarie all'acquisizione di quelle successive.

La formazione del gruppo deve tenere in considerazione alcuni criteri di massima, quali la diagnosi di psicosi e una certa omogeneità per quel che concerne il livello di funzionamento cognitivo. Quest'ultimo aspetto è particolarmente rilevante in quanto aumenta la probabilità che i tempi e i modi di progressione all'interno dei sottoprogrammi IPT sia simile per tutti i partecipanti al gruppo e pertanto non si creino sottogruppi di soggetti con "esigenze cognitive" troppo diverse. Sarebbe come organizzare un'escursione in montagna con alcuni partecipanti molto esperti e altri alle prime armi: per la guida sarebbe complicato scegliere un'andatura adatta per tutti e quindi alcuni sarebbero in affanno oppure altri rischierebbero di annoiarsi e magari di interrompere la gita. Diversi possono essere le modalità e gli strumenti di valutazione del funzionamento cognitivo da adottare per la formazione del gruppo, già trattati in altri capitoli di questo testo, ai quali si rimanda per un approfondimento. È però importante sottolineare come la somministrazione di eventuali valutazioni testali non solo sia utile per i terapeuti, ma consenta anche ai pazienti di poter sviluppare una maggiore consapevolezza rispetto alla propria fragilità cognitiva e quindi accogliere e affrontare l'esperienza IPT come un intervento mirato al miglioramento di un aspetto soggettivamente riconosciuto.

La conduzione del gruppo IPT è affidata a due operatori (uno nelle veci di terapeuta e l'altro di coterapeuta), il cui prerequisito è quello di essere da un lato adeguatamente formati e addestrati al metodo IPT e alle tecniche cognitivo-comportamentali e dall'altro di avere una sufficiente competenza nella gestione di pazienti affetti da psicosi. Creare un'atmosfera di lavoro calda, serena e accogliente, che aiuti i partecipanti a entrare in relazione superando quegli stati di ansia e di disagio che così spesso si trovano a vivere i soggetti affetti da schizofrenia quando affrontano una nuova situazione, è uno dei compiti dei conduttori del gruppo. Il terapeuta ha principalmente il compito di organizzare e strutturare le sedute rinforzando i comportamenti funzionali e adattivi dei partecipanti. Il coterapeuta, invece, deve partecipare attivamente allo svolgimento degli esercizi previsti nelle diverse fasi del programma IPT, in quanto in tal modo assume la funzione di modello e favorisce di conseguenza da un lato l'apprendimento per imitazione e dàll'altro la riduzione dell'ansia da prestazione.

La frequenza delle sedute è generalmente bisettimanale, ma può essere incrementata se le caratteristiche del gruppo lo richiedono, così come la durata delle sedute che varia tra i 30 e i 90 minuti, a seconda delle capacità del gruppo di mantenere livelli sufficienti di attenzione. Semplificando possiamo dire che la durata delle sedute è direttamente proporzionale al funzionamento cognitivo dei partecipanti e pertanto, auspicabilmente, tenderà ad allungarsi con il progredire dei mesi di lavoro. Sarà compito dei terapeuti mostrare ai partecipanti come il miglioramento del loro funzionamento cognitivo abbia permesso di prolungare la durata delle sedute, in modo che ciascuno possa sperimentare concretamente il cambiamento e sentirsi maggiormente motivato al proseguimento del gruppo.

La durata complessiva di un gruppo IPT è variabile e generalmente richiede tra i 10 e i 18 mesi a seconda della frequenza delle sedute e delle caratteristiche dei partecipanti.

Il metodo IPT si avvale di un materiale terapeutico che si caratterizza per la variabilità in relazione alla complessità (uso di materiale a differente livello di astrazione o di complessità del compito da affrontare) e al contenuto emotivo (esercizi connotati da argomenti a differente impatto emotivo). Inizialmente i terapeuti devono scegliere materiale terapeutico molto semplice e poco coinvolgente sotto il profilo emotivo in modo da ridurre il rischio che i partecipanti possano trovarsi in difficoltà nello svolgimento degli esercizi loro assegnati. Solo quando l'intero gruppo raggiungerà una buona padronanza nelle abilità trattate sarà possibile proporre materiale più complesso e più emotivamente coinvolgente. Questa modalità di lavoro sarà adottata dai conduttori nell'affrontare tutte le fasi e i sottoprogrammi che caratterizzano il metodo IPT. Questo comporta quindi che il passaggio da una fase a quella successiva e anche da un sottoprogramma all'altro debba avvenire solo quando l'intero gruppo ha raggiunto un livello sufficientemente buono nelle aree oggetto di intervento.

16.2.1   Differenziazione cognitiva

Il sottoprogramma di *Differenziazione Cognitiva* (Fig. 16.3) si propone, come già anticipato, di migliorare il livello di funzionamento cognitivo e in particolare di favorire lo sviluppo di migliori capacità attentive, di concentrazione e percettive, di incrementare le abilità relative alla distinzione degli stimoli rilevanti da quelli irrilevanti, di ampliare le strategie di classificazione categoriale e di creare le basi affinché possa svilupparsi un più adeguato ragionamento astratto.

Il compito dei terapeuti è inizialmente quello di favorire l'adattamento dei partecipanti alla nuova situazione terapeutica e di stabilire il livello di strutturazione da conferire alle sedute e il tipo di materiale terapeutico da utilizzare. Pazienti più gravi, e quindi con un più basso livello di funzionamento cognitivo e sociale, necessiteranno di una maggiore strutturazione delle sedute e di una certa direttività da parte dei conduttori del gruppo al fine di sperimentare in questa fase poche situazioni imprevedibili e pertanto ansiogene. Questa strategia permette al metodo di adattarsi anche ai pazienti caratterizzati da maggiore cronicità e deficit cognitivi, quei pazienti che sembrerebbero troppo deteriorati per poter partecipare a un'attività riabilitativa di gruppo. Il sottoprogramma prevede tre fasi (vedi Fig. 16.3), la cui sequenza deve essere attentamente rispettata in quanto, teniamo a ricordare, la prima fase è concepita per facilitare l'acquisizione delle abilità della fase successiva e così via.

Gli esercizi della prima fase hanno maggiormente un aspetto ludico: si tratta infatti di esercizi da svolgere utilizzando delle carte che ricordano quelle da gioco e che consentono agli utenti di entrare in relazione tra di loro in modo mediato e indiretto e quindi meno stressante dal punto di vista emotivo. Le carte, che si differenziano per forma, colore, numero e giorno della settimana, devono essere selezionate dai pazienti secondo una sequenza proposta dal conduttore.

La seconda fase comprende sei esercizi sui concetti verbali, in dettaglio:

1. *esercizio delle gerarchie concettuali*: si richiede ai partecipanti di identificare una trentina circa di parole associate a un tema prescelto (per esempio, i mezzi di trasporto) e di organizzarle in gruppi (per esempio, mezzi di trasporto su

rotaie, mezzi di trasporto a due ruote, mezzi di trasporto a motore) in funzione di elementi comuni;

2. *esercizio dei sinonimi*: i partecipanti devono prima individuare i sinonimi di una parola stimolo, quindi costruire una frase che contenga il sinonimo e sostituire quest'ultimo con la parola stimolo, e infine verificare l'eventuale differenza di significato delle due frasi/sinonimi;

3. *esercizi dei contrari*: simile all'esercizio sopra descritto;

4. *esercizio di definizione di parole*: viene richiesto ai membri del gruppo di descrivere un oggetto (per esempio, una finestra) individuando le strategie che permettono la migliore riuscita del compito;

5. *esercizio delle parole chiave*: a un partecipante viene consegnato un cartoncino su cui sono trascritte due parole una delle quali è sottolineata (per esempio, penna - matita): il soggetto dovrà leggere entrambe le parole a voce alta senza rivelare la posizione della sottolineatura. Infine il partecipante proporrà una terza parola, la parola chiave, per consentire agli altri membri del gruppo di identificare la parola sottolineata (per esempio, inchiostro);

6. *esercizio delle parole dipendenti dal contesto*: i partecipanti vengono invitati ad analizzare le similitudini e le differenze che assumono alcune parole in relazione al contesto in cui vengono utilizzate (ad esempio, rete "pesca" e rete "calcio").

La terza fase di questo sottoprogramma, denominata identificazione di un oggetto, prevede che il coterapeuta e un membro del gruppo scelgano un oggetto nella stanza e che i partecipanti cerchino di individuarlo facendo loro una serie di domande a cui possono essere fornite solo risposte affermative o negative.

Lo svolgimento del primo sottoprogramma richiede generalmente tra 2 e 4 mesi e si considera superato solo quando l'intero gruppo mostra una certa padronanza nello svolgimento degli esercizi previsti.

Differenziazione Cognitiva

Aree di intervento	Fasi
• Attenzione	Esercizi di categorizzazione delle carte
• Concentrazione	Esercizi sui concetti verbali
• Elaborazione di concetti	Gerarchie concettuali
• Ragionamento astratto	Sinonimi
• Distinzione tra elementi essenziali e non essenziali	Contrari
• Classificazione categoriale	Definizione di parole
	Parola chiave
	Parole dipendenti dal contesto
	Esercizi di individuazione di un oggetto

Fig. 16.3 IPT: il primo sottoprogramma

16.2.2   Percezione sociale

Il sottoprogramma di *percezione sociale* (Fig. 16.4) ha come obiettivo il miglioramento delle capacità di osservazione e di interpretazione del contesto sociale attraverso l'acquisizione di strategie più funzionali di raccolta delle informazioni e della loro elaborazione.

È noto che i soggetti affetti da schizofrenia presentano particolari difficoltà quando sottoposti a compiti che richiedono un'attenzione selettiva: hanno problemi nel distinguere gli stimoli significativi da quelli non significativi e ciò li porta spesso a trovarsi in situazioni di sovraccarico di informazioni visive in entrata.

Obiettivo di questo sottoprogramma è quello di favorire la raccolta di informazioni complete e non frammentarie e il loro reale utilizzo al fine di formulare corrette interpretazioni.

Questo sottoprogramma prevede le seguenti tre fasi:

1. il materiale terapeutico utilizzato è costituito da una serie di diapositive che rappresentano situazioni sociali e che hanno crescenti livelli di complessità visiva (per esempio, tanti personaggi e sfondi ricchi di particolari) e di contenuto emotivo (per esempio, situazioni caratterizzate da forte conflittualità o isolamento sociale ecc.). All'inizio vengono proposte diapositive a bassa complessità visiva e poco coinvolgenti sul piano emotivo e solo successivamente viene aumentato il livello di difficoltà e/o il contenuto emotivo. Nella prima fase ai partecipanti viene mostrata una diapositiva chiedendo loro di descriverla in modo preciso in modo da raccogliere tutti i dettagli dell'immagine necessari alla sua interpretazione. Il terapeuta principale guida la descrizione dell'immagine, disincentivando descrizioni eccessivamente meticolose su elementi irrilevanti;

2. nella fase successiva i partecipanti sono chiamati a interpretare l'immagine sulla base delle informazioni raccolte nella fase precedente, esplicitando le ragioni della loro interpretazione. Quindi viene avviata una breve discussione di gruppo,

---

Percezione Sociale

Aree di intervento	Fasi
• Capacità di osservazione	Raccolta delle informazioni
• Attenzione selettiva	
• Capacità di discriminare gli stimoli rilevanti da quelli irrilevanti	Interpretazione e discussione delle informazioni
• Interpretazione di stimoli sociali	
• Comprensione e interpretazione di situazioni sociali	Assegnazione di un titolo
• Capacità di sintesi	

Fig. 16.4 IPT: il secondo sottoprogramma

mediata dai terapeuti in modo da consentire ai partecipanti di confrontare le proprie conclusioni con gli altri componenti del gruppo;

3. completate queste due fasi il terapeuta invita i membri del gruppo ad assegnare un titolo alla diapositiva (terza fase), che sia breve, pertinente e rifletta gli aspetti più importanti della situazione sociale analizzata.

La conduzione di questo sottoprograma richiede generalmente tra 2 e 4 mesi.

16.2.3   Comunicazione verbale

I soggetti affetti da schizofrenia presentano frequentemente disturbi della comunicazione verbale. Tali disturbi sono almeno in parte ascrivibili ai deficit cognitivi, che comportano la raccolta frammentaria di informazioni dal proprio interlocutore, difficoltà nella loro elaborazione e quindi la formulazione di risposte spesso tangenziali o quanto meno incomplete.

Al fine di migliorare il processo comunicativo è stato elaborato il sottoprogramma *Comunicazione Verbale* che attraverso lo svolgimento di alcuni esercizi dovrebbe consentire di acquisire migliori capacità di ascolto (concentrarsi sull'eloquio del proprio interlocutore), di comprensione (cogliere esattamente il contenuto della comunicazione) e di risposta (formulare e trasmettere una risposta pertinente).

Anche questo sottoprogramma è suddiviso in tre fasi (Fig. 16.5):

1. la prima fase prevede la lettura da parte di un membro del gruppo di una frase, la sua ripetizione letteraria da parte di un altro partecipante e la verifica dell'esattezza del compito da parte di un terzo. In questo modo i membri del gruppo, per svolgere correttamente il compito, sono chiamati a concentrarsi sulle parole dell'interlocutore e a esercitare di conseguenza le proprie capacità di ascolto;

2. la seconda fase prevede la formulazione di una frase contenente una parola stimolo e l'elaborazione da parte di tutti i partecipanti di parafrasi. Questo esercizio consente di esercitare le capacità di comprensione oltre che quelle di ascolto;

3. le tre fasi successive si propongono invece di migliorare le capacità di conversazione partendo da un argomento che viene scelto dal gruppo e riducendo progressivamente il livello di strutturazione. Si invitano infatti prima i membri del gruppo a formulare domande sul tema prescelto, quindi a fornire le risposte fino alla conduzione di una libera comunicazione che richiede sempre la mediazione dei terapeuti.

Questo sottoprogramma richiede tra 1 e 3 mesi.

16.2.4   Abilità sociali

Obiettivo di questo sottoprogramma (Fig. 16.6) è l'acquisizione di adeguate competenze sociali che consentano ai partecipanti di affrontare in modo funzionale e soddisfacente situazioni che prevedono l'interazione con altre persone.

Nell'ambito di questo sottoprogramma non è possibile, per ragioni di tempo,

Comunicazione Verbale

Aree di intervento
- Capacità di ascolto
- Capacità di comprensione
- Capacità di elaborazione e di formulazione di una risposta

Fasi
Ripetizione letterale di frasi
Esercizio di parafrasi
Esercizio di formulazione di domanda con risposta
Domande a 1 o 2 membri del gruppo relative a un tema predefinito
Comunicazione libera

Fig. 16.5 IPT: il terzo sottoprogramma

Abilità Sociali

Aree di intervento
- Abilità non verbali di comunicazione
- Aspetti molari della competenza sociale
- Self-efficacy

Fasi
Elaborazione cognitiva (preparazione del role-play)
  Descrizione del role-play
  Definizione del role-play
  Preparazione del dialogo (previa contestualizzazione della scenetta)
  Assegnazione di un titolo
  Discussione delle eventuali difficoltà
  Assegnazione del ruolo di osservatore
  Valutazione del livello soggettivo di difficoltà
Messa in scena del role-play
  Dimostrazione del role-play da parte dei coterapeuti
  Ripetizione del role-play da parte dei membri del gruppo
  Discussione sul role-play
  Esercizi in vivo

Fig. 16.6 IPT: il quarto sottoprogramma

passare in rassegna tutte le abilità sociali ed è perciò necessario che i terapeuti stabiliscano, sulla base della tipologia dei partecipanti al gruppo e dei loro bisogni, le abilità sociali da affrontare.

Inoltre i terapeuti devono favorire il trasferimento delle abilità apprese in gruppo nella vita di tutti i giorni, per esempio attraverso l'assegnazione di compiti (esercizi in vivo) e la loro successiva verifica nell'ambito del gruppo.

Questo sottoprogramma prevede due fasi:

1. il materiale terapeutico è costituito da "situazioni sociali" di diverso livello di complessità che i partecipanti sono chiamati a simulare attraverso un role-play (per esempio, fare dei complimenti, avviare una conversazione, fare una richiesta ecc.). Nelle fasi avanzate di questo sottoprogramma è possibile trattare anche situazioni e abilità proposte dai componenti del gruppo in modo da rispondere alle esigenze dei singoli e favorire i processi di generalizzazione. I partecipanti vengono invitati, una volta letta loro la situazione (per esempio, "un amico mi regala un libro per il mio compleanno e io lo voglio ringraziare"), a individuare l'obiettivo che ci si propone di conseguire (per esempio, ringraziare), a preparare un possibile dialogo e ad assegnare alla scenetta un titolo (per esempio, ringraziamento per il regalo). Inoltre viene loro richiesto di descrivere le eventuali difficoltà che potrebbero incontrare nello svolgimento del role play al fine di ridurre l'ansia. Quindi vengono assegnati ai partecipanti non direttamente coinvolti nella scenetta compiti di osservazione (per esempio, osservare la mimica della persona impegnata nel ringraziamento). Questa parte particolarmente approfondita di preparazione e di elaborazione cognitiva del role-play costituisce un aspetto distintivo del metodo IPT rispetto ad altri interventi di tipo cognitivo comportamentale che si avvalgono di traning sulle abilità sociali;

2. conclusa la fase di preparazione si passa alla messa in scena, che prevede l'allestimento di "un palcoscenico" e la rappresentazione della scenetta da parte dei terapeuti. Solo in un secondo tempo i partecipanti saranno chiamati a replicare il role-play. Si consiglia in questa fase l'uso di una videocamera, che consenta ai membri del gruppo di poter successivamente osservare la loro performance. Ciò favorisce infatti da un lato un più accurato riconoscimento dei comportamenti da migliorare e dall'altro un più probabile apprezzamento dei miglioramenti conseguiti. Infine, come sopra citato, è importante aiutare i partecipanti a mettere in pratica le abilità apprese ed esercitate in gruppo nella vita di tutti i giorni e a discutere successivamente con i terapeuti e gli altri membri del gruppo il tipo di esperienza fatta, gli ostacoli incontrati e le strategie da adottare per migliorare ulteriormente la propria prestazione.

La conduzione di questo sottoprogramma richiede generalmente da 2 a 3 mesi.

16.2.5   Soluzione dei problemi interpersonali

Questo sottoprogramma (Fig. 16.7) è particolarmente complesso e richiede un certo impegno ai partecipanti che sono chiamati ad affrontare in gruppo situazioni problematiche da loro incontrate. L'obiettivo principale di questo sottoprogramma è

Soluzione dei problemi interpersonali

Aree di intervento	Fasi
• Utilizzo di strategie per la gestione dei problemi interpersonali	Identificazione del problema Descrizione del problema Formulazione di soluzioni alternative Valutazione delle soluzioni alternative Scelta della soluzione migliore Applicazione della soluzione scelta Valutazione dei risultati

Fig. 16.7 IPT: il quinto sottoprogramma

quello di sviluppare migliori capacità di gestione dei problemi e di acquisire un metodo che consenta di fronteggiare in modo efficace i problemi della vita di tutti i giorni.

Il sottoprogramma di soluzione dei problemi interpersonali prevede 7 fasi (vedi Fig. 16.7). Nella prima fase, i partecipanti sono chiamati a sviluppare le capacità necessarie per identificare il problema che ritengono di dover presentare, quindi devono cercare di descriverlo con precisione individuando l'obiettivo che intendono perseguire. Si procede, poi, alla formulazione delle possibili soluzioni alternative (*brain-storming*) incoraggiando il gruppo a produrre il maggior numero possibile di soluzioni, rinforzando tutte le risposte. Quindi si valutano vantaggi e svantaggi di ciascuna di esse fino a identificare la soluzione migliore per l'interessato. L'applicazione della soluzione scelta e la verifica della stessa sul campo costituiscono le fasi più importanti in quanto consentono all'interessato da un lato di rendersi conto di aver gestito un problema correttamente e dall'altro aumentano la probabilità di poterlo affrontare nuovamente con la medesima strategia e quindi con un successo (generalizzazione).

La conduzione di questo sottoprogramma richiede generalmente tra i 2 e i 4 mesi, sebbene possa essere proposto anche più a lungo in quanto costituisce uno strumento utile per preparare i partecipanti a percorsi riabilitativi più complessi.

Bibliografia

Bachman P, Reichenberg A, Rice P et al (2010) Deconstructing processing speed deficits in schizophrenia: application of a parametric digit symbol coding test. Schizophr Res 118:6-11

Bowie CR, Reichenberg A, Patterson TL et al (2006) Determinants of real-world functional performance in schizophrenia subjects: correlations with cognition, functional capacity, and symptoms. Am J Psychiatry 163:418-425

Brenner HD, Roder W, Hodel B et al (1997) Terapia psicologica integrata: programma strutturato per la riabilitazione del paziente schizofrenico (traduzione e adattamento a cura di Antonio Vita). McGraw-Hill, Milano

Green MF, Kern RS, Braff DL et al (2000) Neurocognitive deficits and functional outcome in schizophrenia: are we measuring the "right stuff"? Schizophr Bull 26:119-136

Nuechterlein KH, Subotnik KL, Ventura J et al (2012) The puzzle of schizophrenia: tracking the core role of cognitive deficits. Dev Psychopathol 24:529-536

Penades R, Boget T, Catalan R et al (2003) Cognitive mechanisms, psychosocial functioning, and neurocognitive rehabilitation in schizophrenia. Schizophr Res 63:219-227

Roder V, Mueller DR, Mueser KT et al (2006) Integrated psychological therapy (IPT) for schizophrenia: is it effective? Schizophr Bull 32(Suppl 1):S81-S93

Sitnikova T, Perrone C, Goff D et al (2010) Neurocognitive mechanisms of conceptual processing in healthy adults and patients with schizophrenia. Int J Psychophysiol 75:86-99

Vita A, De Peri L, Barlati S et al (2011a) Psychopathologic, neuropsychological and functional outcome measures during cognitive rehabilitation in schizophrenia: a prospective controlled study in a real-world setting. Eur Psychiatry 26:276-283

Vita A, De Peri L, Barlati S et al (2011b) Effectiveness of different modalities of cognitive remediation on symptomatological, neuropsychological, and functional outcome domains in schizophrenia: a prospective study in a real-world setting. Schizophr Res 133:223-231

Il training cognitivo della Terapia Psicologica Integrata (IPT): prove di efficacia 17

L. De Peri, P. Cacciani, S. Castelluccia, L. Fierro

17.1 Introduzione

Nell'ambito degli interventi oggi disponibili per la riabilitazione cognitiva del paziente schizofrenico, il metodo Terapia Psicologica Integrata (IPT), elaborato da Hans Brenner e dai suoi collaboratori all'Università di Berna alla fine degli anni '80, presenta molteplici motivi d'interesse. Tra questi, tre aspetti in particolare ne possono spiegare il grande successo applicativo su scala internazionale:
1. è un modello d'intervento strutturato e manualizzato;
2. è stato teorizzato e sviluppato sulla base dalle conoscenze ancora attuali sulla natura del disturbo schizofrenico, sui fondamenti neurobiologici dei deficit cognitivi e dei "sintomi di base" del disturbo;
3. è utilizzabile per la riabilitazione di pazienti con caratteristiche cliniche molto eterogenee, con l'inclusione anche dei soggetti più gravi e deteriorati.

Il crescente interesse da parte della comunità scientifica e il conseguente successo del metodo IPT sono testimoniati anche dall'elevato numero di studi disponibili in letteratura che riportano prove di efficacia del metodo stesso. Pertanto, di seguito saranno passati in rassegna alcuni tra gli studi a nostro avviso più rappresentativi che hanno visto l'impiego del metodo IPT in diversi contesti clinici e culturali con alcuni dettagli circa le rispettive modalità applicative.

17.2 Studi di efficacia

I primi studi volti a indagare l'efficacia del metodo IPT provengono dal gruppo dell'Università di Berna e risalgono agli anni '80. L'intento degli autori era verificare l'impatto di questo metodo su due parametri di esito principali, il funzionamento cognitivo e quello psicosociale dei soggetti schizofrenici. A titolo esemplificativo, si è scelto di riportare metodi e risultati dello studio più ampio e rappresentativo

L. De Peri (✉)
Dipartimento di Scienze Cliniche e Sperimentali
Università di Brescia
e-mail: luca_de_peri@libero.it

A.Vita (a cura di), *La riabilitazione cognitiva della schizofrenia*,
DOI: 10.1007/978-88-470-2802-9_17, © Springer-Verlag Italia 2013

prodotto dal gruppo di ricerca di Berna nelle prime fasi di valutazione del metodo (Brenner et al., 1980). Tale studio è stato condotto con un disegno sperimentale randomizzato e controllato su 43 pazienti con diagnosi di schizofrenia. L'intervento riabilitativo IPT è stato confrontato con due diversi gruppi di controllo, ovvero sia con pazienti sottoposti a un trattamento aspecifico (gruppo di controllo "cura-placebo") sia con un gruppo di controllo non trattato. Lo scopo dell'utilizzo dei gruppi di controllo "cura-placebo" era controllare possibili fattori di confondimento quali l'attenzione sociale e l'interazione di gruppo, elementi condivisi con il metodo IPT. I pazienti inclusi nello studio avevano un'età media di 36 anni e una durata media di malattia di 6 anni e al momento dell'arruolamento nel protocollo risultavano ricoverati da almeno un anno in una struttura riabilitativa residenziale. La durata dell'intervento attivo (IPT) è stata di 3 mesi, con una frequenza di 4 sessioni settimanali di circa 90 minuti ciascuna. Prima e dopo l'intervento riabilitativo i pazienti sono stati sottoposti a valutazioni clinico-sintomatologiche (FBF, *Frankfurter Beschwerde-Fragebogen*, e BPRS, *Brief Psychiatric Rating Scale*), neurocognitive (*Benton Test e Attention-Stress Coping Test D2*) e relative al funzionamento sociale (PSA, *Psychosocial Adjustment Rating*). Il confronto dei punteggi pre- e post-trattamento ha evidenziato differenze significative nei tre gruppi a confronto in merito alle variabili di esito. In particolare, il gruppo IPT ha dimostrato miglioramenti significativamente superiori a quelli del gruppo di controllo non trattato sia sul piano sintomatologico (BPRS e FBF, entrambe $p < 0,001$) che cognitivo (Attention-Stress Coping Test D2) ($p < 0,001$). Inoltre, lo studio sopra descritto ha previsto una valutazione di follow-up a distanza di 18 mesi dal termine dell'intervento di rimedio cognitivo. Tale indagine è stata condotta su 42 pazienti e sono state valutate le stesse variabili cliniche, neurocognitive e funzionali di esito dello studio precedente oltre al computo del numero di ospedalizzazioni verificatesi durante il periodo di osservazione longitudinale. I risultati hanno evidenziato una superiore efficacia del gruppo IPT rispetto al gruppo di controllo non trattato anche durante il periodo di follow-up, particolarmente evidente sulle funzioni cognitive ($p < 0,001$) e sul numero di riospedalizzazioni per ricadute sintomatologiche ($p = 0,02$) (Brenner et al., 1980).

L'applicazione del metodo IPT ha fornito risultati positivi anche in contesti culturali differenti da quello in cui è stato sviluppato, come ad esempio quello nord americano. Uno studio controllato e randomizzato condotto negli Stati Uniti che ha confrontato 49 pazienti trattati con IPT e 42 pazienti trattati con terapia di supporto ha evidenziato un'efficacia significativamente superiore del metodo IPT sul funzionamento psicosociale (Assessment of Interpersonal Problem-Solving Skills punteggio totale, $p = 0,029$), sulle funzioni cognitive (CPT, $p = 0,002$; WCST [Wisconsin Card Sorting Test] errori totali, $p = 0,03$) e sui sintomi (BPRS disorganizzazione concettuale, $p = 0,028$) dopo sei mesi di trattamento (Spaulding et al., 1999). In modo analogo, in un ampio studio multicentrico in aperto condotto in nove centri sia universitari sia ospedalieri in Canada, che ha coinvolto un totale di 90 pazienti, la cui età media era di 33 anni e con durata media della malattia di 7 anni, ha evidenziato un significativo miglioramento del gruppo IPT dopo 52 settimane di trattamento sui sintomi, sul funzionamento cognitivo (memoria di lavoro e visiva, pianificazione), sul funzionamento sociale e sulla qualità della vita (Briand et al., 2005).

L'applicazione del metodo IPT in un altro contesto geografico e culturale come quello sud americano è testimoniata dallo studio randomizzato controllato condotto in Brasile da Zimmer et al. (2007). In questo studio, 56 pazienti ambulatoriali con diagnosi di schizofrenia sono stati assegnati o al trattamento con IPT (n = 20) o ad attività riabilitative di routine (n = 36) (TAU). Le misure di esito prese in considerazione sono state la qualità della vita, misurata con la scala WHOQOL-Brief, il funzionamento cognitivo, indagato con il Mini-Mental State Examination e il Word Recall Test, il funzionamento globale valutato mediante la Global Assessment of Functioning Scale, e il funzionamento sociale esaminato tramite la Social and Occupational Functioning Assessment Scale e la Social Adjustment Scale. Dopo 12 settimane di trattamento riabilitativo, i risultati hanno indicato che il gruppo IPT mostrava un miglioramento significativamente superiore in diversi ambiti quali quello neurocognitivo (orientamento spazio-temporale, $p = 0,051$; memoria, $p = 0,031$), l'adattamento sociale globale ($p = 0,037$), il funzionamento globale ($p < 0,001$), il funzionamento socio-occupazionale ($p < 0,001$) e la qualità della vita ($p = 0,021$) (Zimmer et al., 2007).

Tra le diverse modalità di applicazione del metodo IPT operate nei diversi contesti, una delle opzioni più interessanti consiste nella somministrazione esclusiva dei primi due sottoprogrammi del metodo, ovvero i cosiddetti sottoprogrammi cognitivi (Differenziazione Cognitiva e Percezione Sociale). Gli studi che hanno valutato l'efficacia di tale opzione di trattamento non sono numerosi, ma hanno fornito risultati consistentemente incoraggianti. Il primo studio in ordine di tempo con tali caratteristiche è stato condotto in Spagna da Penades et al. (2003) con un disegno sperimentale controllato nel quale 27 pazienti ambulatoriali con diagnosi di schizofrenia e presenza di deficit cognitivi sono stati confrontati a un gruppo di controllo di 10 soggetti con schizofrenia che non si discostavano significativamente per il funzionamento cognitivo dalla popolazione generale. Tutti i soggetti sono stati sottoposti ai soli primi due sottoprogrami del metodo IPT (IPT-cog) con frequenza di due sessioni la settimana per un periodo di 12 settimane. Al termine dello studio, i soggetti che al momento dell'ingresso presentavano deficit cognitivi hanno evidenziato significativi miglioramenti a carico della memoria (WMS-R Logical Memory, $p = 0,01$; WMS-R Logical Memory II, $p = 0,002$) e delle funzioni esecutive (WCST, $p < 0,001$), mentre nel gruppo di controllo tale miglioramento non è stato osservato, con andamento stabile. Nello stesso studio, il metodo IPT si è dimostrato efficace anche nel migliorare il funzionamento psicosociale valutato mediante il Life Skills Profile ($p < 0,001$) (Penades et al., 2003).

Nella nostra esperienza diretta, dopo la realizzazione di un progetto pilota di "Applicazione clinica del Metodo Riabilitativo IPT (Integrated Psychological Therapy) secondo Brenner per pazienti schizofrenici" approvato dalla Regione Lombardia come Iniziativa Sperimentale, che ha visto la partecipazione di 9 Unità Operative di Psichiatria della Regione (Vita et al., 2002), l'efficacia specifica del modulo IPT-cog è stata valutata in due differenti studi. Nel primo, 32 pazienti con diagnosi di schizofrenia sono stati assegnati al trattamento IPT o alle normali attività riabilitative (TAU) e sono stati valutati all'inizio dello studio e dopo 24 settimane di trattamento per le variabili neuropsicologiche, cliniche e di esito funzionale. I pazienti sono stati sottoposti a due sessioni la settimana di IPT-cog per un periodo di 6 mesi. I risultati dello studio hanno evidenziato una maggiore efficacia del modulo IPT-cog, con miglioramenti sia neurocognitivi della *working memory* (Self-Ordered Pointing Task, p = 0,006) e della memoria verbale (California Verbal Learning Test, p = 0,009), sia di tipo sintomatologico dei sintomi negativi (PANSS negativa, p = 0,01), sia sull' esito funzionale valutato mediante la Health of the Nation Outcome Scale (HoNOS) (p = 0,021) (Vita et al., 2011a). Una successiva applicazione dell'intervento IPT-cog ha visto il confronto diretto di differenti modalità di rimedio cognitivo in uno studio randomizzato controllato condotto su 84 pazienti con schizofrenia (Vita et al., 2011b). Nel caso specifico, pazienti sottoposti a IPT-cog (n = 26) sono stati confrontati con soggetti sottoposti a un trattamento riabilitativo cognitivo di tipo computerizzato (Cogpack) (n = 30) e con un gruppo di controllo che svolgeva attività riabilitative abituali (TAU) (n = 28). Anche in questo caso i pazienti sottoposti al modulo IPT-cog hanno evidenziato miglioramenti neurocognitivi (*working memory*, p = 0,008; *processing of speed*, p = 0,010), clinici (PANSS negativa, p <0,001; PANSS positiva, p < 0,001) e funzionali (HoNOS, p < 0,001) significativamente superiori rispetto al gruppo di controllo sottoposto alle attività riabilitative di routine (Vita et al., 2011b).

Per completezza espositiva, è opportuno menzionare anche l'opera di revisione sistematica degli studi di efficacia del metodo IPT condotta dagli estensori del metodo stesso. Roder e collaboratori hanno condotto nel 2006 una prima meta-analisi su 30 studi in cui è stato utilizzato il metodo IPT e hanno dimostrato una superiore efficacia dell'intervento rispetto sia a un trattamento abituale (farmacoterapia e/o trattamento sociale) sia a una condizione "placebo" (gruppi di attività non specifiche). La durata media degli studi era di 17,2 settimane, la percentuale media di *drop-out* pari al 14,7%, il numero medio di sessioni 44,4 con 3,2 sessioni a settimana e una media di 49,3 ore di trattamento in totale. L'entità dell'effetto del miglioramento globale espresso in termini di *effect size* (ES) è risultata superiore rispetto a entrambe le condizioni di controllo sia al termine del trattamento sia dopo una media di 8,1 mesi di follow-up [indice del funzionamento cognitivo globale (ES = 0,54; p = <0,01), sintomi negativi (ES = 0,41; p = < 0,01), sintomi positivi (ES = 0,46; p = <0,01), funzionamento psicosociale (ES = 0,41; p = <0,01)] (Roder et al., 2006).

Gli stessi autori hanno poi condotto un aggiornamento della revisione quantitativa sugli studi di efficacia del metodo IPT nel 2011 (Roder et al., 2011). In questo lavoro sono stati inclusi 36 studi che hanno considerato complessivamente 1601 pazienti con diagnosi di schizofrenia reclutati sia in centri universitari e ospedalieri, sia in regime di degenza, sia ambulatoriali. La durata media del trattamento è stata di 16,4 settimane o 44,5 ore. Il numero medio di sessioni di terapia per settimana è stato di 2,9. Il tasso medio di drop-out durante il periodo di trattamento è stato del 14,6%. Il metodo IPT ha dimostrato un'efficacia su tutte le variabili di esito rispetto ai gruppi di controllo (anche in questo caso costituito dal trattamento abituale, ovvero farmacoterapia e/o trattamento sociale, o da una condizione placebo, ovvero gruppi di attività non specifiche). Per quanto riguarda l'efficacia sulle funzioni cognitive è stato riscontrato un effetto positivo sia sull'indice generale neurocognitivo (ES = 0,52) che sulla cognitività sociale (ES = 0,70). In particolare, i risultati dello studio indicano ES significativi in tutti i domini neuropsicologici riconosciuti rilevanti per la schizofrenia: attenzione e vigilanza (ES = 0,48), memoria visiva e verbale (ES = 0,50), velocità di elaborazione delle informazioni (ES = 0,28), ragionamento e problem solving (ES = 0,60). Per quanto riguarda l'ambito della cognizione sociale i dati di letteratura disponibili indicano una buona efficacia negli ambiti della elaborazione delle emozioni (ES = 0,58) e della percezione sociale (ES = 0,78). L'efficacia sui sintomi della schizofrenia ha evidenziato un effetto favorevole sulla psicopatologia generale (ES = 0,52), sui sintomi positivi (ES = 0,45) e su quelli negativi (ES = 0,42). Significativi sono stati anche gli effetti sul funzionamento psicosociale (ES = 0,42). L'efficacia dell'intervento è stata confermata anche nella valutazione di follow-up, condotto mediamente a 8,1 mesi di distanza dalla fine dell'intervento riabilitativo. Una maggiore efficacia è stata osservata quando sono stati somministrati tutti i cinque sottoprogrammi del metodo IPT.

In conclusione è possibile affermare che vi sono in letteratura robuste evidenze circa l'efficacia del metodo IPT nel trattamento dei deficit cognitivi della schizofrenia e delle disabilità funzionali a essi connesse, in diverse condizioni cliniche e in diversi setting di cura.

Bibliografia

Brenner HD, Seeger G, Stramke WG (1980) Evaluation eines spezifischen Therapie programs zum Training kognitiver und kommunikativer Fahigkeiten in der Rehabilitation chronisch-schizophrener Patienten in einemnaturalistischen Feldexperiment. In: Hautzinger D, Schulz W (eds) Klinische Psychologie und Psychotherapie. Bd 4. GWG/ DGVT, Tubingen, Germany, pp 31-46

Briand C, Belanger R, Hamel V et al (2005) Implanation multisite du programme Integrated Psychological Treatment (IPT) pour les personnes souffrant de schizophrenie. Elaboration d'une version renouvelee. Santé Ment Que30:73-95

Penades R, Boget T, Catalan R et al (2003) Cognitive mechanisms, psychosocial functioning, and neurocognitive rehabilitation in schizophrenia. Schizophr Res 63:219-227

Roder V, Mueller DR, Mueser KT et al (2006) Integrated psychological therapy (IPT) for schizophrenia: is it effective? Schizophr Bull 32(Suppl 1):S81-93

Roder V, Mueller DR, Schmidt SJ (2011) Effectiveness of integrated psychological therapy (IPT) for schizophrenia patients: a research update. Schizophr Bull 37(Suppl 2):S71-79

Spaulding WD, Reed D, Sullivan M et al (1999) Effects of cognitive treatment in psychiatric rehabilitation. Schizophr Bull 25:657-676

Vita A, De Peri L, Barlati S et al (2011a) Psychopathologic, neuropsychological and functional outcome measures during cognitive rehabilitation in schizophrenia: a prospective controlled study in a real-world setting. Eur Psychiatry 26:276-283

Vita A, De Peri L, Barlati S et al (2011b) Effectiveness of different modalities of cognitive remediation on symptomatological, neuropsychological, and functional outcome domains in schizophrenia: a prospective study in a real-world setting. Schizophr Res 133:223-231

Vita A., Cocchi A., Contini A et al (2002) Applicazione multicentrica del metodo riabilitativo strutturato IPT (Terapia Psicologica Integrata sec. Brenner et al) per pazicnti schizofrenici. Psichiatria Oggi XV:11-18

Zimmer M, Dunsan AV, Laitano D et al (2007) A twelve-week randomized controlled study of the cognitive-behavioral Integrated Psychological Therapy program: positive effect on the social functioning of schizophrenic patients. Rev Bras Psiquiatr 29:140-147

Parte VIII
Riabilitazione cognitiva nella pratica clinica dei servizi psichiatrici territoriali

Implementazione delle tecniche di rimedio cognitivo nei Servizi di Salute Mentale

18

R. Poli, A. Mainardi

18.1 La riabilitazione nei servizi

La riabilitazione nell'ambito dei disturbi mentali gravi ha attraversato negli ultimi anni profonde modificazioni che hanno portato a una progressiva riduzione di interventi aspecifici e creativi, frutto di pur interessanti esperienze locali ma non suffragati da prove di efficacia. La riabilitazione psichiatrica ha così strutturato un corpus teorico-pratico abbastanza consolidato, decretando pur con un certo ritardo "la fine dell'intrattenimento" auspicata da Saraceno già dal 1996 (Saraceno, 1996). Numerosi sono i fattori che hanno determinato tali cambiamenti: da un lato nuove evidenze epidemiologiche e cliniche in merito alla eterogeneità del decorso schizofrenico che rendono realmente applicabile su sottogruppi specifici interventi intensamente riabilitativi, dall'altro l'affinarsi di tecniche di intervento psicosociale con approccio cognitivo comportamentale (Wexler e Bell, 2005) per alcune delle quali è stata dimostrata una efficacia specifica. Non ultimo l'introduzione degli antipsicotici atipici ha determinato effetti terapeutici differenti, certamente in termini di minore collateralità di tipo extrapiramidale, aspetto che contribuiva a stigmatizzare i pazienti, e di assenza di sintomi negativi secondari (Voruganti et al., 2000).

La strutturazione dell'attività riabilitativa con l'implementazione di tecniche *evidence-based* ha inoltre portato a una maggiore attenzione nella valutazione degli esiti del trattamento, aspetto del quale non sempre in passato si è tenuto adeguatamente conto nella pratica clinica (Poli et al., 2008).

Le innovazioni in ambito riabilitativo non sono state tuttavia ancora introdotte in modo omogeneo nei Servizi di Salute Mentale che presentano modelli organizzativi differenti e approcci diversificati, in parte ancora correlati a retaggi di formazione a Scuole di diverso orientamento. Inoltre i servizi sono alle prese con problemi di diverso tipo, dal crescente problema di carenza di personale alla formazione specifica degli operatori. La riabilitazione in psichiatria presenta inoltre il rischio della demotivazione dell'équipe, per il problema della cronicità che si pone inevitabilmente anche nelle strutture più intensamente riabilitative. E questo alimenta le forze

R. Poli (✉)
Dipartimento di Salute Mentale (DSM)
Azienda Ospedaliera Istituti Ospitalieri di Cremona
e-mail: r.poli2@ospedale.cremona.it

A.Vita (a cura di), *La riabilitazione cognitiva della schizofrenia*,
DOI: 10.1007/978-88-470-2802-9_18, © Springer-Verlag Italia 2013

18

inerziali, che si oppongono ai cambiamenti e all'innovazione, amplificando le difficoltà oggettive per l'applicazione di tecniche riabilitative strutturate. Per esempio, per l'attuazione di interventi psicoeducativi necessitano operatori formati *ad hoc* e serve anche una flessibilità negli orari per venire incontro alle esigenze di pazienti e soprattutto dei familiari. Ancora più complesso è il ricorso a interventi terapeutici di tipo cognitivo-comportamentale che richiedono un numero di psicologi con formazione specifica oggi impensabile nei servizi. Anche gli interventi psicosociali con inserimenti lavorativi necessitano di personale formato e soprattutto di una disponibilità della rete economica e sociale del territorio, oggi più che mai di difficile attuazione per la profonda crisi economica in corso. Necessitano di risorse e investimenti anche gli interventi precoci, volti a una prevenzione primaria e a una riduzione della *duration of untreated psychosis*: per queste ragioni sono attualmente attivi sul territorio solo pochi centri specificamente deputati a questa tipologia di intervento.

18.2   La riabilitazione cognitiva nei servizi

Tra i trattamenti psicosociali *evidence-based*, negli ultimi anni si sono imposti all'attenzione della comunità scientifica gli interventi di *cognitive remediation* (Twamley et al., 2012) su aspetti precedentemente trascurati, ossia sui deficit cognitivi, considerati oggi l'elemento nucleare della schizofrenia e fortemente correlati all'*outcome* a lungo termine (Amminger et al., 2002). Tra le tecniche implementate di cognitive remediation sono risultati efficaci e promettenti sia i Social Skills Training che l'Integrated Psychological Therapy (Roder et al., 2006), come pure gli esercizi su specifici deficit cognitivi gestiti con appositi software (Stratta e Rossi, 2004; Velligan et al., 2006; Wykes et al., 2011).

Nell'ambito dei servizi tuttavia le tecniche di rimedio cognitivo strutturato sono ancora scarsamente applicate, sia perché in parte condividono le difficoltà descritte per gli altri tipi di interventi riabilitativi sia perché l'attenzione ai deficit cognitivi dei disturbi psicotici è appunto relativamente recente, anche se sono tradizionalmente presenti nei servizi attività non strutturate ma che svolgono funzioni di miglioramento delle performances cognitive: dai giochi enigmistici svolti individualmente o in gruppo alla lettura e discussione di temi di attualità condotte da un operatore.

L'implementazione di tecniche strutturate di rimedio cognitivo richiede uno sforzo organizzativo, ed è certamente applicabile senza onerosi investimenti sia in termini di personale che di risorse. La nostra esperienza è stata realizzata nell'ambito delle strutture riabilitative di Cremona che presentano un modello organizzativo tipico della realtà lombarda.

L'Area Riabilitativa della Unità Operativa di Psichiatria di Cremona (bacino d'utenza di circa 150.000 persone) è costituita dalle seguenti tre strutture, logisticamente contigue:

*   una Comunità Riabilitativa ad Alta Assistenza (CRA), con 15 posti letto per pazienti post-acuti, con durata di ricovero di 2 mesi, e per pazienti con programmi

riabilitativi con un tempo di degenza massimo di 18 mesi;

- una Comunità Protetta ad Alta Assistenza (CPA), con 16 posti letto per pazienti che necessitano di interventi più prolungati, con una degenza massima di 36 mesi;
- un Centro Diurno (CD) con 30 posti sui quali ruotano più pazienti, inviati per progetti specifici dall'équipe del Centro Psico-Sociale (CPS).

Nel complesso si tratta quindi di un'area nella quale gravitano o come degenti, in CRA o in CPA, o come utenti del CD circa 80 pazienti. Sono pazienti con disturbi psichiatrici gravi, con prevalenza di diagnosi di disturbo psicotico dello spettro schizofrenico, e a seguire di diagnosi di disturbo bipolare e di disturbi gravi della personalità.

Nell'ambito di queste strutture abbiamo attivato dapprima l'IPT e successivamente il Cogpack, partecipando anche a uno studio multicentrico coordinato dall'Università di Brescia. Le due tecniche di rimedio cognitivo richiedono formazione, personale e strumenti in termini diversi, ma sono entrambe di relativamente semplice applicazione nella pratica riabilitativa dei servizi.

L'IPT richiede una formazione specifica del terapeuta conduttore del gruppo e del co-conduttore. La formazione può essere fatta o frequentando corsi specifici o, se il terapeuta ha già una sufficiente esperienza nella conduzione di gruppi, studiando e applicando il manuale. Oltre al manuale serve il kit di materiale per gli esercizi del programma IPT. Dal punto di vista degli spazi serve solo una stanza con un tavolo possibilmente circolare.

18.3   Applicazione dell'IPT nelle strutture riabilitative

L'IPT è una tecnica di rimedio cognitivo che si presta a essere facilmente utilizzata nelle strutture riabilitative di varia natura, residenziali e semiresidenziali, intervenendo su una vasta gamma di funzioni cognitive che sostengono percorsi emancipativi più evoluti, quali l'acquisizione delle competenze e delle abilità che possono favorire il reinserimento sociale del paziente, in un contesto vissuto come meno stressante, in seguito alla riduzione della differenza tra le abilità possedute dal soggetto e quelle richieste dall'ambiente esterno. Infatti il percorso nello schema dell'IPT prevede una serie di sottoprogrammi, distinti a loro volta in fasi, che partendo dalla sollecitazione di funzioni cognitive parzialmente compromesse, arriva a intervenire sull'addestramento alle abilità sociali e alla capacità di problem solving, implicata dal programma "Soluzione di Problemi Interpersonali".

Il concetto basilare è che un comportamento socialmente adeguato presuppone alcune abilità cognitive e sociali (Lysaker et al., 2012). Infatti se il primo programma, Differenziazione Cognitiva, interviene su funzioni quali l'attenzione, la percezione, la memoria, la capacità di formulazione concettuale, considerate come attività cognitive di base, il programma Percezione Sociale sollecita una funzione spesso compromessa nei soggetti schizofrenici: la capacità di lettura delle situazioni sociali, l'intelligenza sociale intesa come " la capacità di interpretare il comportamento degli altri in termini di stati mentali, di interagire in gruppi sociali complessi, di provare empatia, di predire come gli altri penseranno, sentiranno e si comporteranno" (Baron-Cohen et al., 1999).

Nella nostra esperienza, la possibilità del confronto tra le varie ipotesi suggerite dagli stimoli visivi proposti ha consentito la modificazione di distorsioni interpretative, attraverso la presa di coscienza di possibilità alternative proposte dai vari membri del gruppo, aprendo alla possibilità di una modificazione delle distorsioni cognitive legate al deficit nel giudizio sociale (Yalom, 1974).

La capacità di comunicare correttamente attraverso lo sviluppo di competenze quali il sapere ascoltare, comprendere e rispondere, sollecitate nel sottoprogramma "Comunicazione Verbale", risulta essere un'altra abilità fondamentale nel processo riabilitativo dei pazienti volto, per quanto possibile, a una loro restituzione sociale.

Nelle nostre strutture riabilitative da alcuni anni si sono organizzati gruppi di pazienti psicotici che hanno seguito il programma dell'IPT, e successivamente il programma del CLT, limitatamente al modulo gestione del tempo libero. Il primo gruppo di pazienti che ha seguito il programma IPT era composto da otto persone che presentavano problemi cognitivi quali difficoltà di concentrazione, deficit della memoria a breve termine e in quella verbale, concretezza, difficoltà nei processi di pianificazione. È stato proposto il programma IPT in tutti i cinque sottoprogrammi e la durata dell'intervento è stata di un anno e mezzo con frequenza di due sedute settimanali, condotte da un terapeuta (lo psicologo) e da una coterapeuta (una educatrice professionale). Il gruppo ha mostrato una forte tenuta: infatti non si sono verificati *drop-out* nonostante momenti di difficoltà vissuti da qualche paziente, sostenuti a livello individuale sia dagli operatori sia dai pazienti afferenti al gruppo terapeutico. L'applicazione dell'IPT nelle nostre strutture è stata in parte facilitata dalla capacità dei pazienti di lavorare in gruppo, avendo già partecipato ad altri tipi di interventi di gruppo quali le attività espressive, la musicoterapia, il rilassamento, le riunioni e la lettura di un quotidiano.

Durante questo percorso, l'intervento ha potuto beneficiare del rinforzo reciproco dei partecipanti, della possibilità di riflettere sul significato di una risposta inadeguata o non del tutto corretta, permettendo ai partecipanti di cogliere le differenze tra una prestazione adeguata e una inadeguata, individuando gli elementi differenziali a favore del processo di apprendimento. In particolare le tecniche di derivazione comportamentale quali il *role-playing*, ampiamente utilizzato nel sottoprogramma "Abilità Sociali", attraverso il *modeling*, lo *shaping*, il rinforzo positivo, il *feedback*, hanno consentito la messa in scena di comportamenti sociali più corretti, rafforzando il senso di autoefficacia e la disponibilità a "rischiare" di mettere in atto all'esterno quanto realizzato nella situazione di role-playing. I miglioramenti nelle funzioni cognitive evidenziati dalle prestazioni al WCST, al TMT-A e al TMT-B, alla Wechsler Memory, nella percezione sociale e nelle capacità di comunicazione, hanno consentito successivamente di attivare in modo più efficace il processo di ristrutturazione cognitiva, modificando le distorsioni ideative che sostenevano anticipazioni negative.

Successivamente, con un altro gruppo di pazienti, analogo per criteri diagnostici e numerici al precedente, abbiamo proposto i primi tre sottoprogrammi dell'IPT, sostituendo gli ultimi due sottoprogrammi con il programma CLT, limitatamente alla gestione del tempo libero. Si trattava di pazienti per i quali l'intervento sulla gestione del tempo libero ci sembrava quello più indicato, considerando la gravità della patologia.

Le unità di lavoro del sottoprogramma "Tempo Libero" del CLT consentono di sviluppare le abilità sociali implicate nel tempo libero, la capacità di pianificazione e la capacità di problem solving, raggiungendo la stesso obiettivo degli ultimi due sottoprogrammi dell'IPT e utilizzando le stesse tecniche, con una centratura più specifica dell'intervento nella gestione del tempo libero. Questo intervento ha avuto ricadute pratiche significative, i pazienti si sono ritrovati al di fuori delle strutture riabilitative condividendo momenti sociali quali organizzare un'uscita per un pranzo, assistere a uno spettacolo o ad altri eventi, organizzare una gita ecc. Un paziente è riuscito a organizzare un soggiorno di una settimana al mare.

Nella nostra esperienza l'IPT è stato e continua a essere un programma utilizzato sulla base della tipologia dei pazienti e dei loro bisogni, al fine di migliorare il loro funzionamento psicosociale.

18.4   Applicazione di interventi di rimedio cognitivo computerizzato

L'applicazione di interventi di rimedio cognitivo computerizzato in un servizio richiede un investimento relativamente ridotto di risorse. Sul piano economico è infatti sufficiente l'acquisto del software specifico e la disponibilità di alcuni computer sui quali installarlo. Per quanto riguarda le risorse umane, pur essendo necessario un rapporto personale-pazienti di 1 a 1, proprio per l'individualità dell'intervento, vi è un'ampia flessibilità rispetto alle giornate e all'orario in cui applicare gli esercizi e questo consente di contemperare le esigenze dei pazienti e quelle del servizio. Inoltre, a differenza di altre tecniche, non è necessario un terapeuta con formazione specifica, ma sono sufficienti operatori esperti in ambito riabilitativo (Kurtz et al., 2007).

Il primo intervento di rimedio cognitivo computerizzato che abbiamo attuato con il software Cogpack (*cognitive-package*) ha coinvolto 16 pazienti con diagnosi di schizofrenia per la durata complessiva di 6 mesi, suddiviso in due sottoprogrammi di 3 mesi ciascuno, con sessioni bisettimanali della durata di 45 minuti su un set predefinito di esercizi. Gli esercizi sono molto vari ed esercitano funzioni cognitive diverse, dalla abilità visuomotoria alla logica, dal linguaggio alla memoria, dall'orientamento dall'abilità quotidiane. Sono spesso strutturati in forma di gioco, con caratteristiche anche graficamente attrattive. Gli esercizi hanno un feedback sonoro e visivo della capacità del paziente di completare correttamente il compito. Inoltre il livello di difficoltà si adatta in modo automatico al livello prestazionale del paziente, evitando sia la frustrazione del fallimento, sia la banalizzazione dell'esercizio e consentendo invece un'efficace azione di rinforzo. L'implementazione del Cogpack ha fatto registrare da subito un forte interesse da parte dei pazienti. Interesse che deriva in parte da un effetto-novità, come è avvenuto anche per altre attività innovative introdotte, e in parte dall'utilizzo stesso del computer, strumento di fatto raramente utilizzato nei servizi per i pazienti. In questo la riabilitazione in psichiatria sconta un grave ritardo, soprattutto nei confronti della fascia più giovane di pazienti. L'interesse suscitato nei pazienti dall'attività di rimedio cognitivo computerizzato non si è esaurita nel tempo: non si sono infatti registrati *drop-out*, fatto insolito in riabilitazione. E questo nonostante il gruppo di pazienti che partecipava allo studio multicentrico coordinato dall'Università di Brescia sia stato sottoposto a numerose valutazioni testistiche, cliniche, neurocognitive e di funzionamento, in numero certamente molto superiore rispetto alla routine. Alla fine del primo sottoprogramma e alla fine dell'intero intervento abbiamo sottoposto i pazienti a un semplice questionario di gradimento con i risultati qui di seguito riportati. Al primo questionario tutti i pazienti hanno risposto di voler continuare e terminare il programma. Al questionario finale abbiamo avuto le seguenti risposte:

- "ti è piaciuta l'esperienza Cogpack?": 14 sì, 2 no;
- "hai avvertito miglioramenti di attenzione e memoria?": 12 sì, 4 no.

Alla domanda aperta "Quali miglioramenti hai avvertito?" riportiamo la seguente

Tabella 18.1 Applicazione di IPT e Cogpack nei servizi: punti di forza e punti di debolezza

	IPT	Cogpack
Punti di forza	Rinforzo della capacità di stare in gruppo	Sostegno motivazionale legato all'uso del computer
	Possibilità di beneficiare dei fattori terapeutici gruppali: informazione, infusione di speranza, universalità, altruismo, comportamento imitativo, apprendimento interpersonale	Maggiore brevità del programma rispetto all'I.P.T, esercizi con feedback e rinforzo positivo
	Possibilità di confronto tra performance inadeguata, parzialmente corretta e corretta	Sollecitazione intensiva delle funzioni cognitive
	Possibilità di modulare gli incontri favorendo momenti informali con lo scopo di attenuare il livello di stress	Non necessità di un terapeuta esperto e formato
Punti di debolezza	Necessità di un terapeuta esperto e formato	Necessità di un rapporto 1:1 operatore-paziente
	Lunghezza del programma che può favorire il *drop-out*	Difficoltà-disagio nell'uso del PC da parte di alcuni pazienti
	Difficoltà nella generalizzazione degli apprendimenti	Limitato alle funzioni cognitive, senza interventi su abilità sociali e comunicazione

risposta: "Mi sento più concentrata e attenta, seleziono maggiormente gli elementi non solo negli esercizi ma anche nella vita di tutti i giorni". Questa risposta segnala il vero goal della riabilitazione cognitiva, ovvero la generalizzazione, intesa come la capacità di trasferire in modo duraturo i miglioramenti di performance dal laboratorio alla realtà.

Successivamente alla prima esperienza descritta abbiamo introdotto l'attività di rimedio cognitivo computerizzato nell'ambito dei possibili interventi, da inserire nel progetto terapeutico riabilitativo individuale, con particolare attenzione all'applicazione del Cogpack in pazienti giovani e con evidenze cliniche e testistiche di deficit cognitivi.

La nostra esperienza continua ad avere riscontri positivi, sia in termini di miglioramento dei parametri cognitivi che in termini di gradimento dei pazienti (Tabella 18.1).

Bibliografia

Amminger GP, Edwards J, Brewer WJ et al (2002) Duration of untreated psychosis and cognitive deterioration in first-episode schizophrenia. Schiz Res 54:223-230

Baron-Cohen, Ring HA, Wheelwright S et al (1999) Social intelligence in the normal and autistic brain: an fMRI study. Eur Neurosci 11:1891-1898

Kurtz MM, Seltzer JC, Shagan DS et al (2007) Computer-assisted cognitive remediation in schizophrenia: what is the active ingredient? Schizophr Res 89:251-260

Lysaker PH, Gumley A, Luedtke B et al (2013) Social cognition and metacognition in schizophrenia: evidence of their independence and linkage with outcomes. Acta Psychiatr Scand 127(3):239-247

Poli R, Puerari A, Agrimi E (2008) Studio osservazionale di valutazione degli esiti nella riabilitazione di pazienti psicotici. Psichiatria e Psicoterapia 27:99-110

Roder V, Mueller DR, Mueser KT et al (2006) Integrated Psychological Therapy for Schizophrenia: is it effective? Schiz Bullettin 32(Suppl 1):81-93

Saraceno B (1996) La fine dell'intrattenimento manuale di riabilitazione psichiatrica. Etaslibri, Milano

Stratta P, Rossi A (2004) Executive function remediation in schizophrenia: possibile strategies and methods. Epidemiol Psichiatr Soc 13:55-65

Twamley EW, Vella L, Burton CZ et al (2012) Compensatory cognitive training for psychosis: effects in a randomized controlled trial. J Clin Psychiatry 73(9):1212-1219

Velligan DI, Kern RS, Gold JM (2006) Cognitive rehabilitation for schizophrenia and the putative role of motivation and expetancies. Schizophr Bull 32:474-485

Voruganti L, Cortese L, Oyewumi L et al (2000) Comparative evaluation of conventional and novel antipsychotic drugs with reference to their subjective tolerability, side-effect profile and impact on quality of life. Schiz Res 43:135-145

Wexler BE, Bell MD (2005) Cognitive remediation and vocational rehabilitation for schizophrenia. Schiz Bull 31:931-941

Wykes T, Huddy V, Cellard C et al (2011) A meta-analysis of cognitive remediation for schizophrenia: methodology and effect sizes. Am J Psychiatry 168:472-485

Yalom ID (1974) Teoria e pratica della psicoterapia di gruppo. Bollati Boringhieri, Torino

Innovazione e miglioramento della qualità dei trattamenti nei Servizi di Salute Mentale

19

G. Cerati, M. Percudani

19.1 Introduzione

Negli ultimi anni, in molte Regioni italiane gli indirizzi di politica sanitaria e la programmazione in tema di salute mentale hanno mostrato sviluppi significativi (QUIP, 2012). Tali sviluppi sono avvenuti principalmente in due aree. In primo luogo nell'area dell'integrazione, rispetto alla quale, di fronte a una pluralità di soggetti e di attori con diversi compiti nell'ambito della tutela della salute mentale, il Dipartimento di Salute Mentale (DSM) è diventato protagonista di sinergie e promotore di integrazione culturale oltre che fornitore dei servizi di cura e assistenza. Un altro ambito, forse ancora più significativo, riguarda la revisione dei percorsi di cura. In tale area si sono avviate le più importanti azioni di riorganizzazione: la differenziazione dei percorsi di cura territoriali, il riordino del sistema residenzialità, l'avvio di iniziative progettuali riguardanti, per esempio: l'intervento precoce nelle psicosi, la riabilitazione psicosociale, i disturbi emergenti.

Il tema dell'innovazione nella salute mentale può essere sviluppato in ambiti diversi: (a) il rapporto tra soggetti istituzionali, (b) i percorsi di cura all'interno del DSM, (c) la revisione della residenzialità psichiatrica; (d) la realizzazione di programmi innovativi .

19.2 L'innovazione nel versante istituzionale e socio-culturale per la salute mentale

La complessità dell'assetto gestionale e organizzativo del campo della salute mentale pone l'esigenza di un governo del sistema che consideri il ruolo, le funzioni e le competenze dei diversi soggetti istituzionali e non istituzionali che vi operano: Aziende Sanitarie Locali, Dipartimenti di Salute Mentale, soggetti erogatori privati

G. Cerati (✉)
Dipartimento Salute Mentale, UO Psichiatria
Azienda Ospedaliera Ospedale Civile di Legnano
Magenta (MI)
e-mail: giorgio.cerati@ao-legnano.it

A.Vita (a cura di), *La riabilitazione cognitiva della schizofrenia*,
DOI: 10.1007/978-88-470-2802-9_19, © Springer-Verlag Italia 2013

accreditati, enti locali, la "rete naturale", agenzie del privato sociale e della coope-razione, associazioni, mondo del lavoro.

In verità, il tema dei percorsi clinici tra pubblico e privato deve essere anzitutto osservato dal basso, nel concreto, come si osserva un fenomeno del mondo reale non più marginale, che sempre più si diffonde in risposta ai bisogni crescenti degli utenti e alle esigenze di servizi, disposti a riconoscere la loro non onnipotenza. Esso coinvolge un aspetto cruciale e profondamente connaturato con la natura interdisci-plinare della psichiatria e con la multiformità di apporti che compongono il lavoro per la salute mentale: l'integrazione.

Per la tutela socio-sanitaria delle persone affette da disturbi psichici è fonda-mentale, infatti, l'integrazione tra interventi propriamente sanitari (diagnosi, cura, riabilitazione), interventi sanitari a rilevanza sociale (prevenzione primaria e azione culturale di lotta allo stigma, prevenzione secondaria e terziaria) e interventi sociali a rilevanza sanitaria (per esempio, risocializzazione, supporti economici, culturali, abitativi, inserimenti lavorativi).

Per questo motivo, diverse programmazioni regionali hanno considerato priori-taria la nascita di "organismi di coordinamento per la salute mentale" istituiti d'intesa tra le ASL e i DSM, al fine di coinvolgere i diversi soggetti sopra citati, con l'obiettivo che divengano il fulcro delle azioni di programmazione in tema di salute mentale e sviluppino progetti di prevenzione e di intervento integrando le risorse di un dato territorio e favorendo la partecipazione della società civile (Percudani et al., 2012).

Il tema dell'integrazione tra DSM e rete sociale, perciò, deve essere considerato sia per le sue valenze organizzative e gestionali sia per le sue valenze cliniche e operative.

Negli ultimi decenni si è progressivamente assistito non solo a una contrazione delle misure di protezione precedentemente garantite dai sistemi di welfare, ma so-prattutto a una sproporzione fra le risorse necessarie e i bisogni complessivi dei cit-tadini. La riduzione delle risorse istituzionali disponibili ha imposto un'attenzione diversa alle modalità di erogazione dei percorsi di cura, facendo prevalere orienta-menti volti alla sussidiarietà, alla valorizzazione delle risorse informali e allo sviluppo di partnership.

D'altro lato, i nuovi soggetti sociali implicati oggi nella risposta ai bisogni (per esempio, privato sociale, associazionismo, volontariato, cooperative sociali) si sono affermati sulla scena non solo in quanto invitati a partecipare a processi di cura non più gestibili interamente dal sistema pubblico dei servizi, ma anche e in quanto au-tonomi e competenti interlocutori delle agenzie formali, spesso più capaci di queste di cogliere con tempestività e capacità di innovazione le nuove istanze e i nuovi bi-sogni che la collettività andava esprimendo. L'insieme di questi fattori ha profonda-mente ridisegnato il panorama nel quale si collocano i servizi alla persona imponendo logiche di lavoro nuove, attente alla promozione di mix sinergici di solidarietà in-formali e servizi formali, di risorse pubbliche e strutture private. Nel campo della salute mentale tali processi appaiono decisivi per la realizzazione di un trattamento efficace: è la complessità stessa del disturbo mentale, infatti, che ha reso importante l'attivazione e la valorizzazione di soggetti e competenze differenti (sanitarie e sociali) che operino, in maniera coordinata e integrata, nella direzione comune di garantire e promuovere la cura e la fruizione dei diritti di cittadinanza delle persone.

I DSM non esauriscono il bisogno di integrazione degli interventi e della possibilità di accesso alle risorse del territorio. Per questo obiettivo, diventa necessario considerare l'apporto di altri soggetti per applicare tendenze generali di sistema, quali l'acquisto di servizi dal privato, ma anche l'attuazione dei principi di sussidiarietà. Una particolare attenzione deve essere rivolta al privato no-profit, o privato sociale in senso proprio, che nasce dai mondi vitali, radicati in valori condivisi, e che si organizza in genere nell'ambito della cooperazione. Tale prospettiva conduce a sviluppare ulteriormente il ruolo dei diversi attori sociali e a porre dentro il sistema attuale la funzione innovativa del privato sociale e i suoi requisiti di qualità, utilizzandone le potenzialità nel creare "imprese sociali" oppure valorizzandone la vocazione specifica a rispondere a bisogni sociali quali l'abitare, il tempo libero, il lavoro. Su alcune di queste tematiche (inserimento lavorativo, nuove forme di residenzialità, intervento precoce) diversi sistemi regionali hanno avviato investimenti per l'attivazione di programmi innovativi.

19.3   L'innovazione nei percorsi di cura territoriali

I dati disponibili riguardo all'attività dei DSM sembrano indicare una scarsa progettualità nei percorsi di assistenza. Tale situazione, riconducibile a un'insufficiente differenziazione della domanda, genera il pericolo di un utilizzo delle risorse non appropriato alla complessità dei bisogni presentati dagli utenti. In molti casi, gli utenti con disturbi gravi ricevono percorsi di assistenza simili agli utenti con disturbi comuni e viceversa. È possibile identificare modelli clinico-organizzativi che consentano di governare il processo assistenziale in modo più appropriato? Come affrontare la criticità metodologica della difficoltà di individuare degli indicatori di ingresso che permettano di prevedere quale dovrà essere il percorso del paziente all'interno del servizio?

D'altronde vi è ampia condivisione sulla necessità di operare per una differenziazione dei percorsi clinici all'interno dei servizi psichiatrici (Percudani, 2010). In molte realtà territoriali e regionali, l'incremento di richieste di intervento ai servizi psichiatrici per i disturbi emotivi comuni ha posto l'esigenza di definire progetti di collaborazione con la medicina generale, così come vi è sempre un maggiore sviluppo di progetti specifici di intervento su tematiche quali i disturbi del comportamento alimentare, la depressione post-partum, la depressione nell'anziano ed altre aree di bisogno specialistico.

Il Piano Regionale per la Salute Mentale (BURL, 2004a) approvato dalla Regione Lombardia nel 2004 ha identificato e strutturato tre percorsi territoriali per riorganizzare l'attività dei Centri di Salute Mentale:

1. la *consulenza*: una modalità di lavoro strutturata tra DSM e medicina generale per gli utenti che non necessitano di cure specialistiche;
2. l'*assunzione in cura*: percorso di trattamento per gli utenti che necessitano di

trattamento specialistico, ma non di interventi complessi e multiprofessionali;

3. la *presa in carico*: percorso di trattamento integrato per gli utenti che presentano bisogni "complessi". Nel percorso clinico della "presa in carico" è prevista la definizione di un Piano di Trattamento Individuale (PTI) per il singolo utente e l'individuazione della figura del *case manager* (Guay, 2000) .

È proprio nel percorso di cura della "presa in carico" che il tema dell'integrazione diviene fondamentale dal punto di vista clinico-operativo: l'attuazione del principio di continuità terapeutica e la necessità di integrazione socio-sanitaria sono indispensabili per la cura dei pazienti gravi e portatori di bisogni complessi, insieme al principio della territorialità, intesa come prioritario investimento nell'organizzazione di congrue offerte di cura nel contesto socio-ambientale dell'individuo.

Inoltre, un percorso clinico personalizzato trae origine da un fondamento clinico, prima che organizzativo: il *metodo dell'integrazione funzionale*, una metodologia centrata sulla persona, sul riconoscimento dei suoi bisogni differenti e sulla capacità dell'équipe multidisciplinare di fornire risposte integrative. A questo livello, *clinico e personale*, prima che sociale o istituzionale, va posto il concetto di *integrazione*. Infatti, Zapparoli (2002) identifica il punto di partenza del modello dell'integrazione funzionale nel paziente stesso: una *persona* che anzitutto esige di essere accettata, un nostro interlocutore che si propone con le sue richieste e bisogni specifici. Rilevati e differenziati i bisogni, grazie al lavoro dell'équipe tutta, nasce un programma di trattamento "*integrato*", che si realizza nell'applicare e integrare le diverse funzioni.

Pertanto, per l'aspetto operativo, un percorso di presa in carico si fonda sull'integrazione di attività specifiche. Innanzitutto l'*attività clinica*, cioè l'attività psichiatrica e psicologica (colloqui, psicoterapia, farmacoterapia), centrata sull'utente e i suoi bisogni, orientata allo sviluppo della relazione e del contratto terapeutico. In secondo luogo, l'*attività riabilitativa*, intesa come attività di riabilitazione, risocializzazione, reinserimento nel contesto sociale con un ancoraggio forte al progetto di cura, attraverso il fondamentale legame con la rete territoriale primaria (naturale) e secondaria (servizi). Vi è poi da considerare che soprattutto nei casi più gravi un percorso di presa in carico necessita di *attività di assistenza*, un'attività di affiancamento e sostegno al paziente nei suoi aspetti deficitari, finalizzata a migliorare la relazionalità e il funzionamento psicosociale.

Indispensabili nel percorso clinico della presa in carico sono due ulteriori attività. L'*attività di intermediazione* è rivolta a contrastare gli effetti di deriva sociale connessi con la patologia e con lo stigma, mediante l'utilizzo di opportunità fornite dalle agenzie territoriali (servizi sociali, realtà cooperativistiche e di lavoro protetto, gruppi di volontariato), l'individuazione di potenziali reti informali, valorizzando i cosiddetti facilitatori e gli aiutanti naturali, il sostegno e l'informazione alla famiglia. Infine, l'attività di coordinamento si svolge sul singolo caso ed è fondamentale, al fine di garantire sia l'integrazione delle diverse aree di attività, come dei diversi operatori e soggetti che partecipano al progetto di cura, sia la continuità del Piano di Trattamento Individuale (PTI).

Il percorso di "presa in carico" è fondato infatti sul PTI, contenuto nella cartella clinica e regolarmente aggiornato in base all'andamento clinico, elaborato e condotto da una mini-équipe multiprofessionale identificata, che è coordinata da un operatore con funzioni di *case-manager*. Questa figura costituisce una novità significativa (Cerati et al., 2010), come "referente complessivo del progetto che, all'interno di una relazione significativa con il paziente, assume una funzione specifica di monitoraggio del progetto nella sua attuazione e ne favorisce le indispensabili valenze di integrazione" (BURL, 2004a), assicurando elementi di garanzia al processo di presa in carico.

19.4   L'innovazione nei percorsi di residenzialità psichiatrica

Riguardo al tema della residenzialità psichiatrica, lo scenario attuale è caratterizzato in tutte le Regioni dalla presenza di varie strutture accreditate, pubbliche e private, che offrono programmi residenziali specifici. Negli anni passati, a livello sia nazionale che di diversi ambiti regionali, i dati di attività hanno evidenziato un progressivo allungamento dei tempi di degenza, con un sempre più ridotto turnover dei pazienti. In tal modo le strutture residenziali (SR) hanno assunto sovente la funzione di "soluzione abitativa" piuttosto che essere funzionale al "progetto individuale di trattamento", generando il rischio di utilizzare le SR per forme di nuova istituzionalizzazione. Una criticità che ha spinto molte Regioni a definire normative sulle SR volte a *riqualificarne il funzionamento differenziandolo secondo due assi*: il grado di intensità assistenziale offerto e il livello (intensità) di intervento terapeutico e riabilitativo attuato.

L'evoluzione delle norme, spostando l'enfasi dalle strutture-contenitori ai programmi di cura, ha generato la *personalizzazione del programma di cura*, mediante la definizione di un Programma Terapeutico Riabilitativo (PTR), coerente con il PTI elaborato in sede territoriale, oltre a linee guida per il trattamento (criteri di ammissione e dimissione). In molte regioni si sono definiti criteri di durata massima delle degenze, in coerenza con il PTR, il livello di intensità riabilitativa del PTR e la tipologia della SR.

Per rendere più flessibile il sistema residenziale in psichiatria e rafforzarne la funzione terapeutico-riabilitativa sono inoltre stati avviati modelli innovativi che rappresentano realtà intermedie tra territorialità e residenzialità attraverso la compresenza di competenze sanitarie (riabilitative) e sociali (legate al diritto di cittadinanza). Tali forme innovative sono state introdotte come "residenzialità leggera", oppure come modelli diversificati di "*housing* sociale". Esse sono indicate per pazienti clinicamente stabilizzati ma in situazioni sociali precarie sotto l'aspetto relazionale, familiare e ambientale, per i quali una casa in piccoli nuclei comunitari offre un essenziale supporto al vivere. I programmi di "residenzialità leggera", per essere realizzati si basano sul reperimento di opportune soluzioni abitative e necessitano di contributo sociale, da stabilire con il coinvolgimento degli Enti locali. Nel modello assistenziale si distingue una parte sanitaria (programma riabilitativo, lavoro di rete, presenza di operatori in alcuni momenti della giornata) da una parte sociale (soluzioni abitative, fruizione dei diritti di cittadinanza).

19

19.5   I programmi innovativi per la salute mentale

Al fine di promuovere obiettivi di sviluppo relativamente a tematiche proprie dell'assistenza territoriale, in varie realtà regionali sono stati finanziati programmi innovativi su tematiche considerate strategiche. Particolare rilevanza hanno assunto in questa logica tematiche quali: l'intervento precoce nelle psicosi, l'inserimento lavorativo nei disturbi psichici gravi, il lavoro di rete, la collaborazione con i MMG, i progetti di trattamento per disturbi emergenti.

L'esperienza lombarda rappresenta un esempio interessante: dal 2004 è stato avviato un ampio e organico programma di azioni innovative per la salute mentale (BURL, 2004b) successivamente all'approvazione del Piano Regionale per la Salute Mentale. Esso ha evidenziato esiti positivi per il sistema, in termini qualitativi e quantitativi (nella Tabella 19.1 sono riportati i dati generali relativi al periodo 2006-2008), tanto da orientare stabilmente le azioni regionali verso uno sviluppo dell'innovazione nei servizi fondato sul metodo della progettualità, inclusiva del coinvolgimento dei soggetti e delle risorse della rete sociale (Cerati et al., 2005).

Tabella 19.1 Regione Lombardia: programmi innovativi salute mentale nel triennio 2006-2008 (BURL, 2009

Numero programmi innovativi di area territoriale attivati (compresa residenzialità leggera)	42
Numero di territori ASL coinvolti	13
Numero di soggetti erogatori coinvolti	37

Sulla base della valutazione dell'andamento dei programmi innovativi svolti nel corso del triennio 2006-2008, per il triennio 2009-2011 sono state previste ulteriori risorse destinate specificamente all'area dell'innovazione territoriale e della qualità e formazione, per un importo complessivo pari a 10 milioni di euro per anno.

Le tematiche strategiche per il finanziamento di programmi innovativi sono state così identificate:

• *area territoriale*: (1) intervento precoce nelle psicosi; (2) inserimento lavorativo; (3) modelli di intervento integrato nei disturbi psichici gravi; (4) lavoro di rete (esempio: facilitatori/aiutanti naturali; rapporto con i MMG); (5) disturbi emergenti: disturbi psichici comuni (ansia e depressione nell'adulto e nell'anziano), disturbi dell'alimentazione e della personalità, quadri complessi con rilievo comportamentale e sociale (abusi, migrazione, devianza ecc.);

• *area qualità e formazione*: (1) formazione al ruolo di case manager e all'acquisizione di strumenti di intervento e valutazione (con un lavoro che ha coinvolto tutti gli operatori dei CSM regionali); (2) sistemi di qualità e accreditamento professionale; (3) programmi di area educativo-informativa in salute mentale; (4) progetti di valutazione e ricerca.

La metodologia per lo sviluppo dell'innovazione in salute mentale su tali tematiche strategiche si basa sulle macroaree territoriali delle ASL, valorizzando la funzione propria degli Organismi di Coordinamento per la Salute Mentale (OCSM), mediante la sottoscrizione di contratto integrativo specifico tra le ASL e le Aziende Ospedaliere (o gli erogatori) per l'implementazione dei programmi innovativi. La modalità attuativa ha previsto l'assegnazione del finanziamento alle ASL con specifica destinazione per l'innovazione nell'attività dei DSM/erogatori e con invito all'OCSM di farsi garante del mantenimento e dello sviluppo di azioni innovative coerenti con le tematiche strategiche individuate attraverso un fondo vincolato. Nel triennio 2009-2011 sono stati attivati complessivamente 79 programmi innovativi ripartiti nelle aree strategiche pre-definite secondo quanto riportato nella Tabella 19.2.

Tabella 19.2 Regione Lombardia: programmi innovativi di area territoriale nel triennio 2009-2011 (BURL, 2009)

Tematica strategica	Numero progetti
Intervento precoce nelle psicosi	17
Inserimento lavorativo	8
Intervento integrato disturbi psichici gravi	11
Lavoro di rete	26
Disturbi emergenti	17

I programmi innovativi per la salute mentale di fatto rappresentano, da un lato, esempi dello sviluppo del metodo di lavoro per progetti su nuovi reali bisogni, dall'altro motivi di crescita per le équipe dei servizi nello sperimentare aree cliniche non usuali: una iniziativa dei soggetti pubblici e privati capaci di integrarsi e costruire efficaci modalità di assistenza, in rapporto con la rete, e modelli più flessibili dal basso in modo sempre più stabile.

L'effetto positivo che i programmi innovativi per la salute mentale hanno determinato è stato recentemente documentato da una serie di dati che hanno confrontato le attività territoriali di psichiatria tra il 2005 e il 2010. Nel corso del quinquennio è stato registrato un progressivo incremento dei pazienti in contatto con i servizi, con particolare riguardo alla fascia di età compresa tra i 18 e i 24 anni: più in dettaglio, l'incremento medio annuo di pazienti in contatto con i centri di salute mentale è stato del 3% nel periodo 2005-2008 e del 9% nel periodo 2009-2010. L'incremento medio annuo di pazienti in contatto con i servizi psichiatrici territoriali nella fascia di età 18-24 anni, nel periodo 2009-2010, è stato del 17%. Tali dati evidenziano un significativo miglioramento dell'accessibilità ai servizi psichiatrici e particolarmente in aree di intervento di età giovanile sostenute dai programmi innovativi. Nello stesso periodo è stato registrato anche un significativo incremento medio annuo dell'insieme degli interventi erogati a livello territoriale dai servizi di psichiatria (+8% tra il 2009 e il 2010) e un incremento di interventi psicosociali specifici quali gli interventi rivolti ai familiari (+3% nel periodo 2005-2008 e +6% nel periodo 2009-2010) e le attività di tipo psicologico (+5% nel periodo 2005-2008 e +7% nel periodo 2009-2010).

A partire dal 2010, anche l'area della neuropsichiatria infantile è stata coinvolta nella realizzazione di progetti regionali specifici, con il finanziamento di progetti richiesti dalle ASL in aree di intervento considerate carenti, e ha trovato una stabilizzazione con l'anno 2012. La DGR 2633/2011 "Regole per la gestione del servizio socio sanitario regionale per l'anno 2012" ha previsto, oltre alla riconferma dei programmi innovativi per la salute mentale, risorse aggiuntive *ad hoc* di 10 milioni di euro indirizzate alle ASL, per attivare, a fronte di esigenze cliniche documentate sulla base di valutazioni epidemiologiche, progetti specifici di Servizio di Neuropsichiatria Infanzia e Adolescenza (NPIA) volti al miglioramento della qualità e dell'appropriatezza degli interventi e a percorsi diagnostico-terapeutici in aree critiche.

Tra le aree considerate strategiche nell'ambito di tale finanziamento vi è stata la tematica della "acuzie psichiatrica in adolescenza". Nel 2012 sono stati attivati 10 progetti regionali in diverse ASL relativi ai "disturbi psichici in età giovanile" con un finanziamento complessivo di oltre 2,5 milioni di euro. Sempre nell'ambito della citata DGR 2633/2011 veniva sottolineato come tema di grande rilievo lo sviluppo di processi integrativi tra NPIA e psichiatria nell'area dell'adolescenza, non solo riguardo agli interventi ospedalieri in acuzie, ma soprattutto a livello territoriale per il riconoscimento e il trattamento dei disturbi psichici gravi nella fascia 16-18 anni. Inoltre, riguardo alle attività di salute mentale, vi è l'indicazione a correlare operativamente i progetti di NPIA sull'urgenza psichiatrica in adolescenza con i programmi innovativi specifici per l'intervento precoce, al fine di realizzare équipe funzionali integrate nel territorio in grado di intercettare i bisogni dei 16-20enni affetti da gravi disturbi psichici.

19.6   Conclusioni

A distanza di oltre trent'anni dalla riforma psichiatrica, la rete dei servizi psichiatrici rappresenta una realtà consolidata nella gran parte dei territori regionali. Vi è ora la necessità di una spinta innovativa per ridefinire i programmi di intervento, particolarmente laddove vi è carenza di progettualità nei servizi (Angelozzi et al., 2012).

In molte Regioni italiane si sono avviate azioni innovative per realizzare obiettivi di sviluppo dell'assistenza territoriale psichiatrica quali l'identificazione di interventi verso il bisogno dei soggetti affetti da disturbi psichici (differenziazione dei percorsi di cura, intervento sui giovani, disturbi emotivi comuni) e l'offerta di un maggiore supporto alla persona nel percorso di cura (inserimento lavorativo, reti sociali naturali, inclusione sociale) anche con il coinvolgimento dei familiari e delle loro associazioni. Inoltre, sul versante istituzionale è diffusa l'istituzione di tavoli/organismi di coordinamento per la salute mentale per valorizzare tutte le risorse, formali e informali, della comunità.

La valorizzazione del metodo della progettualità, inclusiva del coinvolgimento dei soggetti e delle risorse della rete sociale, incomincia a fornire risultati positivi, specie nello sviluppo di azioni territoriali in nuove aree di bisogno carenti di offerta, capaci di unire l'incremento di accessibilità ai servizi con la specificità di risposta professionale.

La verifica dell'effettiva implementazione nel sistema di tali servizi innovativi e la valutazione della loro efficacia rappresenta ancora una sfida per gli anni futuri.

Bigliografia

Angelozzi A, Biffi G, Cappellari L et al (a cura di) (2012) Conferenze Nazionali delle Sezioni Regionali della Societa Italiana di Psichiatria. QUIP (Quaderni Italiani di Psichiatria) XXXI:Suppl 3

BURL (Bollettino Ufficiale Regione Lombardia) (2004a) Piano Regionale Triennale per la salute mentale in attuazione del PSSR 2002-2004. Milano, 10 giugno 2004

BURL (Bollettino Ufficiale Regione Lombardia) (2004b) Bando di invito per la presentazione di programmi innovativi per la salute mentale. Milano, 20 luglio 2004

BURL (Bollettino Ufficiale Regione Lombardia) (2009) Determinazioni in ordine alla gestione del servizio sanitario regionale per l'esercizio 2009. Milano, 16 dicembre 2008. Allegato 11: Sviluppo e innovazione in psichiatria: linee di indirizzo triennali

Cerati G (2010) Case management psichiatrico, sussidiarietà dei servizi, integrazione degli interventi. In: Rabboni M (ed) Case management in psichiatria. Un percorso di valorizzazione delle professioni sanitarie. Update International Congress Edizioni, Milano

Cerati G, Percudani M, Petrovich L (2005) Una nuova prospettiva per la salute mentale: il Piano Regionale Lombardo (A new perspective for mental health. The Lombardy Regional Mental Health Plan). Journal of Medicine and the Person 3:71-73

Guay J (2000) Il case management comunitario. Liguori Editore, Napoli

Percudani M (2010) Sperimentare l'integrazione sul campo: modelli innovativi alla prova. Atti del Convegno "Il Fattore Umano: l'incontro tra paziente e operatore, la speranza, i modelli psicosociali di cura", Peschiera del Garda (VR), pp 125-131

Percudani M, Cerati G, Angelozzi A, Gruppo di lavoro SIP (2012) I modelli regionali nelle politiche di salute mentale. Sistema Salute 56:192-204

QUIP (Quaderni Italiani di Psichiatria) (2012). A cura di: Angelozzi A, Biffi G, Cappellari L et al. Conferenze Nazionali delle Sezioni Regionali della Società Italiana di Psichiatria. Volume XXXI, Supplemento n. 3

Zapparoli GC (2002) La follia e l'intermediario. Dialogos Edizioni, Milano

Indice analitico

Finito di stampare nel mese di giugno 2013